谨以此作致敬秦晋高氏内科学术流派第三代代表性传承人
首届全国名中医高上林先生

秦晋高氏内科临床经验荟萃

主编　裴瑞霞　白小林

人民卫生出版社
·北京·

版权所有，侵权必究！

图书在版编目（CIP）数据

秦晋高氏内科临床经验荟萃 / 裴瑞霞，白小林主编
. —北京：人民卫生出版社，2023.1
ISBN 978-7-117-34401-2

Ⅰ. ①秦⋯ Ⅱ. ①裴⋯ ②白⋯ Ⅲ. ①中医内科 – 中医临床 – 经验 – 中国 Ⅳ. ①R25

中国国家版本馆 CIP 数据核字（2023）第 022681 号

人卫智网	www.ipmph.com	医学教育、学术、考试、健康，购书智慧智能综合服务平台
人卫官网	www.pmph.com	人卫官方资讯发布平台

秦晋高氏内科临床经验荟萃
Qin Jin Gaoshi Neike Linchuang Jingyan Huicui

主　　编：裴瑞霞　白小林
出版发行：人民卫生出版社（中继线 010-59780011）
地　　址：北京市朝阳区潘家园南里 19 号
邮　　编：100021
E - mail：pmph @ pmph.com
购书热线：010-59787592　010-59787584　010-65264830
印　　刷：北京汇林印务有限公司
经　　销：新华书店
开　　本：710×1000　1/16　印张：23
字　　数：331 千字
版　　次：2023 年 1 月第 1 版
印　　次：2023 年 3 月第 1 次印刷
标准书号：ISBN 978-7-117-34401-2
定　　价：68.00 元
打击盗版举报电话：010-59787491　E-mail：WQ @ pmph.com
质量问题联系电话：010-59787234　E-mail：zhiliang @ pmph.com
数字融合服务电话：4001118166　E-mail：zengzhi @ pmph.com

编委会

主　编　裴瑞霞　白小林

副主编　赵颖林　张家林　张泽群

编　委（按姓氏笔画排序）

马　玲　尤　优　邓昌明　毋浪平　田　露

白小林　冯　倩　冯　蕾　刘保军　李亚文

杨国春　杨咏梅　杨敏生　何　丹　汪德芬

张　婷　张泽群　张家林　陈晓洁　季艳丹

赵美云　赵颖林　郝　芳　商军科　雷　雯

裴瑞霞

学术秘书　张泽群

赵 序

祖国医学，源远流长，薪火相承，名医辈出，在数千年的传承发展中，一代代中医名家在理论上追本溯源、守正创新，在学术上推陈出新、独树一帜，在方法上积极探索、各领风骚，形成诸多具有独特学术思想、学术主张以及独到临床诊疗技艺，同时具有清晰学术传承脉络和一定历史影响力与公认度的学术流派。中医学术流派的形成、完善、传承和发展，推动了中医理论的不断丰富、中医学术的不断发展、中医诊疗的不断进步和临床疗效的不断提高，同时各学术流派之间相互学习、借鉴、争鸣与渗透，使中医学发展呈现出一源多流、流派纷呈、各具特点、争奇斗艳的学术和文化特色。

近年来，医院十分重视中医流派建设，多个临床疗效显著、学术底蕴深厚、特色优势明显、群众推崇公认、历史源远流长的中医学术流派得到传承复兴和发展。秦晋高氏内科学术流派作为长安中医特色流派之重要组成部分，经过高争先、高子云、高上林、裴瑞霞、白小林等几代人的百年传承，以其发微经方、善用和法、方药轻灵、效验明显等特点，在西安乃至全省产生较大的学术影响力，得到同行认可和社会各界肯定。以流派第四、五代代表性传承人裴瑞霞、白小林为代表的中青年专家，依托团队力量搜集整理流派学术思想和临床经验，培养后备人才，孵化科研项目，扩大流派影响力，促进了临床进步和学科发展。流派传承工作室所在科室——内分泌科成为陕西省中医药管理局重点专科，学科带头人裴瑞霞主任医师被评为陕西省名中医、首届西安市名中医和西安市突出贡献专家。

祖国医学，博大精深，中医传承，任重道远。继承好、建设好、发展好中医学术流派，既是中医临床与学术传承的需要，也是丰富发展中医学基础理论和诊疗体系、打造名医和培养高素质中医人才的重要途径。期望秦晋高氏内科学术流派建设团队的有益尝试和工作成果，能为同道提供范式、有所启迪，以此促进中医学术流派建设，推动中医事业健康稳步发展。

谨为序。

西安市中医医院院长　赵锋

2022 年 1 月

自　序

秦晋高氏内科学术流派从我的恩师高上林先生之祖父高争先先生创立，至今已逾百年，承继五代。在百余年的发展过程中，逐渐形成了厚德精术、宗法经方、"和法"为要的学术特点。

流派发轫于山西省原平县（现原平市），高氏家族乃当地书香门第，其祖上皆为饱学之士，或为先生，传道授业，教书育才；或做医生，悬壶济世，治病救人；或耕读传家，修身养性，安身立命，以至诚淳厚、崇礼重学的良好家风享誉乡里。流派创始人高争先先生在原籍悬壶坐堂，善用经方治疗内科、妇科疑难杂症，医名遐迩。第二代传承人高子云先生自幼从学侍医其父，深得真传，甫一弱冠即独立应诊，后因战乱辗转行医于山西太原、陕西西安、三原等地。20世纪50年代，西安市中医医院成立伊始即进入医院工作，是医院早期知名内科专家。流派第三代传承人高上林先生幼承庭训，好学不倦，受家学熏陶，幼诵经典，博极医源。先生先入西北医学院学习西医，毕业后又随其父子云先生学习中医，学识汇通中西，对中医认识深刻而独到，尤其对中国传统文化"和"思想和八法之中的"和法"体悟颇深，认为疾病产生乃"人体失和，百病由生"，治宜"因而和之，是谓圣度""八法之中，以和为主"，"和"既是方法，也是目的，治疗的目标就是将人体的"不和""失和"调整到"阴平阳秘""以和为贵""以平为期"的正常功能状态。对和解代表方小柴胡汤运用至精至巧，出神入化。先生理法和正，施方轻灵，用药简单，效果显著，堪称经方名家及流派之集大成者。先生躬耕临床60余年，德诚术精，救人无数，发微经方，推陈出新，著书立说，提掖后学，精心培育第四、五代代表性传承人及诸多中青年后学，为流派建设发展做出杰出贡献。先生以其在中医临床教学科研等方面的突出成就被评为首届全国名中医。

我进入临床做住院医师时即有幸跟随高上林先生查房，经常聆听先生教诲，使我对中医从懵懂到渐有所悟。20 世纪 90 年代再次有幸作为临床研究生和学术继承人跟随先生脱产学习 5 年，在先生耳提面命、谆谆教诲中逐渐学习了解秦晋高氏内科学术流派的学术思想、思辨方法和临证特点，学以致用，验证临床，常获良效。对于临证中遇到的诊断难、辨证难、施治难、多方求治效果欠佳的疑难杂症，我和团队运用流派学术经验、"和"法思维及方法，收效颇著。

　　为让更多的同道了解秦晋高氏内科学术流派，我带领团队将流派的历史沿革、学术思想、用药特点和临证经验，尤其是"和法"在多学科疑难杂症中的运用实例，编撰成册，期望能够窥斑知豹，使同道对流派的发展历程、学术精髓、思辨方法和临证特点有所了解，同时也希望通过我们的努力，能够对经方阐发有所裨益，对同道临证有所帮助，对后学者登堂入室有所启迪，果能如此，实乃流派之幸、团队之愿也。

　　是为序。

裴瑞霞

2022 年 1 月于古城西安

前　言

秦晋高氏内科学术流派是陕西省中医特色流派之一，也是长安中医学术流派的重要组成部分，起源于晋，成熟于秦，至今已逾百余年。20世纪 30 年代以前，流派创始人高争先先生与其子高子云先生曾先后在山西省原平县（现原平市）、太原市等地行医，药到病除，泽被一方。后因战乱，高子云先生携全家迁居，曾先后在陕西省三原县、西安市等地悬壶行医、治病救人，以其悲天悯人的仁爱之心和妙手回春的精湛医术声名远扬、广为人知。20 世纪 50 年代，子云先生参与西安市中医医院成立组建工作，是医院知名内科专家和建院元老之一。

流派传承中，高上林先生厥功至伟，是流派传承之集大成者。先生自幼研习中医经典并随父亲高子云学习中医。他天资聪颖，领悟力强，家学渊源，加上自幼积累的扎实功底，很快就学以致用，独立应诊，每获效验。受祖父、父亲影响，先生对经方体悟颇深，常反复揣研原文，探究精旨，印证临床，融会贯通。在不断地学习实践中，逐渐形成立足经方、重视脉学、和法为要、用药精当的临证特点。先生深受中国传统文化和儒家思想影响，认为医学首先是仁学，"仁也者，人也；和而言之，道也"，疾病的产生乃是"人体失和"的结果，医生的目标就是使人体"阴平阳秘""内外调和"，所以先生治病的方法以"和法"为主，他对小柴胡汤的临床运用达到了炉火纯青、出神入化的地步。

作为第四代代表性传承人，裴瑞霞继承恩师高上林先生"和法"思想精髓并拓展阐发，她认为"和法"不拘泥于和解少阳，而是指调和人体脏腑、经络、气血、阴阳，使人体达到平衡健康的状态，在"和法"的基础上提出了"脏腑气机学说"，临证之时应灵活运用，化而用之，寓清、温、消、补诸法于和法当中，"一法当中，八法备焉，八法之中，百法备焉"，为后学运用"和法"治疗杂病、顽病、怪病、难病提供了更多的辨治思路。第五代代表性传承人白小林在"和法"的基础上提出"五脏元真通畅"理论。各代传承人代有传承，承有创新，丰富了流派临证经验，拓展了流派学术思想，使流派充满新生活力。

中医流派传承发展，既有利于弘扬中医文化、推动学术争鸣，促进中医学术发展，又有利于培养人才，成就名医，满足百姓的中医药健康服务需求。裴瑞霞主任作为高上林先生嫡传弟子和流派建设负责人，在繁忙的医疗教学科研工作之余，致力于流派传承工作，带领团队传承、挖掘、整理流派学术思想、辨治特色、典型病案、用药特点等，使流派学术思想得以丰富和发展。

本书涵盖了五个方面的内容。一是流派的起源、发展、传承和创新；二是流派的主要学术思想和学术观点；三是流派关于中药临床运用特色，包括单味药、对药、角药等；四是通过临床实践总结、整理形成的优势病种诊疗特色；五是传承工作室近年来运用流派学术思想诊疗的典型病案。编者期望通过努力，能够向同行和公众较为全面地展示秦晋高氏内科学术流派的发展历程和学术特点，让大家认识了解秦晋高氏内科学术流派，并对中医学术流派的传承、建设、发展有所裨益，对后学者有所帮助，为中医学术流派的枝繁叶茂、生生不息贡献绵薄之力。

由于编者学术水平有限，书中疏漏之处望不吝指正！

编者

2022 年 1 月 20 日

目　录

第一章　流派传略

第二章　合和共生　守正出新

第三章 流派特色用药解析

第四章　流派优势病种诊疗特色

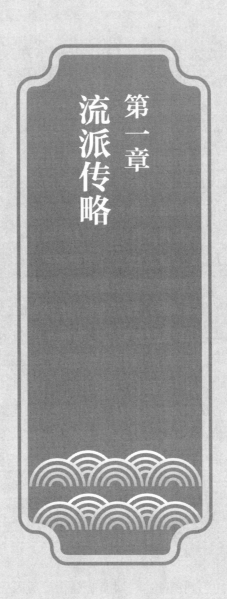

第一章

流派传略

第一节　杏林学派　惠泽秦晋

秦晋高氏内科学术流派起源于山西省原平县，已有上百年的历史。原平在西汉元鼎三年（公元前114年）始置原平县，属太原郡。隋改崞县，20世纪50年代复名原平，90年代撤县设市改为原平市。这是一个具有2 000年历史的晋北古城，地处三晋通往塞外的交通枢纽，历史悠久，贤才辈出，区域辽阔，物产丰饶，素有"晋贤故里、三班故里"和"东山摇钱树、西山聚宝盆、中间米粮川"之美称。高氏家族是当地有名的书香门第，世代以耕读传家。其祖上皆为当地有学之士，或为先生，开馆收徒，教书育人；或做医生，悬壶济世，治病救人；或半耕半读，恪守儒道，修身齐家，其家风严正中和，享誉乡里。

在多元化因素的影响下，高氏家族的高争先先生立志于治病救人，故发奋研读中医经典，钻研岐黄之术，拜师于当地各大名医，学有所成后便于当地开设医馆，尊崇仲景学说，对经典原文熟记于心，精通中医理法方药的基本原则，善用经方，处方用药简便轻灵，百治百效，因而受到广大贫苦百姓的欢迎。高争先先生作为流派的奠基人，也是流派第一代代表性传承人，一心盼望岐黄之术能代有所传，因而在医馆内，一边诊病一边精心培养自己年少的儿子，即流派的第二代代表性传承人高子云先生。高子云先生受家庭文化思想的熏陶，自幼颖悟绝伦，笃实好学，少年时便开始追随父亲的脚步，熟读经典，把中医基础理论以及理法方药等内容记得滚瓜烂熟，同时在父亲的悉心传授下，深刻领悟父亲的主要学术思想和临床经验，短短几年，便可独立坐诊，前来求诊的患者数不胜数，先生均手到病除，一时身显名扬。后因战乱举家搬迁至陕西关中地区，对于高子云先生来说，作为一名医者，他时刻记着自己的使命与责任，就算身处异地，仍然要为贫苦疾患排忧解难，因此便在关中这个历史悠久、文化深厚的地方济世行医，同时继续深入研究中医经典，提炼精要学术思想，并继承父亲之志。他认为中医是老祖先留给我们的无价之宝，作为中医人，必当将流派学术思想传承下去，从而惠及更多为病所困之人，故一直致力于总结父亲的学术思想以及自身对中医经典的深刻理解，将学术经验传授给自己儿子以及儿媳，即第三代代表性传承人高上林先生和第三代主要传承人赵玉玲副主任医师。高上林先生自幼聪明绝伦，手不释卷，年少时便细研中医经典，秉承父亲的思想理念，领悟流派学术精华，并在临床运用，每获奇效。高上林先生在多年临床工作中，深感中医传承工作的重要性、必要性，先生不遗余力、毫不保留地将毕生所学、毕生所悟，传授给下一代，先生借助西安市中医医院这个平台，通过师带徒的形式，悉心教导了第四代代表性传承人裴瑞霞和主要传承人李艳梅、唐远山。裴瑞霞是西安市中医医院内分泌科科室创立人和科主任，陕西省及西安市名中医，从事中医临床工作33年，20世纪90年代有幸拜师于高上林先生，更加勤奋学习中医经典，领悟流派学术思想，并运用于临床，经过数十年的磨炼，在恩师的宝贵学术思想基础上形成了具有自身特色的一套学术理论，并通过师承以及研究生带教的形式将流派的学术思想传承发展、发扬光大，现已培养第五代代表性传承人白小林，主要传承人汪德芬、杨国春、商军科、杨敏生等，以及第六代传承人十余名。

第二节　大医良匠　承启流传

一、耕读垂范　声名鹊起

流派鼻祖即第一代代表性传承人是高上林先生的祖父高争先老先生，山西省原平县（现原平市）人，生辰时刻不详。老先生自幼熟读四书五经，胸怀修齐治平、安邦定国之志，但在那个军阀混战、政局动荡、经济凋敝、民不聊生的动乱年代，眼见民众生活水平低，健康无保障而被病痛所折磨，遂立治病救人、普济苍生之志，发奋学习

《黄帝内经》（以下简称《内经》）《难经》《伤寒论》《金匮要略》等中医经典，精心研究岐黄之术并求访当地名医，学有所成后在原平（时称崞县）开设医馆，坐堂行医。高争先老先生擅长诊治内科疾病，尤长于治疗内科疑难杂症，对儿科、妇科疾病的诊治也颇有心得。他潜心研究《伤寒论》《金匮要略》，善于运用经方，临证之时，处方遣药严谨精当，君臣佐使四象分明，简便验廉，效如桴鼓，每天前来医馆求医的患者络绎不绝，在当地有着很高的声望。高争先老先生一生不仅致力于治病救人，同时也为秦晋高氏内科学术流派的创立打下了坚实的基础。

二、教学相长 承前启后

流派第二代代表性传承人是高上林先生的父亲高子云老先生，山西省原平市人，生于1889年，卒于1962年。高子云老先生聪颖笃信，敏而好学，自青少年时期就在父亲的诊所里学习、诊病，对医学具有超乎寻常的领悟力，在高争先老先生的口传心授、悉心教导之下，短短几年就熟练掌握了高争先老先生的学术思想和临床经验，能够独立坐堂应诊，均获良效，一时声名鹊起，被当地誉为医界才俊。在积累了一定的临床经验后，为了寻求更大的发展空间，高子云老先生毅然走出原平，将诊所搬移至山西省太原市。新诊所开业不久，高子云老先生就凭借其良好的医德和精湛的医术赢得了患者的信任，在较短的时间内打开了局面，站稳了脚跟。20世纪30年代由于战乱，高子云老先生携全家老小辗转来到陕西，先后在韩城、三原、西安等地行医。很快就以其德术双馨享誉古城，成为西安当时卓有声望的中医名家。新中国成立之后，高子云老先生响应国家号召，参加组建中医联合诊所，后来在西安市中医学会门诊部出诊。1955年，西安市中医医院成立之后，高子云老先生进入医院内科工作，是医院建院初期的元老以及当时的西安市十大名医之一。高子云先生作为流派第二代代表性传承人，起到了承上启下的作用，为流派的进一步形成及发展做出了突出的贡献。

三、幼承庭训 和尔流芳

流派第三代表性传承人高上林先生，山西省原平县（现原平市）人，生于1928年5月1日，卒于2017年4月14日。其祖父高争先老先生、父亲高子云先生为山西、陕西两地的名医，祖父、父亲"不为良相，则为良医"的儒家理念，普济民众、利泽苍生的医者情怀和妙手回春、起死回生的精湛医术对高上林先生影响至深。尽管他毕业于西医院校，但是长期的家庭熏陶和对中医学的浓厚兴趣，使先生在毕业之后继续跟随父亲学习中医，并与父亲先后进入西安中医联合诊所和新成立的西安市中医医院，做了一名中医大夫。斗转星移，岁月如梭，岁月把一个血气方刚的青年变成了耄耋老人；矢志向学，孜孜不倦，对理想执着的追求使一个初出茅庐的医学生成长为名扬三秦的中医学大家、全国名中医！

先生受家庭熏陶，自幼研习中医经典并随父亲高子云学习临床，少年时期就在父亲的指导下熟读《汤头歌诀》《药性赋》《医学三字经》《濒湖脉学》等中医入门教材，随后又学习《内经》《难经》《神农本草经》《伤寒论》《金匮要略》和《温病条辨》等中医经典著作。他天资聪颖，领悟力强，对《内经》《难经》《伤寒论》《金匮要略》等中医经典理解甚快，过目成诵，烂熟于心。随高子云老先生临床见习时，能理论联系实际，学以致用，举一反三，融会贯通。他对《伤寒论》《金匮要略》和脉学兴趣浓厚，常常反复研习，深入探究，仔细体验。对临床辨证和遣方用药深入思考，再三审思、不断总结，逐渐形成了自身"立足经方、重视脉学、用药精当"的临证特点。

新中国成立前夕，由于当时并无中医高等院校，立志学医的他考入了西北医学院（西安交通大学医学院前身），系统学习现代医学，学成毕业后，对中医的执着热爱与锲而不舍，使他做出了人生中的重大决定：继续随父亲高子云老先生学习中医，并把中医作为自己一生矢志追求的事业！此后的 60 余年，高上林先生就一直在西安市中医学会门诊部和西安市中医医院从事中医临床、教学、科研工作，其间他还作为西安市举办的五届中医师承徒弟班老师为学员们授课，直到去世前两个多月他还坚持出门诊。高上林先生为我国中医事业的传承发展贡献了毕生心血。

高上林先生家学渊源，深受儒家思想和中国传统文化影响，他非常重视医德的培育和养成，认为医学首先是仁学，"仁也者，人也；合而言之，道也"。只有那些具有仁爱之心、奉献之心、同情之心的人才可以做医生。他经常教育学生行医先修德，从医先做人，作为医生，要不断加强自身修养，秉承儒家仁义礼智信的思想精髓并学以致用，如此才能成为一个好医生。高上林先生要求学生要经常诵读唐代医学家孙思邈的《大医精诚》，深刻领会大医精诚之"诚"，亦即要求医者要有高尚的品德修养，以"见彼苦恼，若己有之"感同身受的心，策发"大慈恻隐之心"，进而誓愿"普救含灵之苦"，且不得"自逞俊快，邀射名誉""恃己所长，经略财物"，如此方为苍生大医。先生是这样要求的，他自己更是这样做的。他与人为善、风趣幽默、豁达开朗的良好心态和性格，无论对待任何人，他总是和颜悦色，一视同仁；诊疾问病，他总是仔细认真，一丝不苟；遣方用药，他总是犹如履冰临渊、纤毫勿失……所有这一切，无不体现谦谦君子、精诚大医的崇高风范。在 20世纪 80 ~ 90 年代，高上林先生年届古稀，来找他求医的患者仍络绎不绝，其中不乏外地、偏远地区的患者，为了满足患者的就医需求，他每次门诊都要不断地加号，经常延长门诊时间 3 ~ 4 个小时，门诊日诊治患者达 100 余人。

20 世纪 60 年代，高上林先生一度被迫离开了自己心爱的诊室，从事一些非医疗性质的工作。身处逆境，先生并不气馁，从未放弃自己钟爱的医学事业，他利用难得的闲暇时间温习《伤寒论》《金匮要略》等经典著作，整理医案医话，总结临床心得体会，为自己加油充电。在此期间，慕名求医的患者仍是纷至沓来，接连不断，只不过是诊室从医院转移到了家里。无论患者是何身份，他均一视同仁，热情接待，认真诊治，从不怠慢。在患者的心中，他仍然是那个可亲可敬的高大夫。

记得1984年冬天，先生发着烧，而且血压也高，导致卧床不起，但他得知巷子里宋家小孩儿几天高烧不退，便手拄拐杖，冒着寒风步行到宋家，给孩子看病，结果孩子病好了他自己的病却加重了。大家都称他是俭家巷的保健医生。

20世纪70至80年代，慕名找到家里看病的群众很多，他分文不取，不收谢礼，义务给患者看病。有些人送礼被拒后改为通过书信寄钱，少则10块，多则过百，都被先生一一退回。

有个山西来的患者，患有严重的类风湿关节炎，全身各关节疼痛难忍，四肢强直变形，腿不能蹲，生活无法自理，经常住院治疗也没能好转，几度产生自杀的念头。在被先生治愈后他心里过意不去，不远千里送来一台收录机，并声泪俱下地恳请高老一定要收下。先生婉言谢绝，还给他买了车票，亲自送他上车回乡。

落实政策以后，高上林先生已是年近花甲，为了夺回失去的时间，为更多的患者服务，他以更高的热情投入临床、教学和科研工作，由于他的突出贡献，直接被破格晋升为主任医师，成为国家级和省级名中医，全国老中医药专家学术经验继承工作指导老师、研究生导师，并被西安市卫生局确定为全市仅有的4名不退休的著名医学专家。直到去世前数月，他还工作在临床一线，为信任他、依赖他的患者解除病痛。

高上林先生一生从未停歇过，为了满足患者求医的迫切愿望和后学们对学习继承他学术经验的渴求，坚持每周出3次门诊，并不定期在内分泌科查房，参加院内、院外疑难病例会诊以及干部健康保健工作。虽然先生是国家级的名老中医，他的门诊挂号费和其他的主任医师一样，为每人次9元，但他从无怨言，一心为患者着想，时刻把患者挂在心上。为了减轻患者负担，高上林先生在遣方用药时常常是深思熟虑，反复斟酌，开出的方子大多为10味药左右，简单精练，价格低廉。他尤其喜用、善用那些价廉效佳的常备中药饮片，如柴胡、麦冬、姜半夏、厚朴、山药等，目的就是在保证疗效的同时，能够减轻患者负担，缓解群众看病经济压力，让广大老百姓看得起病、吃得起药，切实解决他们的实际困难。他心系病患，时时处处为患者着想，即使在身体不适的时候仍坚持出诊，担心延误患者诊疗，不愿意让远道慕名而来的患者空跑一趟，他的高尚品德深受广大患者及家属的尊敬和信赖。在先生眼中，医生必须具备仁心仁术，让广大患者花尽量少的钱就能解决问题是医生的本分。他常说："一个人要想发财，就不要做医生。"面对众多从外地慕名而来求医的患者，他总是想方设法让他们看上病，绝不让他们白跑，所以先生每次门诊下班都要晚点，这在他的临床工作中已属常态。

以德为先，方可言医。先生家学渊源，深受儒家思想和中国传统文化影响，他非常重视医德的培育和养成，认为医学首先是仁学，"仁也者，人也；合而言之，道也"。只有那些具有仁爱之心、奉献之心、同情之心的人才可以做医生。他经常教育学生行医先修德，从医先做人，作为医生，要不断加强自身修养，秉承儒家仁义礼智信的思想精髓并学以致用，如此才能成为一个好医生。

在数十年的从医生涯中，高上林先生始终没有放松学习，对于《内经》《难经》《神农本草经》《伤寒论》《金匮要略》《诸病源候论》《医学衷中参西录》等中医经典著作，他总是反复研读，深入思考，精勤不倦，并能背诵其中的重要内容，让后学晚辈感叹不已，自叹弗如。他对张仲景《伤寒论》和《金匮要略》研究尤深，经常反复精读原文，对其条文字斟句酌，探隐索微，既读有字之处，亦悟无字之理，领会其精神实质，研究其理法方药，思考其幽微理致。他认为，辨证论治是中医的精髓，《伤寒论》方是中医方剂之祖，而学《伤寒》不可不学《金匮》，否则只得半部仲景。先生得益于仲景学说最多，对于仲景学说研究方面造诣极深。他对《伤寒论》《金匮要略》的许多条文仍然记忆得准确无误，出口成诵。他对仲景方的记忆采用自编的七字歌诀，同类方联记，功效、主治、组成、随症加减联记，如"小建中汤虚劳尝，桂草枣姜胶饴芍，黄芪建中黄芪入，腹满加苓去枣良，补气降逆半夏调，气短胸闷纳生姜"，对于临床医生学习领会并临床运用具有很强的指导性和操作性。

高上林先生临床善于运用仲景理法方药，师古而不泥古，学典而知权变。他勤求古训并创新发展，形成了自己的学术思想。

其一，在方法学方面，他坚持能中不西，先中后西。

其二，在病因病机学方面，在勤求古训、思考总结的基础上，创"人体失和，百病由生"之说，认为"人体失和"包括"营卫失和""气血失和""脏腑失和"和"经络失和"。

其三，在治疗方面，一是推崇中医治法之要为"和"，即"八法之中，以和为主"，因为"和"可以"通达内外""宣通上下"，以"和"之代表方剂小柴胡汤运用于临床，取其畅达内外，宣通上下之功用，并且衍变出"表而和者""消而和者""温而和者"和"清而和者"等多种方法，对其灵活运用达到信手拈来、出神入化的地步，临床上随症化裁，运用于诸多疑难杂症，效若桴鼓。在古人"见血休治血、见气休治气"的思想启发下，提出了"见脏休治脏，见腑休治腑"之说，并在实践中加以发挥。二是崇尚整体，注重辨证，对"五脏六腑寒热相移"认识颇深并以之指导临床。以心病为例，多由其他脏腑累及，如肾阴不足，水火不济；肺失清肃，心脉受阻；肝阳独亢，上扰心神等均可导致心病，非独本脏之由也。这充分说明人体是一个有机的整体，整体观念是中医学的世界观和方法论。三是四诊并重、脉证相参，或舍脉从证，或舍证从脉，临证之际，灵活运用。先生对脉学研究造诣颇深，他认为中医脉学系科学之产物、经验之总结，其生成本于五行，定位基于阴阳，既不能标新立异，更不应轻率摒弃，而应在临证当中不断辨其形体，明其主病，指导治疗。

其四，在疾病预防调养方面，先生非常重视"治未病"和疾病的生活调护，他将《内经》"是故圣人不治已病治未病，不治已乱治未乱，此之谓也"的理论运用于临床，指导患者在有病早治的同时，更要重视未病先防，既病防变，瘥后防复。先生非常推崇医圣张仲景在《伤寒论》中的治未病思想，认为《伤寒论》"见肝之病，知肝传脾，当先实脾"是仲景治未病思想的经典论述，要求临床医生要以此理论为指导，树立整体观念，掌握疾病传变规律，通过治疗未病之脏腑而防止疾病传变。

高上林先生是铁杆的老中医，作为西安市特聘的终身不退休的名老中医，他坚持工作在医疗、教学、科研和疾病预防一线，为中医事业的传承和发展殚精竭虑，发挥余热。在临床上，他坚持突出中医特色，能中不西、先中后西，在糖尿病、胆囊炎、支气管哮喘、冠心病、慢性萎缩性胃炎等内科疑难杂症以及妇科疾病方面积累了丰富的临床经验。先生致力于糖尿病防治工作，提出糖尿病中医辨证分型新见解，打破传统的三消辨证，以气血津液辨证和病证结合辨证的方法进行临床分型。

在消化病诊治上，先生强调调畅气机，对慢性胃炎、胃溃疡、胆囊炎、慢性腹泻等疾病的治疗均有独特的疗效。如慢性胆囊炎，以持续性右上腹钝痛或不适感，或伴右肩胛区疼痛为主要临床表现，属于中医胁痛范畴。胁痛主要责之于肝胆，与脾、胃、肾有关。因为肝位居于胁下，其经脉循行两胁，胆附于肝，与肝呈表里关系，其脉亦循于两胁。肝为刚脏，主疏泄，性喜条达；主藏血，体阴而用阳。若情志不舒，饮食不节，久病耗伤，劳倦过度，或外感湿热等病因，累及于肝胆，导致气滞、血瘀、湿热蕴结，肝胆疏泄不利，或肝阴不足，络脉失养，即可引起胁痛。对于胁痛的治疗，先生常采用疏肝利胆、清热利湿的治疗方法，自拟胆宁方加减：柴胡、姜半夏、生甘草、郁金、金钱草、牡丹皮、白芍、枳壳、厚朴、薏苡仁等，1个月为1个疗程，一般服用3个疗程可痊愈。

在妇科病的诊治上，高上林先生强调气血二字，对月经病、带下病、妊娠病、产后病以及妇科疑难杂症等的疗效显著，受到了患者的欢迎和同行的好评。如月经病之崩漏（即西医功能失调性子宫出血）的临床治疗，先生具有丰富的经验。崩漏是指妇女非周期性子宫出血，临床以阴道出血为其主要表现，其发病急骤，暴下如注，大量出血者为"崩"；病势缓，出血量少，淋漓不绝者为"漏"。他认为，崩与漏虽出血情况不同，但在发病过程中两者常互相转化，如崩血量渐少，可能转化为漏，漏势发展又可能变为崩，故临床多以崩漏并称，多见于青春期和更年期妇女。其多由情志抑郁、操劳过度、产后或流产后起居饮食不慎、房事不节等引起冲任二脉功能失调而致。崩漏以无周期性的阴道出血为辨证要点，临证时结合出血的量、色、质变化和全身证候辨明寒、热、虚、实，治疗应根据病情的轻重缓急、出血的久暂，采用"急则治其标，缓则治其本"的原则，采用自拟崩漏方加减（生地黄、麦冬、地骨皮、白芍、升麻、枳壳），出血期加茜草、地榆炭、芡实等，一般服用3~5天即可停止出血，最快者一剂药见效。在血止之后，应补脾益肾、养血滋阴以善其后，先生常以上方加阿胶、姜半夏、炙甘草、桑寄生等调理3个月左右，重建月经周期，使崩漏得到彻底的治疗。

先生认为继承是创新的前提，创新是为了发展，没有继承也就无所谓创新，没有继承的创新，最终都是无本之木，不会有生命力，更谈不上发展。所以他十分重视中医传承工作，认为培养临床研究生和中医师带徒的传承方式非常好，教学相长，师生之间可以相互学习。20世纪50~60年代，先生担任西安市中医师承徒弟班五届学员的授课老师，同时承担陕西中医学院（现陕西中医药大学）历届毕业班的临床带教工作。20世纪90年代他开始担任全国名老中医药专家学术经验继承工作指导老师和临床研究生导师，指导2名学术经验继承人和3名临床研究生，从门诊到病房，从理论到实践，心传口授，谆谆教诲，不厌倦、不保守，为祖国医学的继承和发扬，为培养跨世纪高层次人才做出了一定贡献。他的学生们现在都已经成为医院发展的骨干力量、患者信赖的好医生，先生的研究生、学术继承人裴瑞霞主任医师被聘为陕西中医学院（现陕西中医药大学）硕士研究生导师，已带教统招硕士研究生17届37人，学术继承人7人，确有专长师承人员5人，使秦晋高氏内科学术流派的学术思想和临床经验得以薪火相传、发扬光大。

先生一生著述不多，发表或指导撰写学术论文30多篇，获科技成果奖3项，出版著作2部。一来因为先生平时忙于临床工作，门诊、出诊、会诊、查房等任务繁重，二来他在著述方面极为谨慎，轻易不肯著书立说，诚恐思虑不周，延误后学，因此他在医界声望极高但著述不多。先生根据数十年临床心得编撰《金匮要略心法要旨》，逐条诠释张仲景原著，索源发微，阐述要旨，对经方的研究与运用具有较强的指导意义。

高上林先生生前历任陕西省第七届人民代表大会代表，西安市政协委员，西安市人民政府参事，陕西省保健局专家组成员，陕西省中医药学会第一届糖尿病专业委员会名誉主任委员，陕西省中医药学会第四届理事会常务理事，陕西省及西安市卫生专业高级技术职称评审委员会委员等社会和学术职务。获国务院政府特殊津贴、全国首届中医药传承特别贡献奖、陕西省白求恩精神奖以及全国卫生系统先进工作者、陕西省名老中医、陕西省干部保健工作突出贡献专家、西安市劳动模范等荣誉称号。2017 年 5 月被追授为"全国名中医"。高上林作为流派第三代代表性传承人，在流派基本学术思想的基础上又创立新的学说，新的理论，为流派的进一步形成与成熟献出了毕生的心血，正所谓做到了代有传承，承有创新。

四、名师指引 和尔名扬

流派第四代代表性传承人裴瑞霞，1964 年 5 月 29 日出生于陕西省西安市，祖籍河南省孟津县（现洛阳市孟津区）。1987 年从陕西中医学院毕业后被分配到西安市中医医院工作。工作期间，因中医基础扎实，工作认真负责，各方面表现突出，于 1995 年被选拔参加西安市卫生局第一批临床研究生班的学习，师从高上林先生，1997 年又被遴选为全国第二批名老中医药专家学术经验继承人，再次拜师国家级名老中医高上林先生，得到先生耳提面命和谆谆教诲。这份宝贵的学习经历为裴瑞霞主任的成才打下了坚实的基础，更鞭策着她不负重托、不断奋进，成长为秦晋高氏内科学术流派新一代代表性传承人。

裴瑞霞主任是中共党员，陕西中医药大学硕士研究生导师，陕西省及西安市名中医，西安市有突出贡献的青年专家，西安市首届"西安之星"和第九届中国医师奖获得者，西安市劳动模范，中国共产党西安市第十三次代表大会党代表。陕西省中医药管理局重点专科——西安市中医医院内分泌科创始人、学科带头人，现任科室主任、一级主任医师，全国名中医高上林工作室以及陕西省、西安市中医学术流派——秦晋高氏内科学术流派传承工作室建设项目负责人。

裴瑞霞从小是由外婆带大的，跟外婆的感情可以说是超越父母的。在她印象里外婆一直体弱多病，常年看中医熬中药。上小学的时候她就拿着处方去家附近的西大街中药店给外婆抓中药。小学毕业那年，外婆病重住院，12岁的她当起了24小时陪护，在医院每天看见医生查房、护士打针，外婆的病就一天天好了起来，从那个时候她就立下志愿：长大后也要做个医生，给外婆和广大的患者治病！上初一后语文课的第一篇作文，题目是《我的理想》，她写的就是将来要做一名白衣天使！

1982年她如愿考入陕西中医学院中医系，五年后毕业分配到西安市中医医院工作，被医院安排在干部病房做住院医师。当时高上林先生每周五上午来病房查房，从那个时候开始她就和先生结下了不解之缘。先生对这个身材瘦小、聪明伶俐、活泼乖巧的小姑娘产生了好感，查房时经常给她提问题，有时候她被问得满脸通红，回到办公室讨论病例时她又反过来给先生提问题，就连当时的科室主任杨颙先生也笑着说：这娃聪明得很！后来在遴选研究生和继承人的时候，导师高上林先生首先就选了裴瑞霞（西安市第一批临床研究生和全国第二批继承人的选拔主要是按照老师的意见确定，没有考试），应该说她是很幸运的。

跟师学习还没有结束，1999年医院决定成立内分泌科，但是医院没有地方开设病房，时任院长杨震、副院长王静怡决定先开专科门诊，裴瑞霞被选为科室负责人。当时国内的糖尿病患者比较少，20世纪80年代的统计数据显示，我国糖尿病患病率是0.67%，因此鲜有医院将"内分泌科"设为一个独立科室。高上林先生在糖尿病的中医辨证分型和治疗方面有独特的见解和非常丰富的临床经验。当时我们对中医药诊治糖尿病进行了科研立项研究，并于 1999 年获得西安市科技进步三等奖。2001 年，由于人民生活水平的提高和饮食结构的变化，糖尿病的患病率也明显增加。经过谨慎考量，医院决定增设"内分泌科病房"，内分泌科主任、学科带头人的重任就落在了裴瑞霞的肩上，病房地点就在医院东南角一座三层的简易楼房里，设床位 15 张，冬天冷夏天热，没有电梯，科室的男医生经常抬或者背患者上下楼，条件非常艰苦。新组建的科室，对医护人员来讲都是一个陌生的专业领域，裴瑞霞带领科室的同志们白天做临床工作，晚上学理论知识；周内在医院工作，周末到处去听课，只要知道哪里有讲座、有会议，大家就积极主动去听去学，对新知识的渴求使我们快速成长，科室的业务高速发展。2013 年，西安市中医医院内分泌科被确定为陕西省中医药管理局重点专科，现已成为医院的"拳头"科室之一，各项管理考核指标名列前茅。

　　裴瑞霞主任在临床实践中，坚持发挥中医特色，对于临床疑难问题充分利用中医药优势，用中医思维和方法去解决它，不遗余力地学习钻研中医。她继承先辈"人体失和，百病由生""八法之中，以和为主"的学术思想，遵从仲景学说，注重辨证论治，师古而不泥古，强调因时因地因人制宜，逐渐形成了承继于先辈学术思想，又具有自身特点的学术观点。一是熟读经典，领悟精要，辨证论治，因人因时因地制宜。经典之于中医临床的重要性是不言而喻的，医者必须熟读、精思、反复揣摩，才能真正领悟其中所蕴含的认识论和方法论，掌握中医的理论、思维和方法，为解决临床问题打下坚实基础。二是注重气机，提出了"脏腑气机学说"。气机的升降出入，对于人体的生命活动至关重要，如先天之气、水谷之气和吸入的清气，都必须经过升降出入才能布散全身，发挥其生理功能。而精、血、津、液也必须通过气的运动才能在体内不断地运行流动，以濡养全身。在恩师"人体失和，百病由生"基础上，认为气机升降失调是发生疾病的根本原因，气机紊乱导致阴阳气血失衡、脏腑功能失调而为病。三是推崇刘完素"六气皆从火化""五志过极皆为热病"之观点。四是在疾病治疗方面重视调畅气机、调整阴阳、调和脏腑，目标是恢复平衡，达到气机调畅、阴平阳秘的健康状态。常以疏肝理气、滋阴清热、益气养阴、健脾和胃等为法，善用经方，如小柴胡汤、逍遥散、柴胡疏肝散、半夏泻心汤、建中汤、生脉散、六味地黄汤等加减化裁。五是处方用药弃繁从简、反对猎奇，临证用药以药味少、药量轻、价钱低、疗效好为特点，充分体现中医药简便验廉的传统优势。六是重视运用"治未病"理念指导疾病的治疗与预防。将健康教育、心态调整、饮食调摄、合理运动等措施作为糖尿病治疗的重要内容，尤其对糖尿病易感人群，主张早期进行生活方式干预，延缓或防止疾病发生。对于高尿酸血症、高脂血症等代谢紊乱的患者，强调"未病"阶段要防病于未然，采取健康的生活方式以预防疾病；在"既病"阶段强调早发现、早治疗，同时对患者进行日常行为干预治疗，从饮食结构、体育锻炼、体重控制、生活习惯等方面予以指导。

裴瑞霞作为流派第四代代表性传承人，临床上以气机升降理论结合脏腑辨证，形成了"脏腑气机学说"。在此理论指导下，她认为消渴病基本病机是"肝失调畅，气机紊乱"，阴虚燥热是气机紊乱的病理结果，是因肝失调畅，气机紊乱，气郁化火，火盛伤阴而致的阴虚燥热，常用小柴胡汤、柴胡疏肝散、逍遥散、生脉散、六味地黄汤等加减治疗。并提出了辨证、识病、治人"三位一体"的指导思想和中医为主、西医为辅、内外兼治、患者教育的"四联疗法"诊疗思维模式。提出绝经前后诸病脾肾虚、肝火旺的病机特点，立足于肝、脾、肾三脏，以补肾健脾、养阴清热、解郁除烦为法辨证施治。由于饮食、压力等环境因素与阴虚、气郁体质共同作用，瘿病的患病率增长迅猛，结合其阴虚为本，气、火、痰、瘀为标的基本病机，采用养阴清热、解郁化痰等法进行辨证施治。

以裴瑞霞为学科带头人的流派团队充分发挥中医药特色优势，先后研制开发消渴胶囊、益阴胶囊、胆宁胶囊、丹心降糖通脉胶囊、静心更年片、养阴平甲片、银花痛风颗粒等多种院内特色制剂，治疗临床常见的糖尿病慢性并发症，如糖尿病肾病、糖尿病周围神经病变、糖尿病胃肠神经病变、糖尿病下肢血管病变等，以及甲状腺疾病、高尿酸血症及痛风、更年期综合征等，改善患者临床症状和相关指标疗效显著，深受患者信赖。

2018年9月，有一位糖尿病患者满脸愁苦、流着眼泪叙述说：她浑身皮肤烧灼刺痛如刀割，坐卧不宁，难以入睡，连穿衣裤碰到皮肤，都会让她痛苦万分。曾在省内几家大医院以及北京某医院都治疗过，但都没有取得什么效果，经人介绍慕名前来求医。经了解病史、查舌诊脉，该患者为糖尿病合并痛性神经病变引起的浑身皮肤烧灼刺痛如刀割。建议她停用所有的西药（因为已经服用数月却没有什么效果），用中医药辨证治疗，并详细叮嘱饮食、生活等注意事项。除上述症状外，诊见：患者皮肤完好，无皮疹及颜色异常，但皮肤烧灼刺痛如刀割，痛不欲生，烦躁不安，纳呆，失眠，大便不爽，消瘦，体重减少20~30斤，舌红苔白厚，脉弦。遂该患者诊断为消渴病痹证、消渴病郁证，辨证为肝郁气滞、郁久化火，方用柴胡疏肝散加减治疗。不到一个月，患者的烧灼刺痛、烦躁不安、失眠等症已明显好转，脸上看到了轻松的笑容。经过连续半年的口服中汤药治疗，患者上述症状全部消失，心情愉悦，吃饭睡眠如常，体重增加了20多斤。

裴瑞霞长期坚持每周2次专家门诊和1次特需门诊，每次专家门诊（半天门诊）都要诊治患者100多人，她放弃吃饭及休息时间，看不完所有患者不下门诊，门诊总要晚三四个小时才能下班，但她都会认真耐心地看完最后一个患者。裴主任有着精湛的诊疗技术，她基础理论扎实，临床经验丰富，学术积淀深厚，诊疗效果显著，在保证医疗效果的同时，恪守突出中医特色和中医药简便验廉的特点，合理检查、合理用药、合理治疗，千方百计为患者减轻负担，其医德风范在广大患者、群众和医院职工中有口皆碑，在省内外具有较大的影响力。据统计，连续数年其个人年门诊量均为1万余人次，单次门诊量在全院名列第一，多次被医院授予"生产能手"，所接诊的患者遍布三秦大地和甘肃、宁夏、青海、新疆、内蒙古、北京、上海、广州等省市和地区，还有美国、加拿大、新西兰、新加坡等地留学生以及外籍人士慕名前来就诊。门诊以外的时间她均在病房工作，每周三组织科室大查房，解决每个治疗组存在的问题，指导疑难危重患者的诊断治疗，使科室的各项工作稳步向好发展。

除院内临床工作外，她还经常进社区下基层义诊，对口支援帮扶新城区中医医院以及其他医疗联合体单位，取得一定成效。她紧抓教学科研工作，举办国家级、省、市级继续教育项目4项，为医院和基层医疗机构培训专业技术人员近千人。作为硕士研究生导师，培养硕士研究生37人，带教学术经验继承人7人，传统师承人员5人，已毕业研究生已经成为省内外多家医疗机构的骨干人才。主编出版《时振声中医世家经验辑要》《和解之道——高上林60年临证经验撷华》，整理出版《金匮要略心法要旨》，参编《麻瑞亭治验集》《当代中医名家经验集要》《中西医临床经验辑要》等著作。主持或参与科研课题8项，获省市科技进步奖7项，发表论文60余篇。

裴瑞霞对中医专业的执着追求和所取得的成绩，得到了各级领导和同行们的赞誉和肯定，先后荣获第九届中国医师奖及西安市有突出贡献的青年专家、全国首届百名中医药科普专家、陕西省名中医、西安市首届名中医、西安市首届"西安之星"、西安市劳动模范、陕西杰出名中医等荣誉称号，两次被评为西安市卫生局优秀共产党员、陕西中医学院实践教学优秀指导教师，多次荣获医院优秀共产党员、医德高尚、先进工作者、优秀科主任和生产能手等荣誉称号。2017年被推选为中国共产党西安市第十三次代表大会党代表。此外，还任中华中医药学会糖尿病分会第七届委员会委员、中华中医药学会免疫学分会第二届委员会委员、中国中药协会内分泌疾病药物研究专业委员会常委、中国医师协会中西医结合医师分会第二届内分泌与代谢病学专业委员会委员、世界中医药学会联合会糖尿病专业委员会第四届理事会理事、中华中医药学会科普分会委员、陕西省中医药学会糖尿病专业委员会主任委员、陕西省中西医结合学会第四届内科专业委员会副主任委员、陕西省康复医学会第六届理事会理事、陕西省康复医学会第三届糖尿病专业委员会副主任委员、陕西省中医药专家委员会委员、西安医学会第五届内分泌糖尿病学分会常务委员等专业学会职务。多次承担全省卫生高级专业技术资格评审和西安市卫生（中医）专业高级专业技术资格评审工作，对提升医院内分泌专业的学术水平和学术地位发挥了积极的促进作用。

裴瑞霞主任作为流派第四代代表性传承人，起到了良好的接班作用，为流派学术思想传承与创新付出了辛勤的汗水，做出了突出的贡献。

五、融会贯通 和尔创新

流派第五代代表性传承人白小林，1971年10月出生于陕西长武，主任医师，硕士，中共党员。1997年毕业于陕西中医学院医疗系，毕业后于西安市中医医院从事医教研工作至今，现任西安市中医医院内分泌科副主任。全国第四批名老中医药专家经验学术继承人、全国名老中医高上林名医工作室主要建设成员，秦晋高氏内科学术流派代表性传承人，长安米氏内科流派代表性传承人培养对象。

从医二十多年来白小林同志在工作中始终以党性为后盾，以政治责任感为动力，从思想上、作风上加强自身建设，恪尽职守、辛勤工作，以精湛的医疗技术、高尚的医德医风、热忱的服务态度，善待每一位患者，以创新实践的精神理念开拓进取，为医院及科室发展做出了积极的贡献和优异的成绩，赢得了良好的社会信誉及广大群众的一致好评。

白小林同志参加工作二十多年来，秉承流派"仁也者，人也；合而言之，道也"之旨。常怀仁爱之心、奉献之心、同情之心行医修德，从医做人；不断加强自身修养，不仅在医术上精益求精、继承创新，在对病患的服务态度上也丝毫不马虎，许多外地乃至省外的病患慕名前来，找他看病的人总是络绎不绝。他一直把道德高尚的情操带到日常工作中，时刻为患者着想，急患者之所急，千方百计为患者解除疾苦。每天早上班、晚下班，主动放弃下夜班休息、周末休息时间完成医教研任务，十余年来未曾休过公休假，每周天上午承担假日门诊，二十年如一日，在临床一线用自己的心血和汗水换来众多患者的康复。每当患者感谢白主任的时候，他总是这样说："这是我应该做的，作为一名医生，你来找我看病，是对我们医院、对我的信任。你康复是我们应尽的职责，你满意是我们应尽的义务。"白小林同志的门诊患者较多，每年的门诊量均在全院位居前列，近几年的年门诊人次更是超过万人，为了门诊患者看病方便，不让他们等待时间过长，他放弃中午午饭及休息时间，看不完所有患者，不下门诊、不休息，他的门诊常常从早上一直持续到下午。门诊工作结束后，又要投入病房的紧张工作中，除每周两次专科业务查房，还坚持每天查新入院的患者，制定个体化的诊疗方案，掌握患者病情变化，及时调整诊疗方案，保证医疗质量和医疗安全。住院患者们经过他的精心、细心、耐心治疗后带着感激的心情满意出院，他自己心里也感到莫大的欣慰，感到一个医生的社会价值得到真正体现。

艾森豪威尔曾说过这样的话：我们切不可把短暂的人生都放在了无谓的名利上，不可把浮躁和骚动强加给我们生命的宝贵时光。白小林是一名普通医生，亦是一名中层管理干部，更是一名共产党员，他始终淡泊名利、廉洁行医、本分做人的人格魅力感召着身边每一个人，是医务工作者的优秀楷模。

在20余年的从医生涯中，他坚守着医务工作者的基本原则——"服务患者，不求回报"，患者送"红包"，他坚决不收，还经常和患者开玩笑，"你如果爱戴我，就不能这样，接了你的红包，不是对不起我这身白大褂吗"，没有华丽的辞藻，没有多么惊天动地的壮举，朴实无华中，他将每一个患者都放在了自己的心里。

在工作中，廉洁自律是他作为共产党员始终恪守的行为准则，始终坚持以患者为中心。他做到了同情、体贴、关心每一个病患，根据病患的实际情况安排合理、适度的检查、治疗措施，尽可能减少医疗费用和治疗风险。他公平、公正地对待每一个患者，不因社会地位、经济条件等的差别而采取不同的态度，尽可能让患者少花钱治好病，充分体现了秦晋高氏内科学术流派处方用药弃繁从简、反对猎奇，药味少、药量轻、价钱低、疗效好的特点，充分体现中医药简便验廉的传统优势。他在工作中从不计较休息时间，坚持星期天和节假日回医院查房，了解患者情况，及时调整治疗方案。经常同兄弟科室的同事们一起交流、探讨病情，努力在最短的时间内解决患者的疾苦。秉承着这样的敬业和奉献精神，他放弃了自己无数的休息时间，把精力毫无保留地放在了治病救人的工作中，践行着一名共产党员的铮铮誓词。

白小林出身农村，从小见其祖父以火灸一次治愈蛇串疮，以焦杏仁研磨取油治愈一小孩的黄水疮，自制丸药给自己治疗哮喘……他便对中医产生了浓厚的兴趣。高中时因父亲多病，久治不愈，遂立志学医，做一名能为百姓解除病痛的中医大夫。1992年高考后，尽管成绩高出二本分数线40余分，他毅然决然把陕西中医学院作为唯一志愿填写在志愿书上，并有幸被陕西中医学院医疗系中医临床专业录取。在校期间，他学习刻苦，熟读经典，严谨求实，奋发进取，打下良好的基本功。1996年进入西安市中医医院实习，刚刚实习了3个月，由于医院肝病科住院医师短缺，又因白小林工作能力突出，即被留在肝病科从事住院医师工作，单独管理患者。他工作认真、细心，得到众多患者认可，所以乐于让这位年轻医师给他们治疗，部分同期的实习医师跟随他查房，一时成为佳话。在此期间有幸跟随李幸仓老师学习，初步接触相火学说和杨震院长的"肝经血热论"。

1997年7月大学毕业后，他分配到西安市中医医院工作，经秦晋高氏内科学术流派第四代传承人裴瑞霞主任介绍，于高上林主任医师门诊学习，帮助书写病历、抄方，深受高老与人为善、风趣幽默、豁达开朗的良好心态与性格和谦谦君子、精诚大医的崇高风范影响，折服于其灵活运用小柴胡汤达到信手拈来、出神入化，治疗诸多疑难杂症，效若桴鼓的精湛医术。他下定决心，有机会一定要拜在高老门下，学习其"和法"思想，在一年多的时间里认真学习，抄写了大量学习笔记。

1999年经李幸仓老师推荐，跟随杨震院长门诊抄方学习，其间系统学习相火学说和杨老"六型相火"及"治肝五论"，尤其是"肝经血热"学说与乙型肝炎等理论，经过系统总结，撰写《白苓茜兰汤治疗乙型肝炎》一文，并在西安市中医医院院报发表。

1999年医院决定成立内分泌科，白小林毅然跟随学科带头人裴瑞霞投入内分泌科建设中，也有幸在裴瑞霞主任指导下学习高上林先生之学，正式成为秦晋高氏内科学术流派第五代弟子，学习高上林"人体失和，百病由生"理论，和裴瑞霞主任"脏腑气机学说""六气皆从火化""五志过极皆为热病"之观点。在恩师裴瑞霞手把手指导下学习秦晋高氏内科学术流派常用的疏肝理气、滋阴清热、益气养阴、健脾和胃等治病之法，如小柴胡汤、逍遥散、柴胡疏肝散、生脉散、六味地黄汤、建中汤等加减化裁。逐渐承袭了流派先辈处方用药弃繁从简、反对猎奇的特点，临证用药以药味少、药量轻、价钱低、疗效好为特点。

2008年又在裴瑞霞主任的推荐下，参加全国第四批名老中医药专家学术经验继承人学习，拜陕西省中医医院米烈汉教授为师，学习长安米氏内科流派"伤寒金匮合一炉而冶""三阴三阳铃治百病"，祖师米伯让"会通寒温治百病""宗气为本"的学术思想，其间潜心研究黄竹斋先生《伤寒杂病论会通》，对仲景之学进一步体悟，撰写《〈伤寒论〉和胃法浅析》《张仲景对消渴的贡献》等论文并发表，在师父米烈汉教授指导下，通过跟师门诊、听取老师讲课、对病历的点评等，对老师的学术思想和临床经验进行继承；同时通过收集整理师父米烈汉教授的病案100余份、心得体会60余篇，对老师的学术思想和临床经验有了进一步的认识和理解。撰写《米烈汉教授治疗2型糖尿病的学术思想和临证经验》《米烈汉主任医师治疗痰湿咳嗽经验》。2010年通过国家考核，取得出师证。

近年来白小林继续坚持严谨求实，奋发进取，钻研医术，精益求精，师古不泥古。反复研习经典，深入探究，领悟精要，尤其是《伤寒》《金匮》。在长安米氏内科流派"伤寒金匮合一炉而冶""三阴三阳铃治百病""会通寒温治百病"的学术思想影响下，融合全国名中医杨震教授"相火"学说，发展秦晋高氏内科学术流派"人体失和，百病由生"的学术思想，认为人体要在生理上保持"五脏元真通畅"，才能健康无病。"五脏元真"具有先天自然属性，遍布于全身而运行不止，在生理上保持相对协调统一，元真可通过三焦布达于全身，内至脏腑，外至肌腠皮毛，包含构成人体的气、血、津、液等生命的物质基础，肺的宣发肃降、肝的疏泄、脾胃的升清降浊、肾的封藏固摄、膀胱的气化、大肠的传导等脏腑功能正常，进而保证气的升、降、出、入运动正常，血如环无端地运行通畅。"五脏坚固，血脉和畅，肌肉解利，皮肤致密，营卫之行，不失其常，呼吸微徐，气以度行，六腑化谷，津液布扬，各如其常，故能长久"。即"人即安和"，各种原因导致"五脏元真不畅"，即"人体失和"而"百病由生"。"五脏元真不畅"的病机在于枢机不利，疾病早、中期以少阳枢机不利，脾胃枢机不利为主。少阳枢机不利，阳气在表的升降出入受到影响，表现形式主要为少阳相火，即郁热相火；脾胃枢机不利则脾胃升降失和，肝胃功能失和，表现形式主要为湿热相火。病理过程中产生血浊、血热、血瘀兼夹为病，演变为血热相火、瘀热相火、阴虚相火，晚期以少阴枢机不利为主，表现形式主要为相火虚衰。

白小林主张治疗之要在于"调平元气，不失中和"，依据高老"一法之中八法备焉，八法之中百法备焉，八法皆归于和"之宗旨，临证时以"清和法"为主审证求因，协调阴阳，调和脏腑，或清而和者，或温而和者，或消而和者，或补而和者，或燥而和者，或润而和者，或有兼表而和者，或下而和者，随证化裁，善用小柴胡汤、逍遥散等和解之剂。

白小林不断更新知识，利用业余时间，阅读大量的专业书籍，不断提高自己的理论水平，利用休息时间，外出交流学习，每年均参加国内内分泌专业领域年会，更深层次地认识内分泌疾病，使中西医融会贯通，紧跟内分泌疾病现代医学发展的步伐。在学习国内外先进理论和技术的同时，也把自己和科室的科研成果进行交流，得到了国内同行的认可。近年已在我市举行两次省级学习班，并积极筹办国家级学习班，将秦晋高氏内科、长安米氏内科学术流派的经验向更多的中医同道互通交流，扩大了科室在地区的影响力。

他从事临床工作20多年来，潜心钻研医术，先后参与省市级课题5项，获市级科技进步奖2项。在国家级、省级核心期刊发表论文

20 余篇，编著《现代中医内科学》《现代中医糖尿病学》2 部，参编著作《和解之道——高上林 60 年临证经验撷华》《米伯让全书》《金匮要略经方药理与应用》3 部。同时兼任世界中医药学会联合会糖尿病学会理事、中国中西医结合内分泌学会委员、中华中医药学会糖尿病学会委员、陕西省中医药专家委员会委员、陕西省保健协会糖尿病专业委员会委员、中华医学会西安市糖尿病分会委员、西安市健康教育专家讲师团健康科普专家等职务，是对他专业学术能力的肯定。

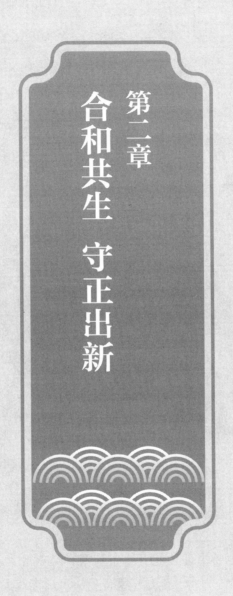

第二章

合和共生　守正出新

秦晋流派的先辈们重视阴阳五行学说，重视阴阳平衡、脏腑调和，强调整体观念和辨证论治，强调"天人合一"和治病求本的原则，独创"八法之中，以和为主"的治法之要。学术特点主要有以下几个方面。

一、阴阳失衡、脏腑失和发病学说

《内经》记载："人生有形，不离阴阳。"把人体看作是由阴阳代表的两种对立的物质组成的，人体生理过程必须保持阴阳的相对平衡才能够维持健康。这就是"阴平阳秘，精神乃治"。这个相对平衡被打破，出现阴阳的偏盛或偏衰，就会发生疾病。

疾病的发生发展关系到正、邪两个方面，人体的抗病功能——正气，与致病因素——邪气，以及它们相互作用、相互斗争的情况，都可以用阴阳来概括说明。病邪有阴邪、阳邪之分，正气包括阴精与阳气两个方面。阳邪致病，可使阳偏盛而阴伤，因而出现热证；阴邪致病，则使阴偏盛而阳伤，因而出现寒证。阳气虚不能制阴，则出现阳虚阴盛的虚寒证；阴液亏虚不能制阳，则出现阴虚阳亢的虚热证。综上所述，尽管疾病复杂多变，但均可用"阴阳失调""阴盛则寒，阳盛则热；阳虚则寒，阴虚则热"来概括说明。

阴阳平衡失调导致疾病，最终还是落实到脏腑功能失调上来，由于各个脏腑的生理功能不同，所以它所反映出来的病症也就不同。临床上，它可以表现为某一脏或某一腑的功能失调，也可以表现为脏与腑之间功能失调并互相影响，还可以是脏与脏之间生克乘侮关系失调。这正是整体观念的体现。

比如，肝的主要生理功能——主疏泄，是指肝具有疏散宣泄的功能。既非抑郁，也不亢奋，而是经常保持一种活活泼泼的生机。肝的疏泄功能，主要关系着人体气机的调畅，因此，它与人的情志活动关系密切，只有在肝之疏泄功能正常，气机调畅的情况下，人才能气血平和，心情舒畅。如果肝失疏泄，气机不调，就可以引起情志异常变化，表现为抑郁或亢奋两个方面。肝气抑郁，则见胸胁胀满，郁郁不乐，多疑善虑，甚则闷闷欲哭；肝气亢奋，则见急躁易怒、失眠多梦、头胀头痛、目眩头晕等症。

另外，肝的疏泄功能又可协助脾胃之气的升降，而且与胆汁的分泌有关。如果肝失疏泄，可影响到脾胃的消化和胆汁的分泌与排泄，从而出现消化功能不良的病变。临床上经常可以见到肝失疏泄的患者，除了出现胸胁胀痛、急躁易怒等肝气抑郁的症状外，常兼见胃气不降的嗳气呕恶和脾气不升的腹胀腹泻等症状，前者为"肝气犯胃"，后者谓"肝脾不和"，正如《金匮要略》所言："见肝之病，知肝传脾……"，是肝木横克脾土；反之，脾病也可以影响肝，是土反侮木，多因湿热困脾，脾气壅遏，使肝气疏泄不利，以脘腹胀满、食少困倦、口腻便溏等湿热中阻，与胁肋胀痛等肝气失疏泄并见为特征，亦即土壅木郁。

秦晋高氏内科学术流派 100 多年的临床经验告诉我们："人体失和，百病由生。"可见阴阳失衡、脏腑失和是疾病发生的关键所在。

二、辨证论治，崇尚仲景六经学说

《伤寒论》是一部论述多种外感疾病辨证论治的专著，它首开辨证论治之先河。先生临证推崇仲景辨证论治学说，现分述如下。

1. **六经的概念**　六经是古代医学术语，这些术语可以随着医者的不同观点，产生不同意义：在《灵枢》，三阴三阳是指手足十二经的经脉；在《素问》，指手足十二经的经脉、手足十二经中足六经的病证、岁时气候中的季节岁月和气交变化三种含义；在《伤寒论》，指热病侵袭人体后发生的各型症候群。在《灵枢》《素问》，从经穴出发可称为六经或十二经；在《伤寒论》，从症候群出发应称为六病，仲景对三阳三阴也只称病，如太阳病、阳明病、少阳病……全书未有称太阳经、阳明经，或太阳经病、阳明经病。换句话说，《伤寒论》的六经，总括了脏腑经络营卫气血的生理功能和病理变化，并根据人体抗病力的强弱、病因的属性、病势的进退缓急等因素，将外感疾病演变过程中所出现的各种证候进行分析、综合、归纳，从而讨论病变的部位、证候特点、损及何脏何腑、寒热趋向、邪正消长、预后良否以及立法施治、处方用药等问题。因此，《伤寒论》的六经，既是辨证的纲领，又是论治的准则。

2. 六经辨证与八纲辨证　六经辨证，是《伤寒论》辨证论治的纲领；八纲辨证，是对一切疾病的病位和证候性质的总括，二者的关系是不可分割的。八纲中，阴阳是辨证论治的总纲，六经辨证将外感病发生、发展过程中具有普遍性的证候，以阴阳为纲分为两大类病证，并根据疾病发展过程中不同阶段的病变特点，在阴阳两类病证的基础上，又划分为六个证型，即太阳病证、阳明病证、少阳病证，合称三阳病证；太阴病证、少阴病证、厥阴病证，合称三阴病证。从邪正盛衰的关系来讲，三阳病表示正气盛，抗病力强，邪气实，病情一般都呈现亢奋的状态；三阴病表示患者正气衰，抗病力弱，病邪未除，病情都呈现虚衰的状态。《伤寒论》谓："病有发热恶寒者，发于阳也；无热恶寒者，发于阴也。"这里"发热恶寒"是三阳病的起病形式，"无热恶寒"是三阴病的起病形式。表里是辨别病位深浅和疾病发展趋向的纲领。六经中三阳为表，三阴为里。表里中又分表里，如三阳皆为表，即又以太阳为表，阳明为里，少阳为半表半里。各经中又有表里，即邪在经络为表，邪入脏腑为里。寒热是辨别疾病性质的纲领，凡病势亢进，阳邪偏盛者，多属热证；凡病势沉静，阴邪偏盛者，多属寒证。如太阳病卫外受伤，正气开始发挥抗病能力，故恶寒发热，阳明病正邪据争，"阳胜则热"。虚实是辨别邪正盛衰的纲领，六经辨证中三阳为实，三阴为虚，但虚实是相对的，临床常见虚实并存于同一病态之中。辨虚实是在治疗中选择扶正或攻邪的关键，如"发汗后，恶寒者，虚故也；不恶寒，但热者，实也"。前者为汗后阳虚之证，治疗当选用芍药甘草附子汤以补其虚；后者为汗后邪盛内传之里实证，故治疗宜用调胃承气汤以攻下其实。

3. 六经辨证与脏腑辨证　六经辨证是以经络概括脏腑，以六经为名称，也就是说，六经辨证不仅仅是经络辨证，它自然含有脏腑辨证的内容；这正如脏腑辨证自然包含有经络辨证的内容一样。人体是一个有机的整体，在功能和结构上都密不可分。不能因为六经病涉及较为广泛的病变就说六经非经络，也不能说六经就是所有这些病变所涉及的器官和组织，这正如脏腑病变往往不可避免地要涉及相关的经络病变，不能因此说脏腑也是经络或说脏腑也包括经络一样。"太阳""太阳病"，"阳明""阳明病"等是名称，是符号。名称和符号要求简洁，往往不可能包罗万象。脏腑辨证主要用于内伤杂病辨证，这是因为内伤杂病主要是内因和不内外因致病，其病可以由内而发。而外感热病大多数是由外而发，病变由表及里，由经络而脏腑，其病变初期甚至中期皆以经脉病变为其主要特征，故外感热病用六经辨证是有其充分道理的。这一点或许正好能够解释《内经》及张仲景何以用六经辨外感热病的理由。当外感疾病发展到以脏腑病变为主时，六经辨证也就由经络辨证为主转变为脏腑辨证为主了。如膀胱为太阳之腑，太阳表邪不解，传入于腑，导致膀胱气化功能失常，水气内停，可见小便不利，少腹里急，烦渴或渴欲饮水，水入即吐等而为脏腑病变。

4. 以邪正盛衰消长作为辨证论治的客观依据　邪正盛衰消长的转化规律主要表现在传经、坏病、合病、直中等几种形式上。传经是指病证由一经传变到另一经，属自然转归。坏病则是误治后疾病不循一般规律而发生病性的变化。合病与并病是以邪气盛实为主要原因的邪正消长转化形式。邪气盛者数经同时俱病称合病。如邪气步步深入，一经病证未罢，另一经病证又起，两经病证交并，有先后次第不同的叫并病。直中是正气虚弱为主因的邪正消长转化形式，邪气直入、抗病无力、病邪不经三阳经传变而直接侵犯三阴经，即发病就见三阴病证。以上形式说明邪正盛衰消长是有一定规律可循的。

5. 六经病证的治则　《伤寒论》六经病证的治则，总的来说，不外祛邪与扶正两个方面，而且始终贯穿着"扶阳气"和"存阴液"的基本精神，从而达到邪祛正安的目的。在治法的运用上，实际上已包含汗、吐、下、和、温、清、补、消等法。三阳病以祛邪为主，然而不同的病情又当施以不同的祛邪方法。例如太阳病在表，一般使用解表法，如表实证宜开泄腠理，发汗散寒；表虚证宜调和营卫，解肌祛风。阳明病是里热实证，有气热证、燥结证之分，前者用清法，后者用下法。邪入少阳，枢机不利，为半表半里之证，其治法以和解为主。三阴病多属虚寒证，治法则以扶正为主。例如太阴病属脾虚寒湿证，治法以温中散寒燥湿为主。少阴病多属心肾虚衰，气血不足，但有寒化热化之分，寒化证宜扶阳抑阴；热化证宜育阴清热。厥阴病，证候错综复杂，治法亦相应随之变化，如热者宜清之，寒者宜温之，寒热错杂者宜寒温并用。

在疾病的发展过程中，各经证候往往同时兼杂，如表里同病时，应根据表里证的先后缓急采用相应的治疗措施，一般来说应先解表，表解后方可治里，否则易致外邪内陷，造成变证，这是治疗常法；若表里同病，里证已急的情况下，应先治里，后治其表，这是治疗变法；表里同治是表证里证同时治疗的方法。

三、"八法"之中，善用和法治疗

"八法"是清代医家程钟龄在总结前人归类治法的基础上，结合自己的心得撰写而成。程氏主张辨证当用"八纲"，治病也不越"八法"，即汗、和、下、消、吐、清、温、补。高上林善用和法治疗，临证灵活运用，得心应手。

成无己在论析《伤寒论》小柴胡汤时说："伤寒邪气在表者，必渍形以为汗；邪气在里者，必荡涤以为利；其于不外不内，半表半里，既非发汗之所宜，又非吐下之所对，是当和解则可矣。"这是和法的最早涵义，所谓"和解专治少阳"。后人引申其义，认为"和者，和其不和也……使之不争而协其平者也。"不论外感内伤，凡病之不专在表，不专在里，不专于虚，不专于实，不宜单纯使用汗下温清补泻之药，而须汗下温清补泻配合运用者，皆属"和法"的范围。诚如戴北山所说："寒热并用之谓和，补泻合剂之谓和，表里双解之谓和，平其亢厉之谓和。"这是和法的广义概念。

高上林先生曾云：治有八法，以和为主，其他数法，可贯穿于该法之中，临证时审病求因，协调阴阳、调和脏腑，或清而和者，或温而和者，或消而和者，或补而和者，或燥而和者，或润而和者，或表而和者，或下而和者，随证化裁，效若桴鼓。如病在少阳而口不渴，大便如常，是津液未伤，清润之药不宜太过，而半夏、生姜皆可用。若口大渴，大便渐结，是邪将入阴，津液渐少，则辛燥之药可除，而天花粉、瓜蒌必用。假如邪在少阳，而太阳阳明证未罢，是少阳兼表邪也，小柴胡汤中须加表药，仲景有柴胡加桂枝之例。又如邪在少阳，而兼里热，则见便秘、谵语、燥渴，小柴胡中须兼里药，仲景有柴胡加芒硝之例，高上林常加枳实、厚朴，寓小承气之义。正如清·程钟龄所说："和之义则一，而和之法变化无穷焉。"

四、顾护胃气，注重后天之本学说

脾胃学说是中医学理论的重要组成部分，它由来已久，是在长期医疗实践中形成和发展起来的。自《黄帝内经》《金匮要略》始，李杲《脾胃论》之升补脾阳，叶桂《临证指南医案》之滋润胃阴，代有发挥。先生总结前人经验，认为脾居中央，能灌通其他四脏，为气血生化之源，脏腑经络之根，是人体赖以生存的仓廪，故称"脾为后天之本"。《内经》指出"脾胃者，仓廪之官，五味出焉""五脏六腑皆禀气于胃""谷气通于脾"等。人体各部分，必须通过脾胃的运化作用而获得气血和营养的补给。同时，脾胃又是人体抗御病邪的重要防卫机构，在预防和治疗上起着决定性的作用，张仲景提出"四季脾旺不受邪"的观点。李杲认为"若胃气之本弱，饮食自倍，则脾胃之气既伤，而元气亦不能充而诸病之所由生也"。又说："诸病由脾胃生。"由此可见，脾胃健旺，则津液四布、营养充足而不病。

高上林先生认为，疾病发生的根本原因是人体内的正气不足，即所谓"正气存内，邪不可干""邪之所凑，其气必虚"。人体正气的生成来源于水谷之精气，也就是李杲所强调的胃气、元气。因此，可以说正气就是胃气、元气。它的盛衰与脾胃功能的强弱有着内在的联系，脾胃功能强则正气充盛，脾胃功能弱则正气不足，而正气的强弱，又直接或间接地影响到预防和抗病能力，正如李杲所说："内伤脾胃，百病由生。"因此，先生在临床实践中处处顾及脾胃之气。他认为，治疗脾胃病首先当"以和为贵"，只有纳运协调，升降相因，燥湿相济，脾胃才能升清降浊，化生气血，保持人体正常的生命活动；脾胃不和，其功能调节失常，就会引起各种疾病。所以在治疗时，对脾胃功能低下的患者，常用小柴胡汤、小建中汤、黄芪建中汤、补中益气汤、六君子汤等加减治疗。其次应以通为用，脾胃气机升降正常，胃通则腑皆通，纳运正常，故"六腑以通为用"，在临床中对胃脘疼痛、呃逆、呕吐的患者，采用以通为补的治法，方用半夏泻心汤等加减而获效。最后，先生云"治胃不疏肝，其功不过半"，认为肝为起病之源，胃为传病之所，肝失疏泄、肝气郁结、横逆犯胃是导致胃病的主要诱因。在治疗上，肝脾（胃）同治，才能获得满意疗效，常以疏肝和胃、和肝理脾为法，方用小柴胡汤、逍遥散等加减。

另外，在治疗他脏疾病时，用药避免过于寒凉、过于滋腻，并常少佐健脾和胃之品以顾护胃气，如砂仁、厚朴、半夏、薏苡仁、山药等。临床上，凡用熟地必少佐砂仁，玄参、麦冬常配以半夏，黄连、黄芩等苦寒之剂多佐以干姜、砂仁等。顾护胃气，有利于疾病的向愈，这正是"有胃气则生，无胃气则死"。

五、提出"脏腑气机学说"

中医的"气"是构成人体和维持人体正常生命活动的活力极强的精微物质，正如《素问·宝命全形论》中载"天地合气，命之曰人"，《难经》云"气者，人之根本也"，都强调了气的重要性，概括总结来说，一是气能推动人体生长发育、脏腑、经络的功能运行，推动气血津液的生成，二是气具有温煦人体的功能，三是气具有防御作用，四是气具有固摄作用，五是气具有气化作用，六是营养作用，七是中介作用。气的这些作用虽不相同，但是相辅相成，密切协作，共同维持人体的正常生命活动。

气作为构成人体的精微物质，是不断运动的，与每个脏腑关系密切。气的升降出入称为气机，若天时地利人和，人体气机正常运行，脏腑功能生命活动则正常，若外邪六淫侵袭人体或情志内伤等，导致气机紊乱，那么脏腑功能失常，气血津液化生、转输失司，组织、器官不能得以濡养，还会产生相关的病理产物，阻滞脏腑、经络，更进一步加重病情，导致疾病变化莫测，影响人体生命健康。

裴瑞霞主任提出了"脏腑气机学说"。她认为"气"乃人之根本，人体的一切生命活动离不开气的运动，因而气机一旦紊乱，则诸多疾病便会涌现而出，正如《素问·举痛论》中曰："余知百病生于气也。"她在恩师高上林"人体失和，百病由生"的基础理论上提出，气机失和尤为致病之要。因为气与人体关系密切，与五脏息息相关，尤其是肝、脾、肾三脏。此三脏又以肝脏气机失调为重，肝为气机调节中枢，肝升肺降，一升一降，一旦升降失常，则肝病及肺，心为肝之子，肝藏血，调节血量，疏泄有度，方能推动心脏的气血运行。《素问·灵兰秘典论》中曰："肝者，将军之官。"其意在肝为五脏的首领，具有调度的作用。若肝脏气机紊乱，不能促进脾脏的功能，则容易生"脾病"。肝肾同源，肾水滋养肝木，二者相生相成，若肝气机紊乱，肝失所养，则肾脏精、气、阴、阳均会紊乱。总而言之，肝脏气机紊乱，五脏功能失常，那么血液、津液无法正常运行，不能濡养、充实人体各个组织器官，就如树根的营养不能充达树顶末梢一样，最终导致疾病的发生。

裴瑞霞主任在临证时以调畅脏腑气机为契合点，辨证精准，善用经方，药简效显，结合高上林的"和法"思想，擅长运用"调和气机"法治疗诸病，常用方不多，但大多为经方，经方配伍精当，效果明确，例如小柴胡汤、逍遥散、四逆散等，均为典型和解方剂。她认为小柴胡汤疏透、清泻结合巧妙，当疏则疏，当泄则泄，疏泄有度，可调和气机、阴阳，临床上只要辨为气机、阴阳失衡之病机的患者，均可以此方为基础方进行加减使用。这是她临床异病同治的一大特色。逍遥散作为调和肝脾代表方剂，方药简单，配伍巧妙，疏中寓养，同样在她的灵活加减中，举一反三，治疗诸多病机为肝脾不调的疾病。裴瑞霞主任临证时，注重辨证，其次辨病，最后识人，再遣方派药，往往收获奇效。

裴瑞霞主任临证时以"人体失和、百病由生"为基础理论，注重

"气机致病"理论，崇尚"火热致病"以及"阴阳失衡"的理念，结合上述理论，运用于临床实践，造福广大病患与后世学者，为本流派的学术思想荣添新生活力，为中医流派的传承发展做出了一定的贡献。

六、提出"五脏元真通畅学说"

第五代代表性传承人白小林认为人体若"五脏元真通畅"，便能健康无病。所谓的"元真"则是指构成人体的气、血、津液等生命的物质基础。五脏的元真通畅，则指肺的宣发肃降、肝的疏泄、脾胃的升清降浊、肾的封藏固摄主水纳气等生理功能正常，保证气的升、降、出、入运动正常，血如环无端地运行通畅。认为"五脏元真不畅"的病机主要在于枢机不利，疾病早、中期以少阳枢机不利，脾胃枢机不利为主。少阳枢机不利，阳气在表的升降出入受到影响，表现形式主要为少阳相火，即郁热相火；脾胃枢机不利则脾胃升降失和，肝胃功能失和，表现形式主要为湿热相火。病理过程中产生血浊、血热、血瘀兼夹为病，演变为血热相火、瘀热相火、阴虚相火，晚期以少阴枢机不利为主，表现形式主要为相火虚衰。

白小林在结合各家学说的基础上，以高上林"和法"思想为基本线，提出了"五脏元真通畅"之理论，为指导临床诊疗提供了新鲜的思路，提出五脏元真不畅的主要病机为少阳枢机不利与晚期少阴枢机不利。在临证时，白小林善从少阳、少阴二经辨证，少阳枢机不利，肝胆不利，则会影响脾胃运化功能，少阴枢机不利则影响心、肾二脏，使其气血不畅，在多年的临床摸索中，每每诊病，临证效果凸显。白小林在传承的基础上，开创了自身的学术理念，为流派的拓展、创新献出了自己的一份力量。

七、注重"治未病"思想

本流派中的各代传承人坚持崇尚"治未病"思想，尤其是高上林先生，非常重视"治未病"和疾病的生活调护，推崇医圣张仲景的"治未病"思想，如饮食上"服食节其冷热苦酸辛甘""春不食肝，夏不食心，秋不食肺，冬不食肾"。房事上"房室勿令竭乏"。若得病，"适中经络，未流传脏腑，即医治之""四肢才觉重滞，即导引、吐纳、针灸、膏摩，勿令九窍闭塞"等，通过"养""慎"来防止未病显露，进行未病先防。先生认为《伤寒论》"见肝之病，知肝传脾，当先实脾"是仲景治未病思想的经典论述，要求临床医生要以此理论为指导，树立整体观念，掌握疾病传变规律，通过治疗未病之脏而防止疾病传变。先生通过自己对《内经》《难经》《伤寒论》等中医经典著作中"治未病"理论的理解，总结出了一整套简便实用的疾病预防调护方法，如在饮食方面，主张五味均衡，不失偏颇，百病不生，要求患者早餐要吃好，午餐要吃饱，夜餐吃少或不吃。在运动方面要求结合患者体质状况，适当合理运动，切忌过量。对于不同的患者，服药时如何忌口，药在餐前服，还是在餐后吃都会详细地予以指导。先生自己也身体力行，重视养生，他多年坚持均衡饮食，步行锻炼，不吃晚餐，虽然到了耄耋之年，他依然精神矍铄、思维敏捷、乐观开朗、身体健康。工作了 63 年，直到去世前两个多月他还在出门诊。

后代传承人裴瑞霞与白小林在多年的临床实践中，也强调了"治未病"思想的重要性，认为防患于未然比亡羊补牢重要，在"不治已病治未病"重要思想的指导下，他们二人不断加强健康宣讲活动，普遍传授预防疾病的要法，积极运用流派学术思想于临床，大力推广本流派的学术核心思想。

总而言之，流派的核心思想是"以和为贵"。"和"是人与自然的和谐，是人的心态平和与内在和谐，是人对自身社会地位的认同和适应。高上林先生以"人体失和，百病由生，乃中医发病之机"和"一法之中八法备焉，八法之中百法备焉，八法皆归于和"为核心的和法思想，反映了中医学阴阳以平为期、五行生克制化有度、少阳为枢调和为顺、五脏以和为用、营卫气血以和为贵等治疗法则，所使用的药物作用大多较和缓，善用平调阴阳之品，如半夏、白芍等。先生认为，半夏生当夏半，值阴阳交替之时，故能引阳入阴，通阴阳和表里，其"燥""润"之性，全在乎用。如半夏与麦冬配伍，麦冬滋养肺阴，半夏化痰又制约麦冬之滋腻，又可助行药力，布散津液；与干姜、芩、连配伍，辛开苦降，寒热平调，使升降调，寒温平，阴阳和而痞满消。每以山药伍之，山药液浓滋润，既能润半夏之燥，又能补脾肾以敛冲。二药相伍，既协同增效以降逆，又相互制约，不燥不腻，以成佳对。先生灵活应用芍药，配伍严谨，出神入化，同是一味芍药，与解表、温里、攻下、补益、清热、行气等药物配伍，并通过剂量的变化更显其妙，如白芍配伍桑白皮清肺止咳喘；白芍配伍天花粉养阴清热止渴；白芍配伍柴胡宣泄郁热；白芍配伍川芎活血补血；芍药与桂枝配合调卫和营；芍药与五味子敛肺补阴；白芍伍以炙甘草共奏酸甘化阴、缓急止痛。先生认为：芍药乃方中之转枢，佐补益药能益阴扶正，佐养阴清热药能敛阴清热，佐补阳药使阳气外达舒畅，用于和法可达到阴阳相调，寒热相和，上下相通。正如《得配本草》所说："得一药而配数药，一药收数药之功；配数药而治数病，数病仍一药之效。"先生用药总体体现一个"平"字，力求补泻温凉之用，无所不及，务在调平元气，不失中和之为贵。扶正药物如党参、北沙参、大枣、山药、当归亦皆是草木之物，平补平调之品，较少参、附、龟、鹿贵重药品；祛邪药中既无麻黄、瓜蒂等大汗、大吐之药，亦无大黄、巴豆、甘遂等峻下、大利之品。用药平和，不用大寒大热、纯阴纯阳之品，不用大攻大补、大汗峻下之剂，用药强调避免过于寒凉，过于滋腻，并常少佐健脾和胃之品，如凡用芩连等苦寒之剂多佐砂仁、干姜；用熟地必佐砂仁；用玄参、麦冬常配半夏以助津液布散。先生常用系列方剂中，如小柴胡汤、逍遥散、四逆散、泻心汤等，皆是通过药物配伍，重视阴阳平衡、寒热并用、攻补兼施、升降结合、散中有收、表里同治等等，目的都是利用五味之偏性以调整脏腑、阴阳、气血之偏颇，达到阴平阳秘的和谐状态，其方性质平和，作用和缓，兼顾全面。

综上所述，秦晋高氏流派和法思想之魅力在于其赋予了"和"的广泛思维适应性，其和法思想不仅是一种治法，而且是一种医学思维方法。这种古朴的医学思维方法，不仅指导着医者对疾病的认识与治疗，而且熔铸了中国古代哲学等传统文化的思想内容，是自然科学与人文文化相互交融的产物。流派和法思想追求和谐之大美，充满魅力，是中华医道的本质所在，"和"法运用的灵活性，在一定程度上充分体现了中医特色，启迪我们后世学者用"和"的境界去认识中医。

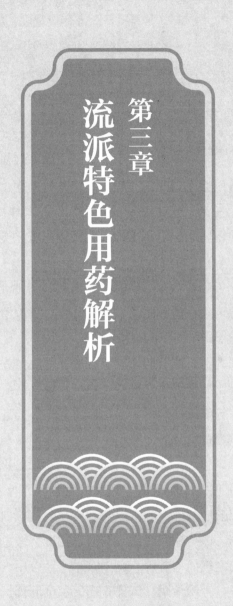

第三章
流派特色用药解析

第一节 单味药

一、柴胡

柴胡本为气分药。凡气分药能疏气解郁，以气治血，即通过调气而治血分病。因其又入足厥阴肝经，肝为血脏，故又能入血分，行血中之气，由于配伍不同，不但能驱散血中之寒，又能开散血中之郁热，使之透达外解，可知其用途之广非同一般。高上林先生作为和法大家，认为柴胡为疏肝理气第一药，指出柴胡通行十二经，其作用有升、清、疏、散等特性。先生使用柴胡，更是出神入化，随配伍之异均能发挥不同作用，其效颇佳。

1. 清肝胆热、疏调气机　柴胡和解退热，透泄半表半里之外邪，使之外解。柴胡配黄芩，清肝胆热，疏调气机。黄芩清热泻火，泄半表半里之里邪，使之内泻。二药合用一升散一清泻，升阳达表，退热和解，主治肝胆不和之证，或肝胆不利，或肝胆郁热。先生主要用以疏肝清肝、散热解郁，比如消渴病之肝胃郁热证、瘿病之肝郁化火证。多与黄芩、麦冬、丹皮等配伍使用。

2. 疏肝和解、解郁止痛　"柴胡，少阳、厥阴主药，轻清而升，苦寒而降，散表邪，除头痛，退寒热，止胁痛，和表里，调血室，明目疾，升下陷，降浊阴，性惟疏散。凡病肝郁愤闷不平者，服之最灵"。柴胡配白芍，柴胡疏肝解郁，和解退热，升举阳气，白芍养血敛阴，柔肝和血，缓急止痛。白芍酸寒收敛，养血以柔肝，缓急以止痛，柴胡清轻辛散，疏调少阳之气而理肝脾、调中宫。二药合用一辛散一酸敛，清胆疏肝，和解表里，升阳敛阴，解郁止痛，主治肝郁气滞和气血不调诸证，症见寒热往来，头晕目眩，胸胁苦满，两胁胀痛或妇人月经不调。方如逍遥散可疏肝解郁、养血健脾；柴胡疏肝散可治疗内伤肝郁、外伤跌扑之胸胁痛，或临证时辨为肝气机失调证者皆可运用，主要功效为调达肝气，解郁止痛。多与白芍、香附、枳壳等配伍使用。

3. **升阳举陷、泻热散火** 柴胡升肝胆之清阳，行气于左，柴胡配升麻，升阳举陷，泻热散火。《本草纲目》曰："升麻引阳明清气上行，柴胡引少阳清气上行，此乃禀赋素弱，元气虚馁，及劳役饥饱，生冷内伤，脾胃引经最要药也。"二药合用，升举肝胃之清阳，主治清阳下陷诸证，症见脱肛、子宫脱垂、久泻、久痢、崩漏等，治宜升阳举陷，方如补中益气汤。先生常借用方中柴胡、升麻，治疗气虚泄泻、脾虚不固之经水不调等证。

4. **疏肝解郁、理气健脾** 柴胡解郁而升，陈皮理气而降，柴胡配陈皮疏肝解郁，理气健脾。张锡纯《医学衷中参西录》云："且与陈皮并用，一升一降，而气自流通也。"二药合用，通达气机，主治肝郁脾虚诸证，症见胁肋疼痛、嗳气太息、脘腹胀满、饮食不化等，方如逍遥散。先生常运用逍遥散治疗肝郁脾虚之证。柴胡乃方中君药，主要功效为疏肝解郁，临证时常配伍郁金、川芎、陈皮、枳壳等宽胸理气、活血化瘀之品，加强疏理气机之功。

5. **升阳化湿、健脾止带** 柴胡疏肝解郁而升阳，白术补气健脾而燥湿。柴胡配白术升阳化湿，健脾止带。《傅青主女科》："大补脾胃之气，稍佐以疏肝之品，使风木不闭塞于地中，则地气自升腾于天上，脾气健而湿气消，自无白带之患矣。"二药合用，辛而升阳，苦能燥湿。主治脾虚肝郁，湿浊带下证，症见带下色白、清稀如涕，肢体倦怠者，治宜补脾疏肝，化湿止带，方如完带汤。白小林老师临证时常运用此配伍治疗脾虚湿盛之带下过多证。

6. **疏肝解郁、行气破结** 柴胡透达少阳之邪以升清，枳实破解阳明之邪以降浊，柴胡配枳实疏肝解郁，二药合用升清降浊，共奏透邪解郁，疏肝理脾之效。主治阳郁厥逆和肝脾不和证，症见手足不温，或身微热，或腹痛及胁肋胀闷，脘腹疼痛等，治宜透邪解郁，疏肝理气，方如四逆散。裴瑞霞老师认为气机失和，可致阴阳失衡，而发生寒热不调之证。病机之本在气机紊乱，故当以调畅气机为主，对于肝脾不调，气机升降失司者，常选四逆散以调和肝脾。

7. **疏散退热、止咳化痰** 柴胡配前胡疏散退热，止咳化痰，柴胡疏肝解郁而升清，偏入肝经；前胡降气化痰而主降，偏入肺经，二药合用，一升一降，一宣一散，共奏散风解表，调气止咳之效，主治外感诸证，症见鼻塞声重、咳嗽有痰等，方如败毒散。配伍黄芩、大黄等药组成柴胡饮子（《症因脉治》），治疗暴怒伤肝、肝郁化火、木火刑金的咳嗽咯血。

8. 疏肝健脾、理气消瘀　柴胡疏肝解郁，鸡内金消食健脾，柴胡配鸡内金疏肝健脾，理气消瘀。《本草经解》曰："柴胡，其主心腹肠胃中结气者，心腹肠胃，五脏六腑也，脏腑共十二经，凡十一脏皆取决于胆，柴胡轻清，升达胆气，胆气条达，则十一脏之宣化，故心腹肠胃中，凡有结气，皆能散之也。其主饮食积聚者，盖饮食入胃，散精于肝，肝之疏散，又借少阳胆为生发之主也。"白小林老师常运用此配伍治疗肝郁脾虚、食积中焦之证。

9. 补气升阳、健脾化湿　柴胡疏肝解郁，人参补气健脾，柴胡配人参补气升阳，健脾化湿。《傅青主女科》云："内虚则气必衰，气衰则不能行水，则湿停于肠胃之间，不能化精而化涎矣。夫脾本湿土，又因痰多，愈加其湿……且肥胖之妇，内肉必满，遮隔子宫，不能受精，此必然之势也。"二药合用，共奏泄水行痰，益气健脾之效，主治妇人肥胖之不孕，方如加味补中益气汤。正如傅氏所说："此方之妙，妙在提脾气而升于上，作云作雨，则水湿反利于下行。"

柴胡可以小柴胡汤和四逆散为载体治疗六经阴阳之病。而六经根于脏腑，运行气血阴阳，网络全身，通过调理六经之阴阳即可治理全身，所以有"善用柴胡一个方，就能成就一个柴胡派"的说法。临证时根据具体情况，柴胡一般用量为 6～10g。

二、北沙参

沙参有南北之分，不是和"南橘北枳"那般同根源。北沙参为伞形科植物珊瑚菜的根；南沙参为桔梗科植物杏叶沙参的根。功效上二者更是有区别：南沙参性微寒，味甘，养阴润肺、化痰止咳，祛痰作用更好；北沙参性微寒，味甘、微苦，养阴润肺、益胃生津，养阴作用更强，二者相差较大，不可混用。古代本草所载均属南沙参，至清代《本经逢原》始分为北沙参和南沙参两种，习惯认为北沙参质佳，药用以北沙参为主。

北沙参又称北条参、细条参，其形细长，质坚疏密，其味甘、微苦，性微寒。归肺、胃经。功效养阴清热，润肺化痰，益胃生津，是凉补上品。《神农本草经百种录》曰："肺主气，故肺家之药气胜者为多。但气胜之品必偏于燥，而能滋肺者，又腻滞而不清虚，惟沙参为肺家气分中理血之药，色白体轻，疏通而不燥，润泽而不滞，血阻于肺者，非此不能清也。"北沙参益气养阴的作用比较强，对气阴两虚患者常常能收到精神振作、气阴恢复的效果。故临床对肺阴虚的肺热燥咳、干咳少痰，或痨嗽久咳、咽干音哑等病证，能养肺阴而清燥热；对胃阴虚或热伤胃阴，津液不足的口渴咽干、胃脘隐痛、嘈杂干呕、舌干苔少等，有养胃阴，清胃热之功。对感冒之咳嗽，辨证为外感咳嗽，表证未解者，则不宜使用。

裴老师在长期的临床实践中善用北沙参，认为其味甘、微苦，微苦补阴，甘则补阳，补五脏之阴，临床常用量10～15g。老师认为"药贵中病"，如明·张景岳所说："治病用药，本贵精专，尤宜勇敢……但用一味为君，二三味为佐使，大剂进之，多多益善。夫用多之道何在？在乎必赖其力，而料无害者，即放胆用之。"

口干，是我们临床中很常见的前来就诊的症状之一，夜间口干亦为常见主诉，还可见咽干、唇干等表现。《景岳全书·杂证谟》："口渴口干大有不同……盖渴因火燥有余，干因津液不足。火有余者当以实热论，津液不足者当以阴虚论。"老师在临证中，十分注意询问患者欲饮与否，饮水多少，喜温喜凉，怯冷怯热，参合脉症综合分析，然后辨其在气？在血？阴亏？阳盛？是虚？是实？抽丝剥茧，分而论治。并经常告诫我们，口干症状可见于多种疾病，应联系糖尿病、干燥综合征、甲状腺功能亢进症、口腔局部病变、发热性疾病等，必须注意甄别，避免误诊漏诊。

历代医家依据糖尿病的症状进行三消辨证，渴而多饮为上消，消谷善饥为中消，渴而便数有膏为下消。其主要病机为阴津亏损，燥热偏盛，而以阴虚为本，燥热为标，两者互为因果，阴愈虚则燥热愈盛，燥热愈盛则阴愈虚。消渴病变的脏腑在肺、胃、肾，尤以肾为关键。故在此基础上明确提出了气阴两虚的病理机制，认为本病病理变化规律多始见于阴虚热盛，久致气阴两虚，或气阴两虚夹瘀，终致阴阳两虚。治宜益气养阴。北沙参小柴胡汤用于2型糖尿病是裴瑞霞老师师古不泥古，结合自身临床经验比较常用的代表方。本方由传统经方小柴胡汤化裁而来，取其和解少阳清热之功，少阳为三阳之枢，位于半表半里，是津液出入之通道、病邪进退之枢纽。邪在少阳，实则可传阳明，虚则病及太阴。北沙参小柴胡汤中柴胡疏散退热，北沙参益气养阴；麦冬、五味子增强养阴生津之力；姜半夏、玄参行气散津，生津止渴，佐以牡丹皮、白芍以达清热凉血，活血行瘀之功，甘草为使，调和诸药。纵观全方，益气养阴生津以清燥热之邪，从而有效改善气阴亏损，燥热偏盛所致口干喜饮、多食易饥、小便频多、手足心热、气短懒言、自汗盗汗等临床症状，也体现流派"和而治之"的思想，在临床中取得很好的疗效。

有人口干兼有咽干、咽喉不利，此因久话耗气伤阴，且长时间说话也会引起嗓子的不舒服，如咽痛、干咳等不适。"肺上通咽喉，开窍于鼻"，老师常用北沙参配伍麦冬、玄参、地骨皮、知母等，共奏养阴生津、润肺降火、利咽开音的功效，临床中治疗急慢性咽喉炎、干燥综合征等取得佳效。

口疮是指口腔内黏膜或舌上生出的大小不等的溃疡，俗称口疳。反复发作性口疮是临床常见顽疾，因其反复发作，患者痛苦不堪。口疮虽是口腔局部病变，但发病机制却与全身脏腑气血功能失调有关。裴老师认为口腔病变是标，脏腑功能紊乱、气血失调是本。口腔是十二经脉直接或间接达到的部位，《证治汇补》有云："心脏系舌根，脾络系舌旁，肝脉络舌本，肾液出舌端。"《医贯》云："口疮者，上焦实热，中焦虚寒，下焦阴火。"《诸病源候论·唇口病诸候》云："腑脏热盛，热乘心脾，气冲于口与舌，故令口舌生疮也。"很多患者口疮反复发作数年，伴口干，舌红少苔，辨证为肝肾阴虚，火炎于上。《景岳全书》曰："口疮，连年不愈者，此虚火也。"故以一贯煎加减清热养阴，泻肝肾之虚火。滋水养阴，以涵肝木；培土养金，以制肝木；寓疏于补，条达肝木，是一贯煎的配伍特点。方中北沙参即为养阴清热之要药。使全方补、清、疏并用，寓疏于补清之中，使补而不腻，疏而不散，以柔克刚，实为肝肾阴虚、肝气横逆、血燥气滞之良剂。

裴老师临床上还将北沙参用于治疗胃阴虚型的慢性胃炎、胃及十二指肠溃疡等。现代药理研究也证实了其有抗溃疡和抑制胃酸的作用，一般与黄连、白芍、佛手等同用。外感发热后热退，仍有口干咽干、舌红等余热未清之象，北沙参可与石斛、麦冬等相伍使用。

北沙参一般用量为 10～15g，但不宜与藜芦同用。风寒咳嗽及中寒便溏者禁用。

三、半夏

半夏首载于《神农本草经》，《礼记·月令》中载："五月半夏生。盖当夏之半也，故名。"后人将其性味、功用、归经总结为辛温，有毒，归脾、胃、肺经，具有燥湿化痰，降逆止呕，消痞散结的作用。纵观古今常用方剂，从《内经》中半夏秫米汤，到仲师大、小柴胡汤，小陷胸汤，三泻心汤，温经汤等，至后世二陈、温胆、涤痰之类，半夏用之颇广，古人用其也多有所感所悟。高上林先生在临床实践中，通过巧妙配伍，使半夏发挥多种作用。

1. **辛散布津**　半夏味辛，本身并无润燥之功，但其辛散之性可布散津液，所谓辛走气能化液，辛以润之是矣。仲景小半夏汤、小青龙汤等治水气病方剂，治内有水饮，却积聚不能疏布，而致口渴等津液不足之燥证，用半夏辛温散之，燥渴立解。但其本身并无润燥之功，何以能润？《素问·脏气法时论》云："肾苦燥，急食辛以润之，开腠理，致津液，通气也。"肾主冬水之气，冬令时节，阳气内敛，寒气当令，寒性凝滞，腠理闭合，津液运行不畅，而为"燥"象。张景岳在《类经》

中对此做了精辟的注释："肾为水脏，藏精者也，阴病者苦燥，故宜食辛以润之……其能开腠理、致津液者，以辛能通气也。水中有真气，惟辛能达之，气至水亦至，故可以润肾之燥。"故"辛以润之"，其润燥的效果是通过其行散作用而产生的，非直接生津以润。此即半夏辛能润燥的机制。

高上林先生认为半夏配以大量滋阴润燥之药，又可助行药力，布散津液，治疗胃热津伤之候，如仲景之麦门冬汤。竹叶交通心肾，心火升于上，其不过炎，必因于肾水，心肾交通，水火交融，则心火不炎，肾水不寒。正如《四圣心源》所说："火性升炎，伏之以水气，则火不过炎。"如若分崩离析，则心火独炎于上，火胜则易耗伤心阴，阴伤则燥。《本经疏证》云："半夏味辛气平，体滑性燥……生于阳长之会，成于阴生之交，故其为功，能使人身正气自阳入阴……"可出入阴阳，调和营卫，自然可交通心肾。降心火以温肾寒，启肾水以济心燥。如《内经》半夏秫米汤治不寐，则用半夏平少阴厥气，通心肾相交之道，其心火下降，肾水上承，阴阳既济，心阴得养，神宁而自寐矣。此虽非为润燥而设，却实有润燥之功。半夏辛温，可振奋脾阳，恢复脾运而布达津液，常与清热养阴之品配合，运用于热病后期，津液亏损之证。如《伤寒论》治伤寒、温病，暑病后期，余热未清，气津两伤证之竹叶石膏汤，方用石膏、竹叶清热生津，除烦止渴；人参、麦门冬益气养阴；配伍半夏除可治"气逆欲呕"外，还可借其辛温之性条达脾气，使津液得输，干可解，虚烦安。《金匮要略》麦门冬汤选用半夏配伍麦门冬、人参、甘草、大枣、粳米，用治津液干涸，"火逆上气，咽喉不利"之虚劳肺痿。然半夏毕竟为温燥之品，临床配伍运用中需与清热生津之品合用，且用量宜轻于他药，方能体现其布津之功。

纵观上述，半夏本身并非润燥之药。但对于病痰湿，水津失于输布，而见有机体失却濡润，肌肉消瘦及水津不得宣化之咽干、口燥、便秘等燥象者确有良效。其用半夏者，在于使水液重新分配，使停聚之水湿而成濡润之津。对于因热伤津者，必配以大量滋阴药物，助半夏布散津液，以成半夏润燥之功。然而半夏终有辛燥之性，临床于真阴耗损，津伤液亏而燥者，则当慎用。

2. 祛痰 半夏善祛痰，临床上用于多种痰证的治疗，除燥痰证不适宜外，其他痰证经适当配伍均可使用。

（1）祛痰止咳：半夏辛温，善入肺经，能燥湿化痰，为治痰饮咳喘要药。正如《医学启源》所载："半夏治寒痰及形寒饮冷伤肺而咳。"适用于寒痰、湿痰犯肺所致的咳喘诸证。如《伤寒论》中治疗表寒里饮之寒痰咳嗽的小青龙汤就是半夏与干姜、细辛、五味子合用，以温肺蠲饮、化痰止咳平喘。如《太平惠民和剂局方》中治疗湿痰咳嗽的二陈汤，方中以半夏与陈皮相伍，佐以茯苓、甘草，共奏燥湿化痰，理气止咳之功。但张景岳在治阴虚劳嗽的参麦汤中也配用半夏，这为一般人所不理解。半夏为燥湿化痰药，医者多认为有辛散伤阴的副作用，肺虚劳嗽者，医多忌用，张景岳认为这是医者未知半夏之性，谓："半夏之辛，与姜、桂之辛迥别，入喉则闭不能言，涂金疮则血不复出，辛中滞涩，故能疏又能敛也。又辛之敛与酸之敛不同，酸则一主于敛，辛则敛中有发散之意，尤与肺投合也。"在参麦汤中将麦冬与半夏配伍，麦冬滋养肺阴，半夏化痰又制约麦冬之滋腻，相反相成，此乃张景岳深谙《金匮要略》麦门冬汤中麦冬与半夏配伍之意义。配伍恰当，白小林老师得先贤之启发，灵活运用半夏治疗多种痰证咳嗽，配胆南星、黄芩、瓜蒌仁可治热痰咳嗽；配茯苓、枳实、天南星等治痰饮留积不散等。

（2）消痰利咽：半夏味辛而燥，能滑痰利咽。与桂枝、甘草配伍，治寒痰结于咽喉而致的"少阴病，咽中痛"。如《伤寒论》半夏散及汤，《伤寒论》中的苦酒汤以半夏为主药，配伍鸡子清，苦酒，治疗"咽中伤生疮，不能语言，声不出者"。肺胃阴虚、虚火上炎所致之"咽喉不利"，与麦门冬、人参、甘草、大枣等相伍，如《金匮要略》麦门冬汤。至于痰气交阻于咽喉，表现为"咽中如有炙脔"之梅核气，又当与厚朴、茯苓、生姜、苏叶合用，共奏散结行滞化痰之功。半夏在上述方中的配伍运用，皆取其行气涤痰、利咽消肿之功。裴瑞霞老师临证时善用半夏厚朴汤，主要用于治疗郁病或者梅核气。

（3）化痰止眩：痰饮内生，上蒙清阳，或痰饮夹肝风上扰，致人眩晕。半夏辛温而燥，功善化痰，常与白术、天麻、蔓荆子等健脾、祛风之品配伍，可治痰饮或风痰上蒙清窍之冒眩。如《医学心悟》半夏白术天麻汤，用半夏与天麻、茯苓、橘红、白术等配伍，治风痰眩晕；《金匮要略》小半夏加茯苓汤所治"眩晕"等症，亦取半夏祛痰定眩之意。白小林老师临证时善于运用此配伍治疗痰浊上蒙之头晕或头痛。

3. **降逆止呕、消痞除满** 半夏入脾、胃二经，善治脾胃虚弱，运化无力，食少便溏者，故半夏有益气健脾之功。如张山雷在《脏腑药式补正》中说："半夏和胃健脾，亦脾胃家燥湿健运之专药。"半夏其性主降，《神农本草经》谓之"下气"。《名医别录》（以下简称《别录》）说其能止"呕逆"，可知半夏具有降胃气而止呕吐之功，为临床止呕要药。各种原因的呕吐皆可随证配伍应用。半夏与姜配伍治疗寒呕，如《金匮要略》小半夏汤，主治痰饮犯胃之恶心呕吐；半夏干姜散，主治胃寒干呕，吐涎沫；另如《伤寒论》干姜人参半夏丸，与干姜、人参等配伍可治中虚胃寒呕吐；半夏与黄芩、黄连配伍，可治胃热呕吐，《金匮要略》黄芩加半夏生姜汤；与人参、大枣等配伍，可治胃虚呕吐，大半夏汤与大黄、枳实、厚朴配伍，可治阳明腑实之呕吐，如《伤寒论》大柴胡汤，而治余热未清，气津两伤，胃气上逆之"气逆欲呕"，又可与竹叶、石膏、麦门冬等相伍，清热生津，和胃止呕，如《伤寒论》竹叶石膏汤。流派常用治疗中焦脾胃不和且含有半夏的方剂有半夏泻心汤、小柴胡汤、二陈汤、小半夏汤等。

4. **调阴阳以安神** 半夏有安神之功。《灵枢》中的半夏秫米汤，用其与秫米相伍，治痰浊内阻，胃气不和，夜不安卧之失眠。胆为清净之府，性喜宁谧而恶烦忧，若情志不遂，胆失疏泄，气郁生痰，痰浊内扰，胆胃不和，则胆怯易惊，虚烦不眠，夜多异梦，惊悸不安。对此胆热犯胃，虚烦不寐者，可用半夏与竹茹、枳实、陈皮等配伍，以求胃和胆舒，痰除寐安。方如《备急千金要方》之温胆汤。若痰浊壅塞胸中，气机阻滞，见胸痛及背，喘息不能安卧者，又可与瓜蒌、薤白相配，以宣痹通窍，豁痰利气，使痹除气畅痰行，阴阳相通而卧安。方如《金匮要略》之瓜蒌薤白半夏汤。"阴平阳秘，精神乃治"，若阴阳违和，二气不交，则阴阳不通而卧不安。医家吴瑭亦善用半夏调阴阳以安神，制方有半夏汤。胃不和则卧不安，本品能燥湿和胃，故可治失眠。如《冷庐医话》引《医学秘旨》中用半夏与夏枯草各3钱治阴阳相离之失眠，旨在于使半夏得阴而生，夏枯草得阳而长，阴阳相合，精神乃和而寐安。白小林老师运用逍遥散治疗失眠，常配伍半夏使用。

5. **通痹止痛** 痰湿阻滞，不通则痛。半夏能燥湿和胃，宣痹通阳。若痰浊壅塞胸中，气机阻滞，见胸痛及背，喘息不能安卧者，又可与瓜蒌、薤白相配，以宣痹通窍，豁痰利气，使痹除气畅痰行，阴阳相通而卧安。半夏辛开温散，能化痰散结，通达气机，使气血调畅而疼痛自止。正如《别录》说其能"消心腹胸中膈痰热满结，心下急痛"。《金匮要略》瓜蒌薤白半夏汤，用半夏助瓜蒌实、薤白、白酒通阳散结，祛痰宽胸之力，治胸中满痛彻背，背痛彻胸之胸痹证。裴老师临证时常运用此方治疗痰瘀互结之胸痹病。

6. **润肠通便** 半夏味辛，本体涎滑，滑而能润，辛而能散，可通大便、泄小便。用于中寒内盛，阳气不运，冷积便秘，四肢不温者，可与硫黄合用，以温通寒凝，如《太平惠民和剂局方》治老人虚秘之半硫丸。

高上林先生指出半夏之用，关键之处在于其能引阳入阴，主要功用可以用散、下、润、和四字概之。其一，半夏味辛善行，散而开郁结化饮邪，亦能散血而治破伤跌仆。古人记载其可以"救暴卒"，言"凡遇五绝之病，用半夏末（此指生半夏）吹入鼻中即治"（五绝即缢死、溺死、压死、魇死、产死）。其二，半夏下气而为止呕要药。尤善治气逆之由水气相激者。其下气的特点是可以使气不自中焦而上，这与杏仁、旋覆花等的降肺气，即降上焦之气不同。其三，半夏之润乃由其体滑而味辛，时珍谓其涎滑能润，辛温能散亦能润，故能行脾湿而通大便，利窍而泻小便。《内经》言："肾苦燥，急食辛以润之。"成无己云："半夏辛而散，行水气而润肾燥，《和剂局方》用半硫丸治老人虚秘，皆取其滑润也。"这里的半硫丸即硫黄与半夏等分，生姜糊丸。王好古亦云："半夏疏脾湿而润肾燥。"

古书言辛能化液，半夏的"润肾燥"体现在两个方面：一是，脾易留湿，湿困中焦，水入即被遏成邪，不得化生阴津精血。先天肾精不得后天所补，故成此所谓之肾燥。半夏引阳入阴，阳入阴而化之散之，气得行，水得利且为人身之用，肾燥得解。二是，肾藏一身元阴元阳，阴阳互根互用，阳得阴精之充盛而有所依附，阴得阳气之温煦而不滞不泥。半夏辛温助阳，使肾阴化生有源有力，故曰润肾燥。仲景方中半夏多用半升，折算当时标准为五两，即现今之15g，其中必有道理。正像王好古所言，半夏乃疏脾湿，其以治湿见长，但并非源其性燥，而是以疏为用。脾苦湿，必得味辛气温以为之燥，此燥乃指湿去则土燥，即脾的生理之燥，而非半夏之性燥也。至于古人谓"阴虚劳损"不宜用，是因其人本非湿热之邪，而用利窍行湿之药，重竭其津液，成无己谓此乃"医之罪也，岂药之咎哉？"也正因为如此，朱震亨以其滋阴大家尚言："二陈汤能使大便润而小便长也。"最后，半夏之和，既可助柴胡和阴阳以调寒热，又可和胃健中，且大小半夏汤以配伍之功使和之轻重有所不同。《本经疏证》妙言："小半夏汤是耕耘顽矿而疏通之，使生气得裕；大半夏汤是沃润不毛而肥饶之，使生气得种。"半夏乃足太阴脾、足阳明胃、足少阳胆经之要药。少阳枢机不利，半夏为柴胡之使以和解少阳，且小柴胡汤中取柴胡由阴而达阳，半夏由阳而化阴，可以说是绝妙之配伍。大小半夏汤同主呕而谷不得下，小半夏之胃反呕吐，是饮停胃逆，可见胃犹有权；而大半夏汤之朝食暮吐、暮食朝吐，宿谷不化，胃几近无权，故小半夏汤用一升半夏八两生姜，而大半夏汤则用二升半夏加人参三两、白蜜一升。药之轻重分明，和之力量亦迥然有别。在上述四点当中，散、下之力为众人熟而惯用，而润、和二功今人则未能尽用之。深而究之，此四性关键可为一"和"字可统。

盖人之生为阴平阳秘，协调为用，人之病必有阴阳不和。半夏二月生苗，长于夏之半，得一阴之气而枯，即生于阳，成于阴；其气化于阳盛之候，遇一阴初生，以阳之极而归阴，故能引阳入阴，且更可使人身正气自阳入阴，能不使人身邪气自阳入阴。《灵枢》曰："阳气满……不得入于阴则阴气虚，故目不瞑矣。""饮以半夏汤一剂，阴阳已通，其卧立至。"这就是使人身正气自阳入阴的例子，其中的半夏汤即半夏秫米汤。伤寒寒热心下坚、胸胀咳逆为阴阳不和；头为诸阳之会，阳为阴格则眩；咽喉为群阴之交，阴为阳搏则肿痛；肠鸣者阴已降而不得入；气逆者阳方升而不得降；汗出者，阳加于阴，阴不与阳和。半夏功在使阴不拒阳，阳能入阴。故《本经疏证》云："半夏非能散也，阴不格阳，阳和而气布矣；半夏非能降也，阳能入阴，阴和而饮不停矣。"此处的"非"并不是否定，而是将其散与降的机制用人体阴阳变化加以阐明。

关于半夏的禁忌，古人概括为三，即血家、渴家、汗家。又仲景方中可见，虽云若渴者去半夏、心中烦者去半夏，但从整个组方来看，这并不是绝对的。基本上是半夏合于温燥队中见烦则不用，见渴则不用，如小青龙汤；而合于清润队中偏为烦渴之良剂，如竹叶石膏汤、麦门冬汤，二方原文中虽未说有烦渴，但从其用了大量凉润生津除烦药物可以推知。另外，《别录》言半夏可堕胎，但《金匮要略》中有干姜人参半夏丸治妊娠恶阻，其中的道理，应该就是《内经》中所言"有故无殒，亦无殒也"。

半夏一般临床用量为 6~10g，多用经过炮制的姜半夏、清半夏、法半夏，而极少用生半夏。其性温燥，故阴虚燥咳、血证、热痰等慎用。

四、白芍

《神农本草经》曰："芍药……味苦，平……主邪气腹痛，除血痹，破坚积，寒热疝瘕，止痛，利小便，益气。"现代方书多记载白芍有养血柔肝、缓急止痛、敛阴止汗之功效，高上林先生秉承仲景之旨，临床最善用白芍，认为芍药乃方中之转枢。芍药佐补益药能益阴扶正，佐养阴清热药能敛阴清热，佐补阳药使阳气外达舒畅，从而阴阳相调，寒热得和，上下得通，根据临床配伍不同而更显其妙，正如《得配本草》所说："得一药而配数药，一药收数药之功；配数药而治数病，数病仍一药之效。"

高上林先生在其和法思想中，对于白芍的应用可谓至灵至妙，主要体现在如下方面。

1. 调和营卫　芍药配伍桂枝，具有调卫和营的作用。如桂枝汤，主治外感风寒的表虚证，阳浮而阴弱，出现汗自出等症，其中芍药配伍桂枝，用芍药为臣，取其敛阴和营、配合桂枝以解肌腠之邪，是于发汗中寓敛汗之功，芍药与桂枝配合相得益彰，有营中调卫之功。

2. 阴阳相补、阴阳相济　芍药配伍附子，具有阴阳相补、调卫和营的作用。如芍药甘草附子汤、桂枝加附子汤主治太阳病汗后阴阳俱虚。"发汗病不解，反恶寒者，虚故也，芍药甘草附子汤主之。"（《伤寒论》第68条）"太阳病，发汗，遂漏不止，其人恶风，小便难，四肢微急，难以屈伸者，桂枝加附子汤主之。"（《伤寒论》第20条）以上两条，相同点是虚，乃阴阳俱虚，故用附子温经补阳，芍药补阴，达到扶阳、固表补阴的作用。阴阳相济："少阴病得之一二日，口中和，其背恶寒者，当灸之，附子汤主之。"（《伤寒论》第304条）"少阴病，身体痛，手足寒，骨节痛，脉沉者，附子汤主之。"（《伤寒论》第305条）先生用附子温经扶阳益气，加芍药敛阴益阴，使阴阳相济，不致阳复而阴伤。真武汤中亦用芍药制约附子之辛燥，并能护阴，这亦是阴阳相济之妙。

3. 缓中补虚、温养心脾　芍药配伍饴糖，具有缓中补虚、温养心脾的作用。如小建中汤，主治里虚伤寒心悸而烦证。方中饴糖甘温质润，滋养心脾，温中而缓急止痛，白芍和阴，缓急止痛，二药配伍，使全方达到外固营卫，内益气血，安内以攘外，表里兼顾之妙。且方中白芍配饴糖酸甘化阴，柔肝益脾和营；桂枝配饴糖辛甘养阳，益气温中缓急，实现温中补虚、柔肝益脾和营之效。

4. 疏肝敛肝、促阳外达　芍药佐柴胡，具有疏肝敛肝、促阳外达的作用。如四逆散主治少阴病之四逆证，"少阴病，四逆，其人或咳，或悸，或小便不利，或腹中痛，或泄利下重者，四逆散主之。"（《伤寒论》第318条）少阴病之四逆证属虚寒，而本条既非寒凝，亦非热厥，乃阳郁于里，不能充达于四肢，如《医宗金鉴》云："既无可温之寒，又无可下之热，惟宜疏畅其阳，则厥可愈。故用芍药佐柴胡疏肝，合枳实之理气，加甘草之缓急，使肝舒气畅，阳气得畅，里急得缓，其病乃去。"

5. **益气养阴** 芍药配伍人参，具有益气养阴的作用。如桂枝加芍药生姜各一两人参三两新加汤。"发汗后，身疼痛，脉沉迟者，桂枝加芍药生姜各一两人参三两新加汤主之。"（《伤寒论》第62条）发汗后身疼痛，脉见沉迟，沉为在里，迟为血不足，身疼痛乃血少失其濡养，故重用芍药营阴血，人参益气，使之营气两充而血足，身痛得缓。

6. **清肺止咳喘** 白芍配伍桑白皮，具有清肺止咳喘的作用。五行之中，肝属木，肺为金，肺金克制肝木而不使其太过。若情志不遂或肺金本虚致木旺金虚，金不制木，则显反克之象。肝郁气结，气郁化火，木旺侮金，肺气上逆致咳、喘、痰等，治当抑强扶弱、制肝木以清肺金。白芍性寒，补肝之体，泻肝之用，养血敛阴，凉血和营，制肝木以清肺金，能治木火刑金之证。《本草纲目》中记载："桑白皮……肺中有水气及肺火有余者，宜之。"可助白芍泻肺中伏火而清肺金。肺金清，则气机宣肃调畅，而咳、喘、痰等皆可除。

7. **健脾和胃消食** 白芍配伍神曲，具有健脾和胃消食的作用。纳差之证虚者多责之于脾，而实者则多责之于肝胃。《血证论·脏腑病机论》曰："木之性主疏泄，食气入胃，全赖肝木之气以疏泄之，而水谷乃化。"脾主运化，以升清为责；胃为"水谷之海"，主受纳和腐熟水谷，以降为顺，以通为和；肝主疏泄，调节气机，脾胃的运化受纳有赖于肝的疏泄。若肝气郁结不得疏泄，乘脾犯胃；或因肝气郁结，日久化热，邪热犯胃，则脾胃气机升降失调，腐熟运化失职，症见饮食不化、胃纳失司、纳食减少，故治宜抑肝扶脾、和胃消食，以达肝气疏脾胃健之效。白芍之酸苦泻肝，可安脾肺，收胃气，理中气；神曲性味苦温，可和胃消食，理气化湿，有理膈调胃健脾之功，因其性味有耗阴助火之偏，所以脾阴不足、胃火盛者慎用，而白芍伍之则无耗阴伤血之弊。二药相伍，相辅为用，共奏疏肝健脾、和胃消食之效。

8. **养阴清热止渴** 白芍配伍天花粉，具有养阴清热止渴的作用。

津液的正常输布有赖于肝气的调节，肝疏泄功能有助于津液的输布。若肝气郁结，气机阻滞，气滞则水停，津不上承而致口渴；此外，肝气郁结，郁而化火，所谓"气有余便是火"，火热伤津则出现口渴；肝木过旺而克脾胃之土，脾胃失运，津液不升；脾胃之土被克，无以培养肺金，无力制肝，木火刑金，肺金受侮，津液被劫灼耗，肺津不布，故见口渴欲饮，治宜养阴清火、生津而止渴。白芍可平肝气，既养肝之阴血，又清肝热，以济生津液之源，脾胃健运，水道通调，津液上承，口渴可愈；天花粉具有清热泻火、生津止渴之功效，与滋阴之白芍配合使用，以达到标本兼治的目的，共奏养阴清热、生津止渴之效。

芍药配伍黄芩，主治少阳胆热之证。如黄芩汤、黄芩加半夏生姜汤。此乃太阳少阳合病，而少阳证偏重，热邪陷入于少阳，内迫于里而下利，故用黄芩清热，下利易伤脾胃之阴，故用芍药敛阴，芍药佐黄芩具有敛阴清热作用。

9. 缓急解痉　白芍配伍甘草，具有缓急解痉的作用。主治两脚挛急不能伸，如芍药甘草汤，方中芍药直走阴血，柔肝舒筋；炙甘草和阴甘润缓急，二药和用，酸甘化阴，阴液恢复，筋脉得养，则其脚挛急即伸。芍药与甘草合用起着很强的解痉止痛作用。此外，桂枝加葛根汤及葛根汤中的芍药可配合葛根解经输之邪、解痉，故项背强几几得解。如大柴胡汤证，此乃少阳病又兼阳明里实证，故方中柴胡和解少阳，加大黄通阳明里热，芍药调脾胃，和中，缓急止痛。

10. 敛肺补阴　白芍佐五味子，具有敛肺补阴的作用。如小青龙汤，方中芍药虽不能直接平喘，但与五味子合用能敛肺阴，肺气得敛，咳喘得缓，佐麻黄、细辛平喘，使麻黄、细辛平喘之力得以增强。主治表证不解，内有水气。

11. 宣泄郁热　白芍配伍银柴胡宣泄郁热。肝主疏泄具有疏畅条达、调理气机、行血的作用。若肝失疏泄，肝气不能条达，气机升降出入失常，郁而化火，肝经郁火使阴阳、气血和脏腑功能失调。"肝为五脏之贼，百病之源"，气郁化火本在肝，但与五脏相关，肺主降而肝主升，肝火犯肺，则肺失清肃；横逆犯脾胃，则可致胃失和降，脾失健运，升降失常。肝藏血，肾藏精，肝肾同源，若气郁化火日久，必损及肾阴，下焦虚衰，肾气不固；肝心母子相关，相互滋生，心肝配合方能气血畅达，肝经郁火可致心主血脉、主神明之功能失调。故气郁化火可以影响五脏六腑，病涉四肢百骸、五官九窍。白芍苦酸微寒，平肝敛营，可治脏腑壅气、时疾骨热，强五脏，具有退热、除烦、益气之功；银柴胡性甘，微寒，归肝、胃经，具有甘寒益阴、清热凉血、清虚热、除疳热之功，与白芍配伍，以疏肝理气而宣泄郁热，标本兼治。

12. **活血补血** 白芍配伍川芎，具有活血补血的作用。血由水谷精微化生而成，有濡养之功。肝藏血，心行血。人动则血运于诸经，人静则血归于肝。肝脏具有贮藏血液和调节血量的功能。五脏功能的协调发挥，均依赖血的濡养，肝之功能正常，血的功能也随之协调冲和。故有"治血先治肝"之说。白芍苦酸微寒，功能平肝养血，不仅治血虚，且能行营气，主通顺血脉、散恶血、逐贼血；川芎辛温走窜，能升能降，走而不守，上至颠顶，下行血海，旁达四肢，外彻皮毛，功能行气活血。血行则血生，血盈促血行，二药相伍，养血敛阴不致血滞，行血活血又不动血劫阴，补偏救弊，相反相成，共奏补血活血之效，可用于血虚致瘀之证。

13. **养心安神** 白芍配伍百合，具有养心安神的作用。心为君主之官，其藏神明而赖心血濡养。肝主疏泄，调节情志。而神本于血而动于气，若心血失养，或火扰心神，可致神不守舍而心神不宁，轻则出现心烦、失眠、心悸、怔忡，重则扰动神明出现谵语、癫狂等证候。情志不畅、肝气郁结而化火；郁火内扰心神，或郁火劫伤营阴，心血失养而心火独亢，或木火刑金，灼津为痰，痰热上扰，蒙蔽清窍，均可致心神不安。《素问·至真要大论》曰："诸躁狂越，皆属于火。"心神被扰，症可见眩晕、不寐、郁证、癫狂等，故治以清肝泻火、养心安神为首要。白芍其苦酸微寒，敛肺而凉血，制肝以安神；心主血，凉血故补心，酸收而守其液也。百合味微甘淡，气平功缓，以其甘缓，故能补益气血，润肺除嗽，定魄安心，逐惊止悸。专入心、肺二经，功能清心肺之余热，敛气养心，安神定魄。白芍泻肝木之火，敛阴养血，以绝郁火之源，心神有其所濡，伍以百合，以增清心肺之余热，而达养心安神之效。

14. **调胃护脾阴** 芍药配伍麻子仁、杏仁、蜂蜜，具有调胃护脾阴的作用。主治胃强而脾弱之脾约证，如麻子仁丸。清代名医程郊倩指出："脾约者，脾阴外渗，无液以滋，脾家先自干槁，何能以余阴荫肠胃，所以胃火亢盛而肠枯，大肠坚而粪粒小也，麻仁丸宽肠润燥，以软其坚，欲使脾阴从内转耳。"麻仁丸中的芍药能补脾阴，使脾阴得复，得以余阴荫泽肠胃，脾胃相和，则津液能输布全身，芍药更能协调下药通便，大便得通，脾约证乃愈。太阴病篇芍药能理脾护阴，太阴病的桂枝加大黄汤，兼阳明里实，芍药与大黄同用也是脾胃兼治之法。"本太阳病，医反下之，因尔腹满时痛者，属太阴也，桂枝加芍药汤主之。大实痛者，桂枝加大黄汤主之。"（《伤寒论》第279条）太阳病误下致腹满痛有两种变证，有气血郁滞而不行者，有水谷积滞不去者，前方是治气血郁滞不行，其中用芍药益气和营，疏肝理气，使肝气通畅，气血通调；桂枝调和营卫而病愈。后者乃水谷积滞不去而成里实已转阳明，故加大黄消积滞清内热，芍药则能护脾阴。

总之，先生活用仲景之法，应用芍药，配伍严谨，出神入化，同是一味芍药，与解表、温里、攻下、补益、清热、行气等药物配伍，并通过剂量的变化分别收到多种临床功效。

白芍一般临床用量为 10～30g，阳衰虚寒之证不宜使用。

五、白术

白术首载于《神农本草经》，在论述其功用时，只言术，无苍、白之分。陶弘景最早指出术有白术、苍术2种，白术炮制始于唐《千金方》。处方用名：白术、於术、於潜术、炒白术、焦白术、麸炒白术。苦、甘、温，归脾、胃经，具有健脾益气，燥湿利水，止汗等功效。生白术利脾湿，炒白术补脾气。现代药理研究白术有增强脾胃功能、调节胃肠运动、调节糖脂代谢紊乱、利尿、调节免疫系统功能、抗菌、抗炎等作用。生白术含挥发油较多，可用于燥湿。炒制品则可用其内酯类或其他成分，达到和胃或消导等治疗作用。白术生品与炒制品对小肠运动的影响有着显著差异，生品比炒制品更能促进小肠蠕动，白术经炮制后挥发油含量明显降低，促进小肠蠕动作用减弱，白术内酯含量明显升高，抑制小肠蠕动作用增强。故临床中裴老师常用生炒白术的不同剂量达到通便与止泻的作用。

近年来对白术的化学成分、药理活性、临床应用等方面的研究不断深入，发现白术化学成分包括挥发性化合物、内酯类、多糖类、黄酮类、苷类、三萜类、香豆素类和植物甾醇类化合物以及氨基酸和微量元素。其药效成分的研究多集中在内酯类、挥发性成分及多糖类，药理作用主要涉及胃肠道系统、免疫系统及泌尿系统，具有抗衰老、增强免疫、抗肿瘤、抗炎、调节胃肠功能、调节水盐代谢等，对糖尿病也有良好作用。白术是裴老师治疗糖尿病常用、喜用中药之一。

临床上糖尿病属于中医学"消渴"范畴，糖尿病性腹泻属于中医学"泄泻"范畴，糖尿病性便秘属于中医学"便秘"范畴。与感受外邪、饮食不节、内邪炽盛等所致的泄泻或便秘有所不同。本病多为久病损伤脾胃，脾气虚弱，运化功能失调，湿盛则泻，故见泄泻；脾气虚弱，不能升清降浊，气血津液虚少，肠道推动无力或肠道失于润泽，传导失司，故见便秘；或脾虚湿盛与气血津液不足同时存在，表现为泄泻与便秘交替出现。《景岳全书·泄泻》："泄泻之本，无不由于脾胃。"中医学对糖尿病性腹泻的认识多为脾虚湿盛，糖尿病性便秘则以脾虚肠弱为主。总之，糖尿病性胃肠功能紊乱的病机以脾胃虚弱为本，湿盛或气血津液不足为标。白术有健脾、益气、燥湿之功，临床中裴老师应用炒白术治疗本病，配伍芡实、薏苡仁、山药等治疗糖尿病性胃肠功能紊乱取得较好疗效。

除了单纯糖尿病，裴老师在治疗慢性代谢性疾病中也经常应用参苓白术散加减方，如治疗肥胖型 2 型糖尿病脾虚湿困证患者，发现其空腹血糖、餐后血糖均有明显降低，对减重有良好作用。此外，七味白术散补脾胃之气、滋脾胃肾阴，配伍当归、川芎之补气活血、通络化瘀功效，可调节机体阴阳平衡，使气血通畅，逐渐恢复人体各项功能。临床观察其对 2 型糖尿病患者的影响，能有效降低患者血糖水平，并改善血脂水平及胰岛素抵抗。若单纯服用降糖药物容易出现胰岛素抵抗、高胰岛素血症、腹泻、恶心呕吐等不良反应。裴老师临床上还将白术及其复方联合西药降糖药治疗糖尿病，可发挥中西医治疗的互补优势，进一步可调节血糖、空腹胰岛素、糖化血红蛋白及胰岛素抵抗指数等指标，效果明显，且不良反应少。胰岛素能降血糖及降低因肥胖引起的胰岛素抵抗，但易引起糖尿病患者低血糖，可利用中医药的辨证论治和整体观优势，弥补胰岛素的不足。

白术一般用量为 15～30g，阴虚内热、津液亏耗者慎服；内有实邪壅滞者禁服。

六、党参

党参是《中华人民共和国药典》（简称《中国药典》）收录的草药，为桔梗科植物党参、素花党参或川党参等的干燥根。党参味甘，性平，归脾、肺经，功善补脾肺气，补血生津。先贤多用于治疗肺脾气虚证、气血两亏证、气津两亏证。裴瑞霞老师认为党参味甘，性平，善补肺脾之气却不燥热伤中，兼能生血生津，乃气血津液兼顾之品，功效全面，故用之治疗诸多病症。

1. 补肺健脾 《本草从新》："补中益气，和脾胃，除烦渴，中气微虚，用以调补，甚为平安。"《本草纲目拾遗》"治肺虚，益肺气"，主要用于脾肺气虚，食少倦怠，咳嗽虚喘等，但表证未解而中满邪实的不能用。裴老师认为该品功效与人参相似，药力较之薄弱，故治疗一般虚证时，往往以之代替人参使用。本品长于补肺健脾，性平，补而不滞，多与茯苓、白术、甘草等配伍使用。对于肺气亏虚者，党参配黄芪以补益肺气。《本经逢原》："清肺。上党人参，虽无甘温峻补之功，却有甘平清肺之力，亦不似沙参之性寒专泄肺气也。"描述了党参性平，不致伤及肺气。对于气虚感冒，本品可与解表药物配伍使用以扶正祛邪，使攻邪而不伤正。总之，其尤可贵者，则健脾运而不燥，滋胃阴而不湿，润肺而不犯寒凉，养血而不偏滋腻，鼓舞清阳，振动中气，而无刚燥之弊。

2. 补气生血 《瑞竹堂经验方》中记载八珍汤可治气血两虚证。适用于面色苍白或萎黄，头晕目眩，四肢倦怠，气短懒言，心悸怔忡，饮食减少，舌淡苔薄白，脉细弱或虚大无力之气血不足之证。又如《科学的民间药草》中载"补血剂"，故而多用于治疗气血双亏证。裴老师认为气乃人体根本，辨证多以"气机"为辨，一旦气机紊乱，血脉虚弱或不畅，致气血津液匮乏，无以濡养脏腑、经络，易发为多病，如心悸、不寐、妇女崩漏、月经不调等，多与当归、黄芪、熟地黄配伍使用，气血双补，增强其补气生血功效。

3. 补气生津 本品可用于气津两亏证，裴老师常运用于治疗消渴病、瘿病等病症。对于消渴日久者，燥热伤及胃阴，日久耗损脾气，致气阴两虚之内热消渴，故治疗当以益气养阴，生津止渴，方选小柴胡汤合生脉散，以党参替换人参，方中党参长于补气生津，麦冬功善养胃生津，五味子可敛阴生津，三药合用，共奏益气养阴、生津止渴之效。裴老师在辨治甲状腺功能亢进症时，认为甲亢初期多为气津两虚证。甲亢是高代谢疾病，易耗气伤阴，表现为心慌、汗出，手抖、乏力之气阴两虚证，治疗多以益气养阴为主，遣方派药与治疗气阴两虚消渴病思路大同小异，充分体现裴老师异病同治的特色。

党参一般用量为 10~15g，实证、热证禁服；正虚邪实证，不宜单独应用，不宜与黎芦同用。

七、地黄

地黄来源于玄参科植物地黄的新鲜或干燥块根。秋季采挖，除去芦头、须根及泥沙，缓缓烘焙至约八成干称生地黄。取净生地黄，照蒸法蒸至黑润，取出，晒至约八成干时，切厚片或块，干燥，即得熟地黄。

最早出现于《神农本草经》，"主折跌绝筋，伤中。逐血痹，填骨髓，长肌肉"。《别录》："主男子五劳七伤，女子伤中胞漏下血。"生地黄味甘性寒，归心、肝、肺经；熟地黄味甘性微温，归肝、肾经。因其性味归经不同，故功能主治不同，生地黄清热凉血、养阴生津，用于热病舌绛烦渴，阴虚内热，骨蒸劳热，内热消渴，吐血，衄血，发斑发疹；熟地黄滋阴补血、益精填髓，用于肝肾阴虚，腰膝酸软，骨蒸潮热，盗汗遗精，内热消渴，血虚萎黄，心悸怔忡，月经不调，崩漏下血，眩晕，耳鸣，须发早白等。现代药理学研究证明，地黄具有降血糖、止血、抗弥散性血管内凝血、抗炎免疫、抗肝损害、抗真菌及调节内分泌等诸多作用，是中医临床的常用药物。裴老师临床常用地黄，根据不同功效选择配伍不同，现将裴老师对地黄临床使用总结如下：

（一）生地黄配伍应用

1. **生地黄配熟地黄** 生地黄性凉而不寒，善于滋阴凉血，养阴生津，生血脉，益精髓，聪耳明目；熟地黄补血生津，滋肾养肝。二药相配，相互促进，其功益彰，共奏滋阴补肾，益精填髓，补血生血，养阴凉血，清热退蒸之功。凡肝肾素虚、阴血不足之经闭、月经过少、不孕症等皆可选用。主治热性病之伤阴，低热不退诸症；阴虚血亏，骨蒸潮热等症；肝肾不足，精血亏少，以致眩晕、心悸、失眠、月经不调、月经稀发，或崩漏等症；糖尿病表现为中消、下消者。生地黄、熟地黄伍用，出自《景岳全书》二黄散。生地黄、熟地黄各等份，研为细末，每服10g。治胎漏下血，或内热，或头痛头晕，或烦躁作渴，或胁肋胀痛等症。

2. **生地黄配芍药** 生地黄清热凉血，养阴滋液，阴火自息；白芍生用，养阴柔肝，配生地清营凉血止血。另外，对阴虚有热，耗伤津液诸证也可应用。治疗营血炽盛，见发斑、吐血、舌绛、唇焦等，亦可生地配赤芍，因赤芍凉血散血，既能增强清营凉血作用，又防止生地寒凉滋腻太过而引起瘀血停滞之弊。

3. **生地黄配白茅根** 生地黄色黑，味厚气薄，善走血分，功专滋阴凉血，生血益精；白茅根具有透发之性，亦走血分，以清血分之热，而托毒退热。二药伍用，清热凉血，托毒退热的功效增强，治疗热邪入营，身热不退、舌绛，或发斑疹、血热妄行之吐衄。

4. **生地黄配生姜** 生地滋阴养血，然其性寒，恐有留瘀之患，故又佐以性温之生姜，防其偏颇之害。二药相合，温而不热，凉而不寒，有相反相成之妙。治疗室女经脉虚冷，月水来腹痛。

5. **生地配麦冬、玄参** 生地黄甘苦寒，生用则滑利流通，凉血透阴。《本经逢原》曰："因热邪闭结，而舌干焦黑，大小便秘，不胜攻下者，用此于清热药中，通其秘结最佳，以其有润燥之功，而无滋腻之患也。伍玄参、麦冬养阴增液，治阳明热结，数日不大便者。"

6. **生地黄配牡丹皮** 生地黄与牡丹皮均是清热凉血、活血化瘀之品，生地黄甘寒质润多汁，清热凉血又可养阴；牡丹皮善于清透阴分伏热。两者配伍相须为用，可清热养阴，凉血活血。

7. **生地黄配茯苓** 生地黄与茯苓配伍可养心、清心、安神，茯苓淡渗利水。两药合用，茯苓渗湿利水与生地黄养阴生津一清一利，清利而不伤阴血，常用于实火，或相火炽盛，或热迫血行等证。

8. **生地黄配伍止血药** 裴老师在临床中亦配伍止血药，主要是取其养血、凉血、活血之功以治出血病证。生地黄借养血、凉血、活血多重调理血分之功可治疗血虚出血、血热出血和血瘀出血等多种出血，配伍止血药可标本兼顾。血热出血可选配地榆、侧柏叶、大蓟，慢性出血或出血较缓和，可重用生地黄偏于治本；急性出血则反之，重用止血药偏于治标，或同时重用生地黄和止血药标本兼治。治疗月经出血不止，自拟崩漏方加减（生地黄、麦冬、地骨皮、升麻、白芍、枳壳），出血期加用茜草、地榆炭、芡实，一般服用 1～3 天即可停止出血。

裴老师在临床治疗中配伍多样化，治阴虚内热，潮热骨蒸，可配知母、地骨皮等；治疗津伤口渴，内热消渴，肠燥便秘可配麦冬、玄参等；治热病伤阴，烦渴多饮，常配麦冬、沙参、玉竹等；治阴虚内热消渴，配山药、黄芪、山茱萸等；血虚生风化热，本品养血育阴，潜镇肝木，常与防风、桂枝、甘草同用；以生地黄为主配伍连翘、黄芩、麦冬、玄参，对身热、咽痛、急性咽喉炎的患者，服用后多在3天内退热，咽痛好转。

生地黄一般临床常用量10～20g。脾虚泄泻、胃寒食少、胸膈有痰者慎服。

（二）熟地黄配伍与应用

1. **熟地黄配当归**　二者是较为常用的配伍结构，功善滋阴补血，益肾平喘。熟地黄甘而微温，味厚气薄，功能补血滋阴疗虚损，益精填髓养肝肾，纳气；当归辛甘性温，补虚而养血，为血中气药，功能补血活血，调经止痛，又主咳逆上气。二药伍用，一走一守，为补血活血、调理冲任必用之品，增强了滋阴补血，益肾平喘之功效。当归能避免熟地黄过于滋腻。发挥活血功效时，可同时配伍川芎、红花等药；发挥滋补功效时，可同时配伍白芍等药。主治妇女久咳、久喘而阴亏血虚者；妇女月经不调、崩漏等；心悸、失眠、眩晕证属精亏血虚者。

2. **熟地黄配白芍**　熟地黄滋阴补血，白芍敛阴养血，二药配伍长于养阴补血、肝肾并补。凡肝肾阴虚所致的经行后期、月经量少、闭经、不孕症等皆为必用之品。

3. **熟地黄配山茱萸**　熟地黄甘温，滋补肝肾，益血养精，为"延龄之妙味"，大补肾中元气；山茱萸温肾涩精，补益肝肾，收敛元气，振作精神，固涩滑脱，乃"益阴之圣药"。熟地黄以补为主，山茱萸以敛为要，二药伍用，一补一敛，有滋肾养阴，固涩精气的作用，为六味地黄丸及其化裁方的主要搭配药，主治糖尿病，久病虚弱诸症。古籍有载："熟地黄得山茱萸则其功始大，山茱萸得熟地黄则其益始弘，盖两相须而两相济者也。有此两品则生精，无此两品则不能生精而人死，山茱萸关人之生死，熟地黄洵夺命之神品。"

4. **熟地黄配山药**　熟地黄滋补肝肾，山药益肾固精，补脾益阴，二药伍用，滋阴补肾，固精止遗之功益彰，滋阴固涩，脾肾两补，主治虚滑等症。

5. **熟地黄配木香** 二药相伍，相制相用，滋阴醒脾开胃。熟地黄甘温质润，入肝肾而功专养血滋阴，填精益髓，为养血益阴、滋补肝肾之要药。但其性黏腻碍胃，不宜久服；木香辛行苦泄温通，芳香气烈而味厚，善通行脾胃之滞气，可醒脾开胃。二药伍用，木香能减轻熟地黄的腻胃和滞气之弊，有助于消化吸收和疗效发挥。主治真阴不足，精髓亏虚，脾胃气滞者。

6. **熟地黄配砂仁** 熟地黄甘温黏腻，补益肝肾，滋阴养血，生精补髓，静而不走；砂仁辛散温通，芳香理气，行气和中，开胃消食，温脾止泻，理气安胎。以砂仁辛散之性，去熟地黄黏腻碍胃之弊。二药伍用，动静结合，以滋而不腻，并苏脾胃之气，令气血生化有源，补血、滋肾、开胃之力甚妙。主治血少、津亏、腹胀、纳呆、胎动下血腰痛等症。

7. **熟地黄配苍术** 苍术辛香发散，苦温燥湿，为健运脾气之要药；熟地黄为补血生精、滋阴补肾之佳品。二药伍用，以苍术之香燥辛烈，制熟地黄之黏腻，又以熟地黄之黏腻，制苍术之燥，互制其短而展其长，共收健运脾胃、生血、生精、补血之功，主治脾胃不健，气血两虚之证。

8. **熟地黄配半夏** 熟地黄与半夏配伍能润燥相合，养阴化痰。半夏燥湿化痰，辛燥而温；熟地黄养血滋阴，甘而微温。二药伍用，润燥兼施，则燥湿不致伤阴，滋阴而不助湿，共奏养阴化痰之功。主治肺肾阴虚，脾湿生痰，如《景岳全书》中的金水六君煎。

9. **熟地黄配牡丹皮** 熟地黄为滋补肝肾的要药，牡丹皮可清本于肝肾阴虚之相火，二者配伍使用，熟地黄滋阴以治本，牡丹皮泻相火退虚热以治标，一滋一清，具滋阴泻火之功效。另，牡丹皮辛散活血化瘀，可制约熟地黄之滋腻，使熟地黄补而不滞。

10. **熟地黄配茯苓** 茯苓能祛湿健脾，利水渗湿而不伤正气，与熟地黄配伍，一补一泻，补而不滞，泻而不伤正，补而不伤阴，滋阴而不助湿，利水而不伤阴，既助地黄滋补之力，又健脾防止地黄腻滞脾胃，共奏滋阴泄浊之效。

11. 熟地黄配细辛 熟地黄甘温，补血生津，滋肾养肝，细辛辛温，发散风寒，祛风止痛，温肺化饮；熟地黄以守为主，细辛以走为要；熟地黄质体滋腻，易于助湿碍胃，细辛质体轻浮上升，气味辛散，容易伤正。故以细辛之辛散，制熟地黄之滋腻，又用熟地黄之滋腻，制细辛之辛散，二药伍用，一守一走，互制其短，而展其长，故有补真阴、填骨髓、止腰痛之妙用。主治腰痛。

综上所述，地黄一直为裴老师临床最常用的药物之一。由于炮制方法的不同，而有生熟之分，生地黄甘苦而寒，功能清热凉血、滋阴生津，适用于热入营血，血热出血及热邪伤阴诸证；熟地黄气甘温而味厚，质腻柔润，不仅滋阴养血，且能生精补髓壮骨，为补益肝肾之要药，凡肝血亏虚，肾阴不足及精血两亏者皆可选用。

本品生者甘寒阴柔，熟者味厚黏腻，均有伤胃之弊，因此脾弱有湿或痰多气郁者、腹满便溏者禁服，或与芳香健胃行气和胃药同用。一般临床常用量 12～30g。

八、厚朴

厚朴，《神农本草经》中记载："味苦，温。无毒。主治中风伤寒，头痛，寒热，惊悸，气血痹，死肌，去三虫"。国家"十一五"规划教材《中药学》中提到厚朴味苦，性辛温，归脾、胃、肺、大肠经，善于燥湿消痰，下气除满，主要用于治疗湿阻中焦之证。在《伤寒论》与《金匮要略》中，厚朴存在于数十首方剂中，充分证明厚朴配伍灵活，用途广泛。大量现代药理学研究证明，厚朴具有抗肿瘤、抗菌、抗溃疡、镇痛抗炎、抗氧化、改善胰岛素抵抗等多种作用，为厚朴的临床应用提供了更为有力的科学依据。

（一）厚朴的临床运用

厚朴归脾、胃、肺、大肠经，可兼具治疗上、中、下三焦脏腑之病。在上焦，厚朴可与紫苏、陈皮、半夏治疗痰饮阻肺之证，如《太平惠民和剂局方》中的苏子降气汤；在中焦，多与苍术、陈皮等配伍，治疗湿阻中焦之证，如《太平惠民和剂局方》中的平胃散；在下焦，与枳实配伍治疗食积、便秘、腹胀，如《伤寒论》中的大承气汤。裴老师在临证时，不拘于先贤们已有的应用，强调异病同治的重要性，因为有很多疾病的病因、病机相似，却因体质、环境、时间等因素不同表现为不同的疾病，治疗思路则如出一辙。

1. **运用于上焦痰饮阻肺之咳喘**　《素问·六节藏象论》中云"肺者，气之本也"，《血证论》中曰"肺为水之上源"，是指肺气可通过宣发肃降的功能，对水液进行输布、运行和调节，一旦肺失宣发肃降，气机运行水液失常，酿为痰饮，壅塞于肺，发为肺系疾病，故而治疗肺系疾病切记要以"肺气""痰饮"为重。裴老师认为厚朴归脾、胃、肺、大肠经，宽中行气，消积导滞，燥湿消痰，下气平喘，可达气痰同治。正如《伤寒论》中"喘家作，桂枝汤加厚朴杏子佳"，可见仲景亦善用厚朴治疗肺系喘咳之症。故裴老师善学仲景之法，运用厚朴治疗痰饮阻肺之肺系疾病。

2. **运用于上焦心脉痹阻之胸痹**　胸痹的病机在于心脉痹阻，发病无非痰浊、血瘀、寒凝、气滞等痹阻心脉。这四种病理因素往往相互交织。若人体情志不畅，导致肝郁气滞，气滞日久，内生瘀血，阻滞心脉运行，则会发为胸痹；肝郁日久，脾虚失运，痰浊内生，痹阻心脉，亦会发为胸痹。正如《杂病源流犀烛·心病源流》中记载："总之七情之由作心痛，七情失调可致气血耗逆，心脉失畅，痹阻不通而发心痛。"裴老师认为治疗胸痹病时，当着重治疗"气、痰、瘀"三者，故擅长以理气活血、化痰通络法治疗胸痹，常用厚朴，不仅能化胸中痰浊，还可辛温助阳通脉，同时可宽胸理气，临床多与枳壳、瓜蒌配伍。

3. **运用于中焦湿阻脾胃之证**　裴老师运用厚朴治疗中焦疾病时，以脾胃系疾病为主，常以调畅脾胃气机为核心，再兼次症的治疗。主要诊疗疾病为胃痞、胃脘痛、呕吐等病症。裴老师临证时主要辨证思路为"气机是否紊乱"，脾胃作为气机升降之枢纽，脾主升清，胃主降浊，若脾胃升降失常，气血津液运化失常，导致痰饮、湿浊内停于中焦脾胃，阻碍脾胃运化功能，从而出现一系列消化系统疾病。因而治疗当以"调和脾胃气机"为核心。《医学衷中参西录》曰厚朴"治胃气上逆，恶心呕哕，胃气郁结胀满疼痛"，用以行气健脾和胃。《本草汇言》中载："厚朴……凡气滞于中，郁而不散，食积于胃，羁而不行，或湿郁积而不去，湿痰聚而不清，用厚朴之温可以燥湿，辛可以清痰，苦可以下气也。"说明厚朴可以治疗脾胃病，既可行气，又可燥湿，还可化痰。裴老师认为脾胃系疾病多与"气、痰、湿、积"等密切相关，厚朴辛温，能行能散，行气机，消积滞，化痰湿，故善用厚朴与多种药物配伍发挥疏通中焦之功效。临证时主要通过行气健脾、燥湿化痰之法，治疗中焦脾胃系疾病，屡试不爽。

4. 运用于下焦胃肠积滞之证　裴老师常运用厚朴治疗肠道疾病，例如便秘、泄泻等。《伤寒论·辨阳明病脉证并治》213条原文内容："阳明病，其人多汗，以津液外出，胃中燥，大便必硬，硬则谵语，小承气汤主之。若一服谵语止者，更莫复服。"对于热盛伤津的便秘者，仲景之师善取小承气汤，方中厚朴用以行气除满，与破气消痞之枳实联用，共奏消积导滞之效。《神农本草经疏》中提到厚朴："气味辛温，性复大热，其功长于泄结散满，温暖脾胃，一切饮食停积，气壅暴胀，与夫冷气、逆气、积年冷气入腹……腹痛泄泻及脾胃壮实之人……诚为要药。然而性专消导，散而不收，略无补益之功。"提到厚朴既可温暖脾胃，又可行气散结除满。《名医别录》所述"主温中，益气，消痰，下气，疗霍乱及腹痛，胀满，胃中冷逆，胸中呕逆不止，泄痢，淋露，除惊，去留热，心烦满，厚肠胃"，也印证了厚朴可攻呕逆不止、泄泻等病症。

裴老师临证时选方用药不过数十味，但选方经典，用药简便验廉，常常是同样的药味治疗不同的病证。裴老师临证多以"气机紊乱"为辨证核心思想，认为气机紊乱致脏腑气化失常，生成痰饮、水湿、积滞等病理产物，阻滞于经络或身体局部，从而发为各种疾病。厚朴虽作为燥湿化痰药，但熟读古籍便知，厚朴能行能散，如清代医家张锡纯认为厚朴"为其性温味又兼辛，其力不但下行，又能上升外达"。裴老师认为厚朴"身兼数用"，不仅可行气除痞和中，又可燥湿化痰消积，因而善用厚朴治疗诸多胃肠疾病。

（二）厚朴与药物的配伍运用

1. 治疗上焦疾病时的配伍　厚朴入肺经，善燥湿化痰，陈皮归肺经，功善行气健脾，燥湿化痰，二者相须为用，共奏燥湿化痰、下气平喘之功。裴老师多用于治疗痰饮伏肺之咳嗽。桑白皮用以清泻肺热、利水化痰，与厚朴相伍，治疗痰热壅肺之咳嗽。《金匮要略·胸痹心痛短气病脉证治第九》："胸痹，心中痞气，气结在胸，胸满，胁下逆抢心，枳实薤白桂枝汤主之。"其主治痰气互结之胸痹，方中厚朴、枳实开痞散结，祛痰下气。裴老师善学仲景之法，认为"气、痰、瘀"易阻滞心脉，发为胸痹，故多用厚朴、枳壳以宽胸理气、化痰通络。

2. 治疗中焦疾病时的配伍　脾胃位于中焦，乃气机升降之枢纽。脾主升清，胃主降浊，一旦气机升降失常，痰饮、水湿内生，聚于中焦，甚或流注下焦，日久湿热内生，易引发新的疾病，如消渴病、浊瘀痹、浊阻、粉刺、肥胖等多种疾病。裴老师善用厚朴、砂仁以行气化湿，厚朴、半夏燥湿化痰，厚朴、苍术以健脾行气、燥湿化痰。

3. 治疗下焦疾病时的配伍　裴老师认为气可推动、固摄肠道，从而进行正常的生理活动，若气机不畅，气机推动津液运行功能失司，津液输布失司，肠道干燥，糟粕结于此，不能从魄门而出，故表现为便秘；或无力固摄，导致肠道清浊不分，水湿与糟粕交织于肠内，发为泄泻。故治疗时仍以"调和气机"为主，治疗便秘时常以厚朴、枳实以行气消积，厚朴、大黄通腑下气；治疗泄泻时多以厚朴、砂仁以行气化湿止泻，厚朴、山药健脾化湿。裴老师以恢复气机平衡为目的，灵活运用厚朴，与多种药物配伍使用，以求达到气机调和，使肠道糟粕如期正常而下之目的。

裴老师巧用厚朴治疗诸多疾病，除了上述病症，还有瘿病、绝经前后诸证、乳癖、粉刺、口疮等。她认为气机失调，会导致脏腑失和，阴阳失衡，气血津液失衡，人体生命活动紊乱，发为各种疾病，故常以

"调畅气机"为治疗总则，脾胃气机如常，脾气得健，痰饮、水湿自消。厚朴既可行气，又可燥湿化痰，可与多种药物进行灵活配伍使用，故而得恩师青睐，巧妙运用于多种疾病，效如桴鼓。

厚朴临床常用量均为 6~10g。本品辛苦温燥，易耗气伤津，故一般气虚津亏及孕妇慎用。

九、砂仁

关于砂仁，最早见于《药性论》，原文是这样描述的："主冷气腹痛，止休息气痢，劳损，消化水谷，温暖脾胃……"即砂仁可以治疗妇人脏腑虚寒之腹痛。《神农本草经疏》记载："盖以风、寒、湿之邪，多从脾胃而入，脾胃主肌肉，为邪所侵，则腠理闭密而寒热诸痹所从来矣。辛温走散开发，故能使风寒湿之邪从腠理而出"，砂仁也可治疗脾虚气滞或寒湿中阻之证。《古今医统大全》泰山磐石散中便有砂仁，方中与人参、白术、熟地黄配伍以益气养血安胎。裴瑞霞主任医师认为诸多疾病的发生、发展与脾胃气机失调密切相关，临证时善于顾护脾胃中焦气机，故多用健脾化湿、行气和胃之品。砂仁作为"醒脾调胃要药"，可疏理中焦气机，又能温中化湿止泻，因而常巧用砂仁来治疗诸多疾病。

1. 行气健脾化湿　正如《神农本草经疏》中载："缩砂蜜，气味辛温而芬芳，香气入脾，辛能润肾，故为开脾胃之要药。"砂仁辛温，归脾胃经，辛散芳香，辛散之性可行脾胃气机，辛温之性可温中健脾燥湿，故适用于脾胃气滞之证。裴老师通过 30 余年的临床经验发现脾胃作为气机升降的枢纽，起到了承上启下的作用，脾气以升清阳，胃气以降浊气，气机通畅，津液、血液方能濡润、滋养全身，故辨证时常以脾胃为辨，或兼顾脾胃。实际上，诸多疾病因损及脾胃，湿热、痰湿、食积等阻于体内而发病，当湿热偏重时，砂仁与炒薏苡仁配伍可行气健脾，燥湿除热，二药配伍，一行一利，一温一凉，湿去热消；当痰湿偏盛时，砂仁与陈皮联用，陈皮理气健脾化痰，二药联用共奏行气健脾、化痰祛湿之功；当饮食不节，食积于胃中时，砂仁与厚朴相使为用，厚朴可燥湿化痰，下气除满，二药联用善于治疗心下痞满之证。

2. **和胃化滞**　砂仁辛温，故能辛散温通，可化湿和胃，临证时对于方中存在大量滋腻之品时，往往会配伍砂仁，增强运化水液之功，防止滋腻之品碍胃运行，使该方既能发挥原有功效，又不至于脾胃积滞不行。譬如，熟地黄乃滋阴补肾第一要药，甘温质润入肾，但性质黏腻，有碍消化，故临证时往往联合砂仁，一补一行，防止滋腻之品阻滞中焦、进一步加重病证。在此，熟地、砂仁二药配伍，一开一合，符合了《素问·六微旨大论》中"升降出入，无器不有"的自然规律，凸显了补而不滞的特色。裴老师临证时举一反三，遣方派药谨慎得当，为防滋腻碍胃、寒凉败胃、燥热伤阴，常注重药物四气五味之性，从而全面兼顾，防止因小失大。

临床上，对于辨证为脾胃气滞证者，均可使用砂仁灵活配伍。常见的有消渴病、瘿病、痛风、甲状腺疾病、粉刺、胃癌、泄泻等，砂仁的使用往往贯穿始终，用量一般为 3 ~ 6g。

十、黄芩

黄芩始载于《神农本草经》，列为中品。《经》曰："黄芩，味苦，平。主治诸热黄疸，肠澼泄痢，逐水，下血闭，恶疮，疽蚀，火疡。"历代本草及方书经典中，黄芩具有除烦热、止血、止利、除热安胎的作用。而《伤寒论》中就有直接以黄芩命名的"黄芩汤"，方中仅用黄芩、白芍、大枣、甘草四味，但方药起承转合，与流派"和法"思想相统一。裴老师善用仲景经方，黄芩也是她临床常用的药物，经过加减化裁运用，取得很好临床疗效。现从黄芩入手，总结裴老师临床用药之妙。

裴老师运用经方，以黄芩为例，不管外感热病还是内伤杂病都能见到。和其他药物的配伍使用时，又能表现出黄芩药对的特殊作用，从而扩大了单味药的主治范围。

（一）黄芩的临床运用

1. 黄芩用于太阳与少阳合病　太阳与少阳合病出自《伤寒论》中黄芩汤的主治条文，"太阳与少阳合病，自下利者，与黄芩汤"。太阳与少阳合病可见的临床症状包括"头痛、发热、脊强、口苦、咽干、目眩等"，可以同时出现，也可以单独出现。单以"脊强"而言，也可以引申为周身关节的不适。《证类本草》云黄芩"去关节烦闷"，热痹为烦热而关节疼痛，裴老师指出热痹患者多见关节肿痛，入夜为甚，并见晨僵、盗汗、小便短黄等，常以黄芩配伍使用，效果较好。

2. 黄芩用于诸热证　《神农本草经》载"黄芩，主诸热"。仲景用黄芩治疗多种热证。如少阳热、肝热、心火、胆热、胃热、肺热、肠热等，均在《伤寒论》中有所涉及。而《笔花医镜》载"伏火者，黄芩芍药汤加山栀、丹皮等清之"，提示黄芩可去伏火。裴老师多次告诉我们此种伏火烦热是一种难以名状的发热或发热感，患者常有心中烦闷、焦虑、不寐等症，自觉热感，或汗出、或心悸、或小便灼热、或口干苦、或舌红脉滑数等，其烦热以手足心烦热及胸中闷热最为明显。

3. 黄芩用于血证　黄芩擅清上焦气、血分之热，可防血热所致出血之证。但裴老师用黄芩也不仅仅治疗血热出血，如衄血、吐血、便血等，也常用黄芩配伍治疗妇女血热、月经色暗，质黏稠或有血块等，还扩展应用于崩漏、围绝经期综合征的治疗，取得良好效果。

4. 黄芩用于胃痞　《伤寒论》中治疗痞证的半夏泻心汤、甘草泻心汤、生姜泻心汤、附子泻心汤等泻心汤类方等都包含有黄芩，与黄连的配伍堪称经典。裴老师临床辨脉证后将黄芩用于唇舌红、口干腻等症。

5. 黄芩用于胎产　《本草纲目》载黄芩得白芍止痢，得白术安胎。后世安胎散方多有黄芩。裴老师临床亦常在备孕妇女方剂中使用黄芩。

（二）黄芩与药物的配伍运用

裴老师临床用药药味不多，多为经方合方，但变化多端，颇为精妙。临床常用黄芩与柴胡相配，清少阳之郁热，使少阳经流通畅达，不郁不结；黄芩与芍药、甘草相配，主治太阳少阳合病，黄芩清少阳胆热，坚阴止利，芍药酸甘化阴，甘草缓急止痛，是《伤寒论》中黄芩汤主药；与知母、北沙参等药相配为用，可清泻肺火，滋阴润燥；黄芩与生姜、半夏等辛温之品相伍，辛开苦降，辛能行气散结，苦可泻热散痞；与黄连相伍，可清热燥湿、降糖力宏；与连翘、金银花等药配伍有较强的清热解毒之功；与龙胆草等相配可除肝胆火。黄芩还可清热凉血止血，常与桃仁、红花相配，凉血活血止血；又与白术、砂仁、当归等相配，健脾气、清郁热，保胎备孕。

1. **黄芩与解表药物同用** 用于治疗表邪不解，兼有郁热之证，由于邪气犯表常侵及上、中二焦，涉及肺、胃二脏，因此常用黄芩清上、中二焦之热。如裴老师治一例青年甲亢又有外感的患者，既有口苦咽干，又有咳嗽、咳痰，额头有痤疮，舌质红，脉弦数。裴老师运用柴胡、黄芩、连翘、薄荷等药，患者三剂即愈。裴老师认为此是邪气犯表，故重用黄芩、连翘清其肺经郁热。

2. **与养阴清热药同用** 在裴老师医案中，消渴病的阴虚燥热证常用小柴胡汤加味，方中黄芩与其他清热养阴之品同用，如知母、丹皮、北沙参、天花粉等。若伴有胃肠积滞常配伍黄连、大黄等；若痰热壅盛，常配伍竹茹、瓜蒌等。裴老师临证时常言，须依据邪气羁留的部位、津伤的程度以及挟痰挟湿选择不同的配伍药物。

3. **与理气化痰药同用** 裴老师临床用药灵动，补而不滞，清而不寒。常用黄芩清上、中二焦之热，但肺热、痰凝易阻滞气机畅达，造成临床症状复杂多变。因此，裴老师在应用黄芩时还常与理气化痰之品同用，如枳壳、枳实、半夏、陈皮、瓜蒌等。如痰热交结，气机阻滞，气郁与痰凝又可进一步导致热邪加重，因此在二陈汤理气化痰基础上加用黄芩、郁金等清热理气之品，以达到清热邪、理气机的目的。

4. **与益气健脾药同用** 裴老师临床用药特别注意顾护脾胃。脾胃为后天之本，对于热邪留恋，或兼痰，或兼湿，或兼郁等证，往往又常与脾胃虚弱互见，故临床裴老师常在使用黄芩的同时，加用炒山药、砂仁、炒白术等。

黄芩一般临床常用量 6~15g。脾胃虚寒，少食便溏者禁服。

十一、黄连

黄连首载于《神农本草经》，味苦性寒。《本草正义》言其"上以清风火之目病，中以平肝胃之呕吐，下以通腹痛之滞下，皆燥湿清热之效也"。黄连大苦大寒，归心、肝、胃、大肠经。清热燥湿力强，既善清中焦湿热，治湿热中阻，脘腹痞满等，尤为治湿热泻痢要药；又善清心热，泻胃火，为治心热烦躁失眠及胃热呕吐之良品。且能泻火凉血，治热盛血热出血，亦常用于痈肿疮毒，皮肤湿疮，目赤肿痛等。

众所周知，黄连是中药中最苦的一味药材。传统中医认为黄连为苦寒药物，味苦能燥湿，性寒能除热，因此裴瑞霞老师常用黄连清热燥湿，尤其是清心、胃两经之火见长。但黄连苦寒，苦可以尝到，寒是什么意思呢？裴老师认为此处的寒就是苦味，是苦这个象所表现出来的一种结果。黄连苦寒清热的作用只是镇压，而没有真正去除病因，所以长期使用黄连，容易留瘀（寒凉容易留瘀），故不可久用，久用会造成气的瘀滞，走不动。《本草纲目》言："黄连大苦大寒，用之降火燥湿，中病即当止。岂可久服，使肃杀之令常行，而伐其生发冲和之气乎？"临床只有通过合理配伍，方可避免苦寒败胃的不良反应。如何预防黄连的苦寒之性？裴老师常用干姜佐制黄连，两药联用是临床上配伍很好的对药。黄连收的作用很明显，干姜发散作用明显，二者配伍，一收一散。比如《伤寒论》中半夏泻心汤的主药就是黄连和干姜，治疗胃脘嘈杂不适，效果极佳。此方就是运用黄连往里收向下推、干姜往外散往上推的双重作用把脾胃运转开来的。所以，临证处方裴老师常用干姜和黄连两药以取半夏泻心汤精髓，每获良效。

糖尿病是现代常见病、多发病之一，黄连治疗糖尿病也由来已久。《本草纲目》云"治消渴，用酒蒸黄连"；《名医别录》首先记载有黄连"止消渴"；《本草经集注》中曰"俗方多用黄连治痢及渴"。宋代《太平圣惠方》治消渴病的 177 首方剂常用的 10 味药中，黄连居于前三味；

《普济方》第177卷消渴门中收载复方约64个，其中含有黄连的处方为13个。可见黄连在古代消渴病治疗中应用广泛。现代药理学研究表明，黄连具有降血糖、抗菌、抗炎、抗肿瘤、调血脂、抗心律失常等作用。研究表明，黄连中的主要有效成分为小檗碱，可活化肝脏和肌肉细胞内胰岛素受体基因的表达，使胰岛素的敏感性增加，还可提高糖尿病大鼠血清和肠道内胰高血糖素样肽-1（GLP-1）水平、血清胰岛素及胰岛B细胞的数量，从而间接降低血糖浓度。小檗碱可通过改善胰岛素的功能调节脂代谢、抑制线粒体的功能、激活腺苷酸活化蛋白激酶（AMPK）信号通路、调节糖脂代谢靶器官转录因子和抑制醛糖还原酶的活性等途径治疗糖尿病。裴瑞霞老师在临床也常用黄连辨证论治糖尿病，取得佳效，现总结如下。

1. 辛开苦降和脾胃　中满内热是2型糖尿病肥胖型患者的核心病机，主要表现为脾胃升降失司，其病位核心在于胃肠，辛开苦降是最为有效的治法。随着糖尿病病程延长，患者大多会出现相关胃肠病变。糖尿病胃轻瘫作为糖尿病合并胃肠病变的主要病证，患者可出现恶心呕吐、腹胀、早饱、嗳气等症状，使降糖药应用受到干扰，血糖不易控制，易发生低血糖反应或酮症等危重证候。裴老师常以小柴胡汤加黄连的辛开苦降法用于糖尿病合并胃肠病变的治疗。

2. 清热燥湿启中焦　国内外研究表明，肥胖、糖脂代谢紊乱与肠道菌群失调存在密切联系，肠道菌群失调产生过多的脂多糖，其被吸收入血后，可诱发炎症反应，促进高脂饮食相关肥胖和代谢综合征的发生。以肠道菌群影响体重、胰岛素敏感性和糖脂代谢为基础，有研究者提出了与之相关的肥胖和糖尿病发病机制的假说。在辨治2型糖尿病早中期，很常见的证型之一就是肠道湿热证，裴老师常说的两个辨证要点：一是大便黏，二是舌苔黄厚腻，选用本药甚是贴切。现代中医大家仝小林教授擅用葛根芩连汤治之。《伤寒论》太阳病篇："太阳病，桂枝证，医反下之，利遂不止，脉促者，表未解也；喘而汗出者，葛根芩连汤主之。"裴师在使用黄连时，用量因人、因时、因病而异，一般为6~15g，少有超过15g者，但疗效颇好，异曲同工，异量同效，重在辨证。

3. **清热解毒消内火**　黄连清热燥湿、泻火解毒，尤善疗痈疖。例如，痈肿疔毒选用黄连解毒汤，目赤肿痛选用黄连汤，胃火牙痛选用清胃散。糖尿病由于其特殊的病理特点，患者合并痈疖疮疡的不在少数，辨证使用黄连也收到良效，处方时可与蒲公英、连翘等联用。

黄连一般临床常用量 6～15g。胃虚呕恶、脾虚泄泻、五更肾泻者均慎服。

十二、牡丹皮

牡丹皮最早以"牡丹"收载于《神农本草经》，其味苦、辛，性微寒，归心、肝、肾经，具有清热凉血和活血化瘀之功。《珍珠囊》中记载："治肠胃积血、衄血、吐血、无汗骨蒸。"丹皮善治阴虚血热之证。《神农本草经》曰："治寒热，中风，瘛疭，痉，惊痫邪气，除癥坚，瘀血留舍肠胃，安五脏，疗痈疮。"即丹皮可治筋脉拘挛、口眼歪斜，邪扰脑窍之痉证及癫痫，以及癥瘕积聚等瘀血内停下焦之证，同时可解痈疮之热毒。裴老师认为丹皮苦泄，善清营分、血分之热，性辛能行，故可行血祛瘀，临证多用于阴虚血热之月经病。本品苦寒，可清热解毒，凉血散痈，故可用于治疗热毒炽盛之痈疮。

1. **清热凉血**　牡丹皮清血中之热，善透达阴分伏热，凉血散瘀、清热宁络，用于治疗吐血、衄血、蓄血等症。用牡丹皮凉血中伏热以凉血除蒸，常与青蒿、鳖甲、地骨皮、桑白皮、玄参、秦艽等同用。地骨皮偏治有汗的骨蒸劳热，牡丹皮偏治无汗的骨蒸劳热，地骨皮又能泻肺中伏火，牡丹皮主泻血中伏火。牡丹皮与黄柏均能除肾热，黄柏苦能坚肾，降肾中邪火，牡丹皮辛润而凉，清肾中燥火。《本草求真》曰："时珍言：伏火即阴火也，阴火即相火也。相火炽则血必枯必燥必滞。与火上浮而见为吐为衄。虚损与风与痰与火相抟，而见五痨惊痫瘛疭；瘀结而见疮疡痈毒、产难，并无汗骨蒸。用此不特味辛而散血中之实热，且有凉相火之神功。世人专以黄柏治相火，而不知丹皮之功更胜。"

2. **凉血活血，祛瘀止痛** 牡丹皮配伍赤芍，如《金匮要略》中的桂枝茯苓丸。牡丹皮清瘀血之热，与赤芍相伍，活血不动血，凉血不留瘀，用于治疗阴虚血热之癥。丹皮、川牛膝多用于治疗痛风急性发作期，裴老师认为痛风乃长期饮食不节，脾胃损伤，湿热内生，久病后化生瘀血痹阻关节，急性期湿热与瘀血交织，阻于关节，不通则痛，治疗则以"清、利、疏、通"为主。一般选方为四妙勇安汤以清热利湿，解毒止痛，加丹皮善清血热，川牛膝长于活血祛瘀止痛。本品味苦，性善下行，引热下行，二药配伍，热清而瘀祛，加强清热凉血、活血止痛之功。

3. **活血消痈** 牡丹皮与桃仁配伍活血消痈古已有之，如《金匮要略》中的大黄牡丹汤治疗肠痈，裴老师在应用牡丹皮与桃仁活血消痈的同时重视疏理气机。《本草汇言》中将军散借其凉血消痈之效，以丹皮配伍大黄用以治疗痈肿疮毒。裴老师学习先贤用药思路，认为丹皮可与多味药物配伍使用，或与栀子，或与连翘，或与蒲公英，意在清热凉血、解毒消痈，适用于热毒内盛之粉刺、疖肿等病症。

4. **疏肝清热** 牡丹皮配伍栀子，如丹栀逍遥散，牡丹皮入血分，清血中伏热，与栀子相合，气血两清，用于治疗肝脾血虚，内有郁热，正如《得配本草》所言"盖肝喜散，遏之则劲，宜用栀子以清其气，气清火亦清，肝得辛为补，丹皮之辛，从其性以醒之，是即为补，肝受补，气展而火亦平"。牡丹皮配伍丹参，治疗糖尿病及挟有血瘀、血热，或瘀热互结者，治疗血热瘀滞型月经不调、痛经、闭经及慢性肾炎见热毒内陷血分、络破血溢者，其中牡丹皮辛苦而寒，气清芳香，既能入血清热化滞，又善清透阴分伏火，除活血外，功效以清热见长，与丹参相使为用。

5. **疏肝调经** 《素问·阴阳应象大论》曰"东方生风，风生木，木生酸，酸生肝，肝生筋，筋生心，肝主目""肝者，罢极之本，魂之居也，其华在爪，其充在筋，以生血气"。牡丹皮入足厥阴肝经，故血证、目疾、妇人诸证以及与肝系统有关疾病，倘不属脾肾阳虚、中气衰败者，均可选牡丹皮调治。牡丹皮配伍白芍，牡丹皮味苦中有辛，白芍药味苦中有酸，二药配伍通补兼俱，散收同用，既有清热泻火之效，又有顺性养真之功，使郁热得清，瘀血得行，肝气得疏，肝阴得养。

牡丹皮一般临床常用量 10～15g。血虚、虚寒诸证，孕妇及妇女月经过多者禁服本品。凉血止血时炒炭用，清热凉血、活血化瘀时生用。

十三、地骨皮

《神农本草经》最早载有"地骨"一词："枸杞，一名杞根，一名地骨……治五内邪气，热中，消渴，周痹……""地骨"指枸杞，而地骨皮即其根皮，"地骨皮"之名始见于《外台秘要》。地骨皮味甘、微苦，性寒，归肺、肝、肾经，有清肺止咳、除蒸退热、消渴除烦、清热凉血之功。自古以来，地骨皮一直被视为清虚热、除骨蒸之佳品。《圣济总录》载："地骨皮饮主治小儿潮热，盗汗心忪，及骨蒸劳热。"《珍珠囊》载："地骨皮解骨蒸肌热，消渴，风湿痹，坚筋骨，凉血。"裴老师认为今人体质多以阴虚为主，辨证时多以阴虚为辨，治疗多以滋阴清热、清透虚热、清热凉血等治疗，地骨皮寒中透甘，清中寓润，性质温和，与流派"以和为贵"思想相互映衬，多年的临床也证实了此药疗效温和，直达病所。

1. **清肺止咳** 肺经有热、郁而化火而致咳嗽、气急、痰黄、口渴，甚或咳嗽带血以及身热鼻衄（小儿易见）、舌红脉数，可用本品泻肺经火热，常配桑白皮、甘草、黄芩、生石膏、贝母、知母等。大便干秘者，可加生大黄、瓜蒌、杏仁。儿科有"钱乙泻白散"（地骨皮、桑白皮、生甘草、粳米），治小儿肺热咳嗽有效。桑白皮清肺热、泻肺火，偏入气分，地骨皮泻肺火，清血热，主入血分，二药常同用，以气血两清。裴老师认为桑白皮长于利小水，善泻其子，肺中有水气及肺火有余者宜之；地骨皮善泻肾火，能降肺中伏火、去胞中火，退热之余尚能补正气。二药配伍，共奏泻肺平喘、滋阴降火之功，且可导肺经之热从小便而去。

2. **除蒸退热** 《成方便读》："夫骨蒸一证，肌肤按之不热，自觉骨内热势蒸蒸而出，每夜五心烦热，皆由水亏火炽，邪热伏于阴血之中而致。"阴液亏虚，不能制阳，阳气偏亢，阴液不能内守，蒸越外出，故见有汗之骨蒸；热入血分，耗伤营阴，阴血受灼，化汗无源，故见无汗之骨蒸。本品能凉血退虚热，是治"有汗骨蒸"的有效药物。常与生地黄、鳖甲、麦冬、玄参、知母等同用。地骨皮配伍淫羊藿，《本草求真》引李东垣曰"地为阴，骨为里，皮为表，服此既治内热不生，而于表里浮游之邪，无有不愈"。地骨皮凉血退蒸，清肺降火，既走里又走表，为表里上下皆治之药，其甘寒清润，入于肺以清肺降火，达于肾能清肝肾之虚热，而凉血清骨退蒸，尤宜于有汗之骨蒸，用于治疗阴虚发热、骨蒸潮热、盗汗等，淫羊藿辛香甘温，能补命火，温肾壮阳，强筋骨，祛风湿。二药伍用，阴阳并补，常用于更年期妇女之烘热汗出。

3. 消渴除烦　对内热消渴、大渴引饮、饮不解渴、心中烦热等，可与生地黄、天花粉、知母、生石膏、生山药、五味子、泽泻、麦冬同用，取清肺降火、滋阴生津之义。

4. 清热凉血　因血分有热而致咯血、衄血、尿血等，可与生地黄、白茅根、侧柏叶、牡丹皮炭同用。裴老师喜用四物汤配伍牡丹皮、地骨皮治疗女子血热之月经过多、月经先期及颜面色斑，牡丹皮配伍地骨皮可同清气血分之热。地骨皮配伍黄芩治疗妊娠发热，妇人妊娠后，阴血聚下养胎，相对上部阴血不足，临床见舌红脉细数之征，因而无论内伤、外感之发热，或病之长短，配以黄芩及地骨皮。黄芩既可清热，又可安胎，地骨皮凉血清三焦，除肝肾虚热，既可走表又可行里，扶正以祛邪，二者确为治妊娠发热之良药。《本草备要》载："朱二允曰，地骨皮能退内潮，人所知也，能退外潮，人实不知。"《要药分剂》载："丹溪云，地骨皮能治风者，肝肾同治也，肝有热则自生风，与外感之风不同，热退则风自息。"《藏府药式补正》载："地骨皮能清骨中之热，泄火下行。"临床上用大剂量地骨皮外用治疗部分皮肤病，效果明显，如结节性红斑，症见：如硬币大红色皮下结节，疼痛，触之灼热，予以地骨皮20g，赤芍20g，日1剂，煎汁待凉，湿敷患处，日数次。当日即可见灼热明显减轻，1周后灼热消失，结节明显缩小。如过敏性皮炎，症见颜面潮红，灼热痒剧，得凉则舒，或有干燥不适，予以地骨皮20g，白鲜皮15g，日1剂，煎汁待凉，湿敷患处，日数次，当日潮红、瘙痒减轻，3日后症状消失。

5. 清肺降火 古文载"风虫牙痛，枸杞根白皮煎醋漱之。用水煎饮亦可"，从而提出地骨皮尤善治疗风虫牙痛，治以疏风清热止痛。如无虫蚀牙齿，单为风邪外袭经络，郁于阳明而化火，火邪循经上炎则发为风火牙痛，亦在地骨皮的治疗范围之内。风邪易客于体表，肺合皮毛，故风邪最易犯肺。地骨皮归肺经，可清肺降火，配伍解表药治疗风虫牙痛、风火牙痛可达事半功倍之效。《汤液本草》载："地骨皮：泄肾火……去胞中火，退热，补正气。"因齿为骨之余，骨为肾所主，地骨皮能泄肾中浮火，故可治虚火上炎之肾虚牙痛。《素问·至真要大论》载："诸痛疮疡，皆属于火。"手、足阳明经脉分别入下齿、上齿，若大肠、胃腑积热，热邪循经上扰，则可发为胃火牙痛。地骨皮甘寒，具有清热凉血之功，可以缓解胃火牙痛之局部络脉壅滞，气血不通，郁而化热之病理变化，即可解牙络之郁火。裴老师治疗胃火牙痛多用生石膏以清阳明实热，配伍地骨皮清解郁火，使胃经实热、牙络郁火皆得以除，则火清而牙痛自除。

地骨皮一般临床常用量10～15g。凡无血分热证及中焦虚寒或虽血分有热而又兼外感者，均不宜用本品。

十四、桑白皮

桑白皮最早载于《神农本草经》，"主治伤中，五劳六极，羸瘦，崩中，脉绝，补虚益气"，记载中认为桑白皮以补虚为主。《名医别录》："主去肺中水气，止唾血，热渴，水肿，腹满，胪胀，利水道，去寸白，可以缝金创"，对其祛邪之功有阐述，其中关于肺中水气、水肿、利水的论述后世基本沿用。《药性论》："能治肺气喘满，水气浮肿，主伤绝，利水道，消水气，虚劳客热头痛，内补不足。"论述其"补虚"与"祛邪"之功相结合。

1. **泻肺止咳** 桑白皮气味辛甘寒，是水土立地，即"本于阴"，同时又有辛味以至是"透于阳"，透出同时又不像麻黄、柴胡等完全透出，即"透于阳而又未能离于阴者"，可以补阴，沉降，辛甘相合，为阴阳配合，所以可以利水。作用向下，真正泻肺，使用于没有外邪的肺热咳喘。而麻黄用于有表邪时的咳喘，算是驱邪外出以平咳喘。桑叶配桑白皮，桑叶苦甘寒，能散风热而清肺，用治咳嗽，善清燥肃肺，《本草纲目》谓其能治"劳热咳嗽"。桑白皮辛甘寒，能泻肺平喘，利水消肿，两药相配，善治咳喘。因桑叶清宣走上、清肺止咳，桑白皮性寒降泄、泻肺平喘，二药宣降同施，上下分消，祛邪利肺，咳喘能平，故常用此药对治疗肺系疾病见肺热咳嗽或痰热咳喘者。肺病咳喘，常遇外感而诱发，此时应用，更为合适。因桑叶轻清宣散，为疏散肺卫表邪之良药，配伍桑白皮，治里疏表，表里同治，疗效甚佳。白果配桑白皮，痰伏日久，常郁而化热，痰热胶固于膈上，成为哮喘发作的宿根，治疗当清热化痰，降气平喘，二药合用，取桑白皮清热肃肺，白果收敛肺气，定喘止嗽，二药散敛结合，共奏肃肺敛肺、化痰平喘之效。桑白皮配伍地骨皮，桑白皮气薄，性寒而善降，地骨皮甘寒，善清肺中之伏火而能守，单用桑白皮则嫌其降火太速，单用地骨皮则嫌其质阴而留邪，二者配伍，不刚不燥，可泻肺中之伏火而清郁热，虽泻而无损失于娇脏，虽清而无苦寒之弊端，对小儿稚阴体质有标本兼治之功，适用于哮喘之后，余邪未尽，低热起伏不定而兼有汗出者。治水饮停肺，胀满喘急，可配伍麻黄、杏仁、葶苈子等；治肺虚有热而咳喘气短、潮热、盗汗者，可配伍五味子、熟地黄等。

2. **宣肺祛斑** 五行学说认为，金为水之母，肺为肾之母，白色属金，依据中医学"子病治母"的治疗原则，故用白色药物从肺治疗黄褐斑可起到较好疗效。由于肺主气，肺气宣发，具有宣散肺气，输精于皮毛的生理功能，故《素问·五脏生成》谓"肺之合皮也，其荣毛也"。若肺气虚，宣发卫气和输精于皮毛的功能减弱，则皮毛枯槁不泽。白色药物治疗黄褐斑源于孙思邈，古代医家选取白色药物是取象比类之意，认为使用此类药物后其色白之象就会转移到人体，因而能起到美白的功效，经过长期临床实践证明，确有其效。桑白皮、枇杷叶合用理肺气，清肺热，使肺气宣畅，气血津液畅达而上荣于面。又根据"百病皆生于气"之说，气为血之帅，血为气之母，二者关系无论在生理、病理上都非常密切。现代药理研究表明桑白皮醇提物有清除自由基、促进表皮细胞产生分化、加速角质层代谢及去角质作用，达到柔嫩、白皙肌肤的功效。

3. 降气通便　裴老师认为大便的排泄不仅与大肠的传化功能有关，而与肝的调达、脾的运化、肺气的肃降均有密切关系。若情志不畅，肝脾失调，气机郁滞或肺为痰火所壅，肺气不利，导致大肠得不到肝气之疏，脾气之运，肺气之降，糟粕停积不去而生便秘，故临床上常用桑白皮、莱菔子和木香配伍治疗便秘。桑白皮甘寒入肺经，泻肺火，降肺气，木香入肝、肺、脾、胃、大肠经，擅于条达气机，莱菔子归肺脾经，消食化痰，顺气通便，三药合用，便秘可渐行缓解。

4. 利水消肿　由于肺失清肃，影响到水分的正常排泄而致水停肌肤，出现水肿胀满，呼吸喘促，头面、四肢皆肿，小便不利等，可用本品清肺热而利水，配伍大腹皮、茯苓皮、陈皮、生姜皮、冬瓜皮、车前子等。桑白皮利水，偏于利水之上源，车前子利水，偏于利水之下窍。

桑白皮一般临床常用量 10～15g。蜜炙后可稍减其寒性，并可有润肺的功用，利水需用生桑白皮。肺气虚及风寒咳嗽慎用。

十五、五味子

五味子首载于《神农本草经》，"味酸，温。主益气，咳逆上气、劳伤羸瘦，补不足，强阴，益男子精。生齐山山谷"。《伤寒论》中也多次应用五味子，如小青龙汤、苓甘五味姜辛汤、射干麻黄汤、厚朴麻黄汤等。历代功效和临床应用侧重不同，汉代常用于收敛肺气，治肺失宣降咳喘等。魏晋南北朝应用范围扩大，提出可"补虚劳，生肌"，唐代还用于益气生津、补肾助阳，宋代同前主要治疗肺系疾病，但以五味子为主的新方大量涌现，敛肺止咳之功仍被重用。金元时期收敛之功不仅局限于收敛肺气，特色是止泻。明代提出北五味子功擅滋补，南五味子适用于风寒咳嗽，并详细论述了生熟之别及性味与功效关系。清代五味子功效发展达到新阶段，还用于安神。

本品五味俱备，酸、咸居多，唯酸独胜，虽曰性温，但温而能润，上能敛肺气而止咳喘，下能滋肾水以固涩下焦，内能益气生津，宁心止烦渴，外能收敛止汗。用于久嗽虚喘、梦遗滑精、遗尿尿频、久泻不止、自汗盗汗、津伤口渴、内热消渴、心悸失眠，酸收之力甚大。若咳逆上气挟有外感者，必须与辛散之药同用，方能用后不致留邪，临床应用极为广泛。

裴老师临床常与补虚药、化痰止咳平喘药、解表药、清热药、理气药、温里药、利水渗湿药配伍使用，效果倍增，其中与补虚药、化痰止咳平喘药、解表药使用频率为高。

1. 敛肺止咳　久治不愈者，往往是干咳少痰，夜咳甚，裴老师认为此咳是肺阴不足，肺气不宣导致，常用麦冬、五味子加入宣肺止咳方中。麦冬既能清热养阴，又能润肺止咳，五味子酸甘化阴，滋阴敛肺，二药加入宣肺止咳剂中，对夜咳甚者，效果颇佳。治痰饮咳喘时使用五味子配伍细辛，因肺主呼吸，敛则呼出，张则吸入，是开合的枢机，用五味子之酸，敛其肺体，细辛之辛助其肺用，一张一敛，利其开合，使吸入之气充分，祛邪有力，开合有序，双向调节，二药同用有相得益彰之妙。又五味子既酸且敛，虽有闭邪之患，但与细辛同用，则辛可胜酸，毫无敛邪之弊。裴老师治咳喜用五味子配伍干姜，源于"脾气散精，上归于肺"，故咳虽肺病，而其源主于脾，唯脾所散上归之精不清，则肺通调水道之令不肃，今日治咳但知润肺消痰，不知润肺则肺愈不清，消痰则能伤脾，而痰留于肺者究未消，干姜温脾肺是治咳之来路，来路清则咳之源绝，五味子使肺气下归于肾是治咳之去路，去路清则气肃降，两药合用一开一阖，当开而阖是为关门逐盗，当阖而开则恐津液消亡。

2. 补肾止泄　对肾虚导致的遗精、滑精、遗尿等，可用本品补肾固精、收纳肾气，配伍地黄、山萸肉、龙骨、牡蛎、金樱子、牡丹皮、泽泻、茯苓、远志。对因肾虚导致的久泄、久痢等，常配伍补骨脂、吴茱萸、肉豆蔻、炒白术、炒山药、茯苓、炮姜、党参、木香等，脾肾双补。

3. **养心敛汗**　由于心气不足导致失眠、心悸、易惊、多梦等，可用五味子补养心气而安神，配伍柏子仁、远志、茯神、龙齿、珍珠母、龙眼肉、党参等。对阳虚自汗，配伍浮小麦、生黄芪、酸枣仁；对阴虚盗汗，配伍麦冬、生地黄、玄参、山萸肉、龙骨、牡蛎、黄柏等。山萸肉、五味子均能止汗，但山萸肉偏于滋养肝肾之阴，五味子兼能收养心肺之气及肾中耗散欲脱之气。

4. **生津止渴**　五味子能滋肝肾之阴，生脾胃之津，收肺肾耗散之气，固有生津止渴的作用。对阴津不足所致的口渴引饮，可用五味子配伍麦冬、生地黄、玄参、乌梅等。对糖尿病属于肾虚消渴者，可用六味地黄汤加五味子、肉桂、麦冬。

五味子用量 6~15g。肾阳亢奋、肺有实热、蓄痰停饮、肝火妄动、痧疹初发均慎用。

十六、麦冬

麦冬出自《神农本草经》，其味甘、微苦，性寒。入心、肺、胃经。《本草汇言》中载"清心润肺之药。主心气不足，惊悸怔忡，健忘恍惚，精神失守；或肺热肺燥，咳声连发，肺痿叶焦，短气虚喘，火伏肺中，咯血咳血；或虚劳客热，津液干少；或脾胃燥涸，虚秘便难"，主要功效为养阴润肺、益胃生津、清心除烦，适用于胃阴虚、肺阴虚、心阴虚等证。裴老师赞同"火热致病论"，结合今人阴虚燥热体质偏多，善于以滋阴清热法治疗疾病。麦冬作为清热养阴之品，得恩师青睐，运用于多种疾病的治疗中。

1. **养阴生津、润肺止咳**　《本草分经》中描述麦冬"甘、微苦、微寒。润肺清心，泻热生津，化痰止呕，治嗽行水"。《神农本草经》中"久服轻身，不老不饥"，亦认为麦冬可清肺热、养肺阴，多用于治疗阴虚肺燥之咳嗽、鼻燥咽干、津少口渴等。麦冬与桑叶配伍，麦冬长于养阴润肺，桑叶轻宣肺燥，使邪外出，二药合用，一宣一敛，祛邪与养阴共存，治疗燥热伤肺之证。

2. **益胃生津** 本品味甘柔润，性偏苦寒，长于养胃阴，生津止渴，兼清胃热。裴老师认为对于热盛伤及胃阴者，可配伍多药使用。消渴日久，燥热伤阴，津少口渴，多运用麦冬与天花粉配伍使用。麦冬长于养阴益胃，天花粉长于清热生津止渴，二药相须为用，共奏益胃生津、清热止渴之效。热病后，大损阴津，无以滋润口舌，故口干舌燥，治疗则以清热养阴、益胃生津为主，多与生地黄配伍。生地黄长于清热养阴，二药共用加强清热养阴之效。或与北沙参配伍，北沙参与麦冬功效相似，长于益胃生津，清胃热，二药配伍相使为用，加强益胃生津之效。《金匮要略》中麦门冬汤，与半夏、人参等同用，治胃阴不足之气逆呕吐。裴老师认为胃阴不足致中焦气机升降失常，发为气逆之证，故当以养阴和胃为主，多运用麦冬、北沙参配伍使用，或配伍石斛以加强养阴和胃之效。对于热邪伤津之便秘，裴老师善用增液汤，与生地黄、玄参配伍，三药合用，重剂而投，大补阴液，润滑肠道，促使糟粕下行，并借寒凉清热，使诸症得解，共奏滋阴清热、润肠通便之效。

3. **养阴清热、除烦安神** 麦冬归心经，可养心阴，清心热，除烦安神，适用于心阴虚有热之心烦、失眠多梦、健忘、心悸怔忡等症。如天王补心丹，与生地黄、酸枣仁配伍以清热养阴安神。《伤寒论》中炙甘草汤用于治疗气血两虚之心悸，方中麦冬与阿胶、麻仁等配伍，意在滋心阴，养心血。裴老师临证时善用小柴胡汤为基础方，合用生脉散益气养阴，再配伍生地黄、党参、桂枝等药治疗本病。实际全方既含小柴胡汤、生脉散，还包含炙甘草汤，完美体现裴老师熟悉经典、善用经方的特点。

裴老师临证时善用麦味地黄汤加减治疗肾气阴两虚之证，在六味地黄汤的基础上加麦冬、五味子，二药共用有益气养阴之效。六味地黄汤乃滋补肾阴之剂，全方取益气养阴之义，多运用于病位在肾之气阴两虚之证，譬如消渴病、汗证、虚劳等，疗效可观。

麦冬一般用量为 10~30g。但凡脾胃虚寒泄泻，胃有痰饮湿浊及风寒咳嗽者均忌服。

十七、玄参

玄参为玄参科植物玄参的干燥根。性味甘、苦、咸，微寒，归肺、胃、肾经，为滋阴降火之药，主要用于治疗热入营血，温毒发斑，热病伤阴，舌绛烦渴，津伤便秘，骨蒸劳嗽，目赤，咽痛，白喉，瘰疬，痈肿疮毒等。《本草纲目》则指出了玄参基本功效为"滋阴降火，解斑毒，利咽喉，通小便血滞"。此论较为中肯。

1. 凉血滋阴、生津　玄参能清血分、营分之邪热，主治热入营血，阴虚内热等症。一可用于温邪入营所致的身热烦渴，或反不渴，时有谵语，烦躁不眠，舌绛而干，脉细数，或斑疹隐隐的营分证，常配伍水牛角、生地黄、淡竹叶、黄连、麦冬、丹参等药物，如《温病条辨》中的清营汤。二可用于温病入营动血所致的发斑及高热口渴、神昏谵语证，常伍用石膏、知母、水牛角等药，如《温病条辨》中的化斑汤。

2. 清热解毒　《诸病源候论》对各种皮肤病的病因、病理过程及症状做了论述，指出与风、湿、热等因素有关，并且各种致病因素可兼夹或合并出现。临床上常见的皮肤病粉刺，大多数由肺胃热盛、阴虚血热、血瘀，久则血热生风所致，可重用玄参配伍白花蛇舌草、金银花、连翘、地肤子、白鲜皮、牡丹皮等药物，起到了苦善降水、清热解毒之功，甘能滋阴生津，寒能凉血熄火、清热降火、清营凉血，则脉络自宁，凉血不留瘀，一药而标本兼治，达到了正本清源的目的。玄参还可用于肢端皮肤黯红而肿，溃烂疼痛，脓水淋漓，烦热口渴，舌红脉数的热毒型脱疽，临床常伍用当归、金银花、甘草等药物，常见方剂如《验方新编》的四妙勇安汤。裴老师常用来治疗痛风急性期患者。

3. 养阴利咽　咽喉肿痛有外感风热所致者，有阴虚、虚火上炎所引起者，这两类咽喉肿痛，玄参皆可治疗。如感受风热者须配辛凉解表药如薄荷、牛蒡子等品；虚火上炎者配合养阴药如鲜生地黄、麦冬等品同用，故玄参为喉科常用之品，尤以治虚火上炎者为佳。临床上治疗反复发作的慢性咽炎，可以给予玄参，合以胖大海、麦冬、射干、青果等4~5味药少撮泡水喝，长期服用，效果甚佳。有人用张仲景治少阴咽痛之桔梗汤为基础，加用解毒、消肿利咽之牛蒡子、山豆根、板蓝根；清热解毒、轻清凉散、滋阴降火之连翘、薄荷、玄参煎液，通过中药雾化吸入，使咽部直接处于湿润的环境中，从而能使咽部症状在短时间内得到改善。玄参治疗温毒热盛所致咽喉肿痛、白喉等，则与黄芩、连翘、板蓝根等同用，如《东垣试效方》的普济消毒饮。《医宗金鉴》中的玄参升麻汤，方中玄参与升麻，一升一降，升散降泄，相使为用，滋阴凉血清热、解毒利咽消斑，为治疗发斑咽痛、口腔糜烂的常用药对，其方为玄参伍用升麻、牛蒡子、荆芥、防风等药组成，不但可治一般的咽喉肿痛，对小儿疹毒热盛，上攻咽喉更为适宜。

4. 清肺补肾 《医学衷中参西录·玄参解》云："玄参色黑，味甘微苦，性凉多液，原为清补肾经之药……又能入肺以清肺家燥热，解毒消火，最宜于肺病结核，肺热咳嗽。"肺乃肾之母，肺虚及肾，病久则肺肾阴虚，虚火上炎，则出现咳嗽气喘、痰中带血、咽喉燥痛、手足烦热、舌红少苔、脉细数等证候。可用《慎斋遗书》中的百合固金汤，方中玄参伍用百合、生地黄、川贝母、桔梗、麦冬等药物，以达金水并调、标本兼顾的目的。临床上对阴虚咳嗽以及慢性喉痹等亦可应用。

5. 清脏腑郁热 《神农本草经》记载玄参"主腹中寒热积聚，女子产乳余疾，补肾气，令人目明"。名老中医侯士良善用玄参，指出此药既可祛外感之风热，又可祛内脏之郁热，寒而能补，滋而不腻。他通过临床实践，用玄参既滋肾阴又降胃火，清泻风热以治标，护阴以扶正，治疗牙痛颇有效。治疗戒烟综合征辨为心肺阴虚、烟毒蕴结，重用玄参以清热降火利咽而建功。辨红眼病乃热毒犯肺、肝火上炎所致，治用玄参清肝利胆，宣肺解毒明目而痊愈。复发性口腔溃疡是一种反复发作的疾病，多因温热病后邪热未清，或内热郁积，蕴结脾胃，湿热内生，上炎口腔而致溃疡形成，重者化毒成脓。裴老师治疗复发性口腔溃疡，常用玄参与连翘等配伍使用，以清热养阴解毒。

6. 润肠通便　阳明温病，津液不足所致的大便秘结，口渴，舌干红，脉细稍数或沉而无力者，临床上重用玄参，与生地黄、麦冬相伍，如《温病条辨》的增液汤，偏重于燥结不甚者。若大便仍不通，是津液大伤、燥结太甚，宜予增液承气汤缓缓服之。但此二方缓急有别，临证必须斟酌。裴老师认为今人多阴虚体质，临床上多数便秘乃阴虚秘，故常用增液承气汤加减治疗。一般玄参用量达 30g。

7. 软坚散结　玄参可以用治瘰疬痰核、瘿瘤等症，这在古今本草及临床上均是如此之用。但对玄参的这一治疗作用，古今医家有不同的看法，有认为取其散火，如李时珍说"其消瘰疬亦是散火"。有认为是解毒散结，如《中华临床中药学》云："玄参苦咸微寒，清热解毒，化痰散结，用治痰火郁结之瘰疬痰核，多与贝母、煅牡蛎同用，如《医学心悟》消瘰丸。"有认为是软坚散结，如汪昂《本草备要》玄参条下云其治"瘰疬结核"是因其"寒散火，咸软坚"。有研究表明，玄参治瘰疬的作用，应是因味咸而软坚散结，理由是具散结作用的药物并不一定能治瘰疬、瘿瘤，如瓜蒌清热散结，薤白行气散结。显然玄参具咸味是其特殊之处，也是与其他散结药的主要区别点。

8. 滋阴养血、活血止血　《温病条辨》增液汤，由玄参配伍生地黄、麦冬组成，全方有养阴生津液功能。有人运用本方加味治疗阴精亏损、血海不足之经闭，气血亏虚、耗伤阴液之缺乳，产后发热、热毒内陷营血等妇科杂症，收效颇丰。清代医家傅青主所创两地汤，原方由生地黄、玄参、白芍、麦冬、地骨皮、阿胶六味药物组成，以滋阴为要，用于治疗肾中火旺而阴水亏虚所致妇女月经"先期而来少者，火热而水不足"之证。有人以两地汤加味治疗妇科月经病中因血热所致月经过多、经间期出血、经期延长及崩漏，收到满意疗效。

玄参一般临床常用量 15～30g。脾虚便溏或脾胃有湿者禁服。不宜与藜芦同用。

十八、知母

知母最早出现于《神农本草经》。《神农本草经》列知母于中品，载"知母，味苦，寒。主消渴，热中，除邪气，肢体浮肿，下水，补不足，益气"。《中华人民共和国药典》对知母性味归经的描述"知母，味苦、甘，性寒。归肺、胃、肾经"，对其功用主治的描述"清热泻火，滋阴润燥。用于外感热病，高热烦渴，肺热燥咳，骨蒸潮热，内热消渴，肠燥便秘"，既可清热泻火，又能滋阴润燥。现代药理学研究表明，知母具有抗病原微生物、解热、抗炎、抗肿瘤、抗病毒、降低血糖、降低胆固醇、延缓衰老、抗癫痫等诸多作用，是临床的常用药物。

裴老师临床常用知母，并说知母虽亦为寒药，但与苦燥清热药如黄连、黄芩有所不同，而且无论实热、虚热，热在上、中、下三焦皆可用，正如李东垣《用药法象》曰，知母"其用有四，泻无根之肾火，疗有汗之骨蒸，止虚劳之热，滋化源之阴"，实为经验之论。裴老师在临床运用知母于多种病症，疗效凸显。

1. 泻肺火、滋肺阴　知母甘寒质润，归肺经，能泻肺火，滋养肺阴。肺主通调水道，主宣发肃降，喜润恶燥，若人体乃热证发病或久病失调，伤津耗液，致使津亏液少，故肺燥气化失常，津液输布失司而口渴引饮。裴老师认为"肺火"与"津亏"乃病机核心，故治疗多以清泻肺火、滋阴生津为主。知母甘寒质润，一可泻肺火，二可滋肺阴，清中寓养，性质柔和，配伍天花粉助其清热泻火之功，又可生津止渴。二药相使为用，共奏清泻肺火，生津止渴之效。知母一般用量为15g，天花粉用量为30g，比例为1∶2，或者配伍葛根15g，多用于治疗阴虚燥热之消渴病、阴虚内热之甲亢。如《医学衷中参西录》中"玉液汤"，主要用于治疗阴虚内热兼津伤之证。

2. 清实热、泻实火　知母味苦性寒能清热泻火，善治实热之证。对于高热烦渴之证，常与石膏相须为用，《伤寒论》的白虎汤，知母质润，故清热泻火的同时又可滋阴润燥，以防热病日久伤阴耗液。又如《景岳全书》中玉女煎，方中知母滋清兼备，助石膏清实火，又能滋阴止烦渴，二者配伍以解中焦胃中火热。裴老师深刻领会先贤学术思想，尤其是金元时期著名医家刘完素"六气皆能化火""五志过极皆为热"之观点，并提出火热致病的理论。裴老师结合现代人饮食结构、生活习惯、工作压力等特点，认为今人多以阳盛阴虚为主，火热致病偏多，譬如胃火旺盛引起的口疮、牙痛；肝胃郁热之消渴病，即糖耐量异常或糖尿病早期。若辨证为胃火旺盛证，皆可运用知母、石膏以清泻胃火、滋阴和营。知母一般用量为15g，石膏用量为30g，比例为1：2。

3. **清虚热、滋肾阴**　知母经盐炙后入肾经，善泻下焦无根之火，兼滋养肾阴，常与黄柏配伍治疗下焦阴虚火旺之证。知母多用于肾精虚热、骨蒸、消渴，黄柏苦寒沉降，入肾经，善泻下焦相火，二者相伍，共奏滋阴降火之功。《本草纲目》曰"知母之辛苦寒凉，下则润肾燥而滋阴，上则清肺金而泻火，乃二经气分药也，黄柏则是肾经血分药，故二药必相须而行"，临证时常运用二者治疗诸多疾病，如阴虚火旺之汗证、虚劳等。知母多用10~15g，黄柏多为6~10g。对于潮热、盗汗之更年期妇女，当属肝肾阴虚，因地骨皮甘寒入肝肾经，故常配伍知母以清肝肾虚热、退骨蒸，治疗肝肾阴虚之绝经前后诸证。知母用量多为10~20g，地骨皮均为15g。

4. **善治杂病**　裴老师善于运用知母治疗内科杂病，正如《金匮要略》中"桂枝芍药知母汤"。老师善取仲景之师精华所在，认为方中知母、白芍配伍，功善养阴清热，柔筋缓急止痛，临证时往往用于痛风性关节以及肢体关节痛性病症属热痹者，用量皆为15g。《金匮要略》中"酸枣仁汤"，亦为老师常用经方，方中知母、茯苓配伍，意在养阴清热、宁心安神，治疗阴血亏虚之失眠证，用量皆为15g。对于辨证肝火旺盛证型患者，老师常用知母与醋郁金二药配伍，郁金疏肝解郁、清心凉血除烦，旨在清肝疏肝、泻火除烦，多用于治疗肝火扰心之不寐、肝火旺盛之绝经前后诸证等。总之，裴老师博采众家之长、活用仲景之法，使用药对配伍，精调药物剂量，使一味药物发挥不同作用，收益颇丰。

知母一般临床常用量为10~30g。脾胃虚寒、大便溏泄者忌服。

十九、山药

山药，又名薯蓣。高上林先生在临床实践中处处顾及脾胃之气，认为山药味甘归脾，善补脾胃，培土化源，在滋补药中诚为上乘之品。作用缓和，不寒不热，既能补气养阴，又能益肺固肾，补而不滞，滋而不腻，具有补虚、健脾、益气、促进肌肉生长、祛除内伤之寒热之邪、益气祛风、下气和胃、止腰痛、补益五脏和强阴之效，加上其药性平和，又无任何毒性作用，是甘温补气的典范。所以，先生常以此药为主，随证配入他药，匠心独运，用来治疗多种虚证或虚实兼杂之证，每获良效。

1. 益气健脾、资生化之源　先生认为山药味甘归脾，善补脾胃，培土化源，在滋补药中诚为上乘之品。山药的药性是"平性"，"平性"介乎于"微温性"与"微凉性"之间，而兼具微温与微凉之性。当山药生用时，入于肺，显示出味甘、性微凉之用。味甘、性微凉相合，主要功效不在于益气，而在于生津和养阴。山药"实具有人参性质，能培养全身气化"，更妙在炒用，使其由平性变为微温之性，更能增加其甘温益气，健脾和胃之功。山药配伍白术，一温一平，协同以健脾运化水湿，如张锡纯资生汤（山药、玄参、白术、鸡内金、牛蒡子）中重用山药治痨瘵虚弱，以达资生一身之效。傅青主之援土固胎汤（人参、山药、白术、枸杞、山茱萸、杜仲、续断、菟丝子、砂仁、炙甘草），完带汤（山药、白术、苍术、人参、黑芥穗、柴胡、车前子），大补肾水之益经汤（山药、白术、人参、当归、白芍、熟地黄、酸枣仁、杜仲、柴胡、牡丹皮）等，均用山药配伍白术收益气健脾，以资气血生化之源之效。

2. 培本固土、填脾肾之元　山药寓"先天""后天"双补为一体，与肝脾共调之，与肝肾共补之，山药、芡实益肾健脾，补任脉之虚，脾运化水湿摄精微，妙在二药炒用防其滞涩，促其通调，寓补于行，能守能走，动静结合，阴阳共协，既固土而兼填肾之元，资气血生化之源。如先生治疗带下病最常用的傅青主之易黄汤（山药、芡实、黄柏、车前子、白果），药仅五味却力专效宏。山药补脾养胃、生津益肺、补肾涩精；薏苡仁利水消肿、渗湿、健脾、除痹、清热排脓。二者皆为清补脾肺之药，然单用山药，久则失于黏腻，单用薏苡仁，久则失于淡渗，唯等分并用乃久服无弊。山药"汁浆稠黏，能滋下焦真阴，其气味甘温，又能固下焦气化"。景岳说："治泻不利小水，非其治也。"张锡纯宗其法而又出新意于法度中，认为诚利小便可实大便，然肾司二便开闭。"真阴足，则小便利，元气固，则泄泻自止。"先生临床每每用山药治疗泄泻，常重用山药50g，药后小便利而泄泻止，有桴鼓之应。山药既能补肾，又能涩精和固精，尤其是补肾作用，通过补精涩精，渐收补益肾元、阴阳皆补、五脏皆调的目的。凡久病或大病后期，先生亦恒用山药调补脾胃，如薯蓣粥，以一味山药煮粥服之，奏开益脾胃，驱逐宿疾之功。同时，山药补益中焦的健脾作用，也就是补后天脾胃作用亦有助于充养先天之肾，其补肺润肺作用，有助于金水相生，以肺补肾。如此三脏同补，气血阴阳兼顾的多种治疗作用，使山药成为临床上最为常用的药物之一，于治病不可或缺，于养生和保健亦弥足珍贵。

3. 扶脾补肾、填精血之源　山药不仅归肺经与脾经，尚能归为肾经。从山药的性味来说，其不仅具有甘味，尚有一些涩味。一般来说，"甘"味多具有"补"的作用，而"涩"味则具有"固守""固涩""留住""保护"等作用，也即是"防脱失"之意。山药在甘润肺阴，甘养脾胃的同时，以其甘涩之性，入于肾，显示出良好的固精保肾之作用。山药还以其甘平之性，柔补肾气，兼滋肾阴，既可以用于肾气不足，肾阳虚弱，也可以用于肾阴不足，甚至是阴虚火旺之证。只要是肾虚，无论是阴虚还是阳虚，皆可应用。比如肾气虚所引起的腰膝酸软，夜尿频多或遗尿，滑精早泄，女子带下清稀及肾阴虚所导致的形体消瘦、腰膝酸软、遗精等症均可用之。临床上不少补肾名方，如肾气丸（《金匮要略》）、六味地黄丸（《小儿药证直诀》）中都配有本品，显示出山药既能补肾，也能涩精和固精的良好治疗作用。熟地黄味甘，微温。归肝，肾经。具有补血养阴，填精益髓的功效，为补益肝肾之要药。《神农本草经疏》中称之为"补肾家之要药，益阴血之上品"。熟地黄是张介宾最喜用的四味药之一，故有"张熟地"之称，宋代文学家苏轼在《地黄》诗序中云"药之膏油者，莫如地黄"。山药滋肺、肾阴，二药配伍，相须为用，常用于阴虚血少所致的腰膝酸软，骨蒸劳热，头晕耳鸣，遗精，盗汗，消渴，月经闭少及肺肾阴虚喘促等证；牛膝苦甘、酸，归肝、肾经，具有活血通经，补肝肾，强筋骨，利水通淋，引火血下行的功效。《药品化义》谓之"味甘能补，带涩能敛，兼苦直下，用之入肾"。其长于治疗肝肾亏虚之腰膝疼痛，腰膝瘦弱，又引药下行，故古有"无牛膝不过膝"之说。山药补脾肾阴，与牛膝配伍，相须为用，可用于治疗腰腿酸软、小腿屈伸不利等。

4. 健脾化湿、卫冲脉之气　山药配扁豆、莲子健脾化湿，卫冲脉之气，扁豆、山药、莲子协助君药健脾利湿而不伤阴，兼卫冲脉之气为臣。如"经水将来脐下先疼痛"一证，傅氏认为乃"下焦寒湿相争之故"，盖冲为血海，任主胞胎，寒则血凝，湿则生浊，妇人经将潮时，寒湿相搏而致疼痛。佐茯苓淡渗利湿，巴戟温煦血海，白果温化湿浊，共通任脉。诸药合用，"寒湿扫除而经水自调"，疼痛自消。山药能补肾敛冲，镇逆下气。如参赭镇气汤治肾不纳气之喘证，薯蓣半夏粥治胃气上逆之呕吐，加味麦门冬汤治妇人冲气上逆之倒经等。如清降汤、保元寒降汤均重用山药降逆安冲，以使上冲之气安其故宅，则血随气降无溢出上窍。这与明·缪仲淳的"宜降气不宜降火"相暗合。山药配芡实益肾健脾，且二者炒用可防其滞涩，促其通调，能守能走，补而不滞，如易黄汤。山药配茯苓：茯苓为"假松之真液而生，受松之灵气而结"，故又称茯灵。其甘、淡、平，归心、脾、肾经，具有利水渗湿、健脾、宁心的功效，为健脾利水渗湿之要药。其药性平和，无论属寒、属热、属虚、属实，均可应用，是清代慈禧养生所用药物次数最多的中药。其纯以气为用，故治咸以水为事，夫气以润而行，水以气而运，水停则气阻。山药味甘滋补脾胃，茯苓味淡能利水，故二药合用，一阴一阳，一开一合，"利水而不伤正，补而不助邪"，可用于脾肾两虚挟湿等证。

5. 滋补脾胃、补阴生津　山药味甘归脾，善补脾胃，培土化源，在滋补药中诚为上乘之品。先生在临床实践中宗东垣"内伤脾胃，百病由生"的理论，处处顾及脾胃之气。山药滋润多汁，能补真阴生津。以山药为主治疗消渴，如白虎加人参汤、玉液汤，疗效已被当今医界公认。山药汁浆稠黏，能滋下焦肾阴，又能固下焦气化兼补脾胃，且白色入肺，能润肺生水以止渴；先生在治疗消渴时，常配伍五味子。五味子五色五味俱全，且以酸味较为突出，有滋补肝肾、润肺养胃、生津止渴之效，山药大滋真阴，二药相伍，使之阳升而阴应，用五味子之酸收之性封固肾关，不使水饮急于下趋，以治疗脾肾气虚，阴津亏少口渴多饮之消渴见长。先生治疗消渴还常配伍生地黄，"能助肾中之真阴，上潮以润肺"，使阳升阴应，"生水之功益著也"；配伍黄芪又"能大补肺气，以益肾水之源"；配伍山萸肉"以封固肾关"；配伍知母"能滋肺中津液"；配伍葛根、黄芪以升元气，黄芪补中益气，固表益卫，升提中焦清气，偏补脾阳，如《日华子本草》谓之"黄芪药中补益，呼为羊肉"。张锡纯曰黄芪"补气之功最优，故推为补药之长"。山药平补脾胃且偏补脾阴，仲景善用其治疗虚劳、消渴及小便不利证，如《金匮》肾气丸、瓜蒌瞿麦丸。二药配用，滋胃阴而兼温脾阳，使阴中求阳，或以山药为主，"使之阳升而阴应，自有云行雨施之妙也"，如玉液汤、扶中汤、资生汤，阳中求阴，滋而不腻，温而不燥，或以黄芪为主，"为其能助脾气上升，还其散精达肺之旧也"。先生善于以山药治疗气虚津亏之消渴病。

6. 健脾和胃、滋阴疏肝　山药药性平和，健脾以助胃受纳，和胃护体、扶正祛邪，汁液黏稠不致药物呕出急治其标。半夏虽为降逆安冲之主药，但性燥，配山药在上补肺生津，即使多用半夏，亦不虑其燥，共和胃降逆治其本，故二药配伍，如薯预半夏粥可用于治疗"胃气上逆，冲气上冲，以致呕吐不止""诸药不能下咽"等。陈皮温、辛、苦，归脾、肺经，具有理气健脾，燥湿化痰之功。《本草纲目》云："橘皮能泻能燥……同补药则补，同泻药则泻，同升药则升，同降药则降……故橘皮为三经气分之药，但随所配而补泻升降也。"山药甘平，滋补脾肺阴，多用可产生气塞、腹中胀、食欲缺乏，配伍陈皮可去其滋腻之性，故二药并用，一补一利，一涩一通，润燥兼施，刚柔相济，气旺阴复，阴阳和调，可使补而不滞，有利于祛邪，主治肺脾虚弱夹实之食少纳呆，或食后腹胀、倦怠乏力、形体消瘦、烦满等症。薏苡仁甘、淡、凉，归脾、胃、肺经，具有利水渗湿、健脾除痹、清热排脓的功效，其属"寒而不泄，温而不燥，补而不滞，利而不克，至和至美之品"。山药健脾滋阴，以阴中求阳而复运化之功能以治本，二药配伍，一补一利，相互制约，可用于治疗脾虚腹泻、食少纳呆、手足烦热、大便干结或不爽、舌淡红少津等。山药、白芍二药是疏肝健脾的常用组合。白芍，味苦、酸，性微寒，入肝、脾二经，酸能收敛，苦凉泻热，具有补血敛阴，柔肝止痛，平抑肝阳之功，尤为治疗诸痛之良药。山药健脾和胃，二药合用对于脾肺等疾病有较好疗效。先生指出：治胃不疏肝，其功不过半！肝主疏泄，脾主运化，二者在五行是相克的关系。徐大椿注《本经》以"木能疏土"解之，当肝胆的升发之性能不疏泄脾胃时，会使消化功能失常，治宜疏肝健脾。白芍滋阴疏肝、缓急止痛。《药品化义》谓之"微苦能补阴，略酸能收敛，因酸走肝，暂用之生肝，肝性欲散恶敛，又取酸以抑肝，故谓白芍能补复能泻，专行血海，女人调经胎产，男子一切肝病，悉宜用之调和血气"。《汤液本草》云"腹中虚痛，脾经也，非芍药不除"。山药甘以入脾以健脾和胃，白芍酸能收敛以滋阴疏肝，故二药相伍，有酸甘化阴之效，可用于阴虚不濡之挛急，肝木凌脾之面色萎黄无华、腹痛、倦怠、便溏等。

7. 滋养脾阴、濡养脏腑　脾为"太阴湿土之脏"，是全身各脏腑津血的源泉，对濡养脏腑四肢百骸发挥重要作用。所谓"以奉身生，莫贵于此"，就是这个意思。《症因脉治》中指出"脾虚有阴阳之分，脾阴虚者，脾血消耗，虚火上炎，脾虽虚而仍热，若服温补，则火愈甚而阴愈消，必得滋补脾阴，则阳退而无偏胜矣"。对于脾阴虚的治疗，应以甘平为主，正如《素问·五脏生成》所说"脾欲甘"。山药味甘平，归脾经，可使受伤之脾阴获得休养生息之机。此即《素问·刺法论》云"欲令实脾……宜甘宜淡也"，又《得配本草》云山药"补脾阴"，《本草求真》云山药"补脾肺之阴"。《本草崇原》记载"山药……乃补太阴脾土之药，故主治之功皆在中土。治伤中者，益中土也。补虚羸者，益肌肉也。除寒热邪气者，中土调和，肌肉充足，则寒热邪气自除矣……补虚羸，则可以长肌肉而强阴。阴强，则耳目聪明"。如配白术"健脾之阳"，使"脾土健壮，自能助胃"的资生汤，使"胃汁充足，自能纳食"；配黄芪以"益水之源"的十全育真汤，使"阴阳不至偏胜，即肺脏调和，而生水之功益普也"等。山药味甘归脾，偏补而性微涩，如张志聪谓之"气味甘平，始出中岳，得中土之专精，乃补太阴脾土之药"。然脾为阴土，性善升运，喜燥恶湿，山药汁浆稠且性偏涩，其滋腻之性易助湿以碍脾之运化，此时配伍陈皮行脾胃之气以宣化中焦，如《得配本草》言其"恐气滞，佐以陈皮"，《本草求真》谓之"凡补药涩药，必佐陈皮以利气"。东垣谓之"如欲调气健脾者，橘皮之功居其首焉"。《本草思辨录》载"陈皮辛温而苦，能利水谷，为脾肺之散药泄药"。二者配伍，常用于脾阴虚兼有气滞的之手足烦热、口干不欲饮、大便干结或不爽、舌淡红少津、苔薄、脉濡微数等。

8. 生津润肺、润泽皮肤　山药为润肺补肺之佳品。其味甘，其性平，其质滑润，归入肺经，具有甘平凉润之性，能滋养肺阴，润养肺体。由于肺主皮毛，因而通过滋养肺阴，加强了肺对皮毛的润养作用，达到滋养皮肤，为"皮肤补水"的效果。

山药不仅为润肺补肺之品，同样以其味甘、性微温，入于脾经，而显示出良好的益气健脾效果，尤其是将山药炒制，使其由平性变为微温之性，更能增加其甘温益气，健脾和胃的作用。由于脾胃为气血生化之源，脾胃的功能强健，自然便能生化出更多的气血以供养机体，当然也包括供养皮肤、五脏六腑和气色容颜等。如此，自然能达到为皮肤增加气色的目的，也就是能起着悦泽容颜的作用。山药尚能入肾经，以其甘平之性，柔补肾气，兼滋肾阴，既可以用于肾气不足，肾阳虚弱，也可以用于肾阴不足，甚至是阴虚火旺之证，只要是肾虚，无论是阴虚还是阳虚，皆可应用。比如肾气虚所引起的腰膝酸软、夜尿频多或遗尿、滑精早泄、女子带下清稀，以及肾阴虚所导致的形体消瘦、腰膝酸软、遗精等症均可用之。因而，山药在上焦补肺润肺可润肌肤；在中焦能补脾益气可养肌肉；在下焦能补肾，重在补精、固精、涩精以实现精血互化，从而达到增色美颜的目的。麦冬滋补肺阴，如《名医别录》谓之"定肺气，安五脏，令人肥健，美颜色"，《本草求真》谓之"润皮毛"，《本草纲目》谓之"润皮肤"。金元四大家之一的李杲说"皮肤干燥，以此物山药润之"，《药品化义》记载其有"温养肌肤"之功。《本草求真》则具体指出山药润皮肤的机制在于能"补脾肺之阴，是以能润皮毛、长肌肉"。山药与麦冬合用，通过滋阴而达养颜之效。白小林老师还常将山药与茯苓、白术配伍，用于治疗皮肤干燥、黄褐斑等皮肤疾病。茯苓性味甘淡平，入心、肺、脾经，具有渗湿利水，健脾和胃，宁心安神的功效；白术味苦、甘、温，归脾、胃经，具补气健脾、燥湿利水、安胎之功；山药甘、温、平，补脾肺肾，益气生津。三药配伍，相须为用，补土生金，正合在古代中药的美容技术应用上尽现无遗的"肺合皮毛"理论。

总之，山药具有在上焦补肺润肺、在中焦健脾补脾、在下焦补肾涩精等作用，通过调理肺、脾、肾三脏，亦调理了体内的气血精津液，从而达到调和五脏元真的目的。

山药一般用量为 15～50g，临床多炒用。

二十、郁金

郁金，始载于《药性论》，为姜科植物温郁金、广西莪术、姜黄或蓬莪术的干燥块根，主要分布于四川、福建、浙江、广西等地。郁金性寒，味辛、苦，归肝、心、肺经，具有活血化瘀、行气解郁、清心凉血、利胆退黄等功效。主要用于胸胁刺痛，胸痹心痛，经闭痛经，乳房胀痛，热病神昏，癫痫发狂，血热吐衄，黄疸尿赤等。《本草纲目》中载其"治血气心腹痛，产后败血冲心欲死，失心癫狂蛊毒"，《本经逢原》载"郁金辛香不烈，先升后降，入心及包络。治吐血、衄血、唾血血腥，破恶血，血淋，尿血，妇人经脉逆行，产后败血冲心，及宿血心痛"。自古以来郁金被广泛运用于多种病症，发挥其功效。裴老师认为郁金具有疏、散、行、清、利五大特点，临证常运用于气郁、血瘀、血热、湿热等治疗。

1. **疏肝行气解郁** 郁金体轻气窜，其气先上行而微下达以行气解郁，作用面广泛。《神农本草经疏》曰："入手少阴、足厥阴，兼通足阳明经。"故胸中气机不畅之胸痹，脾胃气机阻滞之脘腹胀闷，以及肝胆气机不利之胁痛皆可选用。临床上常见配伍，如郁金配柴胡。郁金入肝经血分，活血行气止痛；柴胡入肝经气分，行气疏肝解郁。二药合用，有疏肝解郁，活血止痛的功效，常用于肝郁血滞所致的胁肋胀痛、月经不调、行经腹痛等。郁金配枳壳：郁金既入气分，又走血分，以行气解郁，凉血散瘀为要；枳壳行于气分，以理气消胀为主。二药配伍，一气一血，气血并治，肝胆脾胃兼顾，对肝脾气郁证效佳，主治气滞胸腹脘痛、肝郁胁痛等。郁金配香附：香附善走气分而行气解郁止痛，为妇科调气之要药。《本草汇言》中曰郁金"善行下焦"。二药合用，则有行气止痛、活血化瘀之功，常用于气滞血瘀所致的痛经、闭经或月经不调、产后腹痛、胸腹疼痛，胁肋胀满等。郁金配青皮、陈皮，主治肝气犯胃所致两胁胀痛。

2. **活血化瘀止痛** 《新修本草》提出郁金能"破恶血"，其可广泛用于瘀血所致的各种病症，如胸痹、胁痛、腹痛、痛经、闭经、癥瘕等。由于郁金既能活血化瘀，又可行气解郁，故对气滞血瘀之疼痛尤佳。临床上常见配伍，如郁金配丹参，主治行经腹痛及心胸痹痛。郁金能入心、肝经，走胸膈，《本草纲目》称其治"产后败血冲心欲死"，故与丹参配伍，能增强活血止痛之效。郁金配瓜蒌：瓜蒌理气宽胸，化痰散结，行胸膈滞气，其与郁金配伍，可以起到理气宽胸、活血止痛的功效，气血同调，用于气滞血瘀型胸痹心痛。郁金配赤芍：赤芍苦，微寒，既能泻火凉血，又能消积血，行血滞。郁金既可行气疏肝，又可凉血活血。二药合用，可用于肝经瘀热之胁肋疼痛、痛经、闭经等。郁金配当归、川芎：当归性温味辛，可升可降，能补血活血。川芎味辛，能行气血，疏肝开郁。三药合用，则活血行气而不伤血，补益阴血而不滞血，对营血瘀滞而兼血虚者尤宜。郁金配香附、白芍，主治气滞血瘀所致的胸胁疼痛、经期腹痛等病症。裴老师常运用郁金治疗胸痹、消渴病痹证、胃脘痛、痛经等气滞血瘀之证。

3. **凉血止血** 郁金性寒，功能凉血止血，常用于热伤血络所致的出血。郁金入心、肝二经，有下气降泄之功能，对肝郁化火，气火上冲，损伤血络，营血上溢的上部出血之症效佳，为"治吐血圣药"。临床上常见配伍，如郁金配生地、牡丹皮、栀子、牛膝主治血热瘀滞所致吐血、衄血、尿血及妇女倒经等病症。郁金配槐花：槐花苦寒而入肝、大肠经，凉血止血，善治下部出血。二药相合，多用于热迫血行，血从下溢之下部出血。郁金配牡丹皮、青皮、香附、鳖甲主治癥瘕积块、胀满疼痛等。

4. **清心安神** 郁金体轻气窜，凉血清心，入于气分行气解郁，达于血分凉血清心安神。张元素之《珍珠囊》提出郁金具有"凉心"之功。裴老师临证时对于肝火旺盛，上扰心神者常用郁金以清心解郁安神，与川芎配伍，共奏疏肝解郁、清心安神之功。

5. **利胆退黄** 郁金苦寒，入肝经而利胆退黄。《圣济总录》之郁金散，选用郁金"治谷疸，唇口先黄，腹胀气急"。临床常见配伍，如郁金配茵陈主治湿热黄疸。茵陈芳化清利，功专清利湿热，利胆退黄。二药合伍，则增利胆退黄功效。郁金配姜黄、茵陈主治胆囊炎、胆石症。郁金配金钱草、海金沙：金钱草味甘、淡，性寒，归膀胱、小肠、脾经，功专清热利尿通淋，故治各种淋证。海金沙味甘、淡，性凉，清热利湿，通淋排石。三药合用，共奏清热利湿，行气排石之功。郁金配茵陈、栀子、枳壳主治黄疸。裴老师得高上林先生传授，善用郁金、金钱草配伍治疗胁痛（慢性胆囊炎），疗效显著。

裴老师活用郁金，灵活配伍，加减有度。通过不同的配伍，发挥不同的治疗作用。郁金一般用量为 10 ~ 15g。

二十一、川牛膝

川牛膝之药名始见于《仙授理伤续断秘方》，为苋科植物川牛膝或头花蒽草的根。其味甘、微苦，性平，归肝、肾经，具有活血化瘀、通经活络、引火（血）下行、祛风利湿、利尿通淋等功效。《本草纲目》云："牛膝乃足厥阴、少阴之药。所主之病，大抵得酒则能补肝肾，生用则能去恶血。"临床上多用于治疗经闭癥瘕、胞衣不下、跌扑损伤、风湿痹痛、足痿筋挛、尿血血淋等病症。裴老师临证善用川牛膝配伍多药治疗诸多病症，卓见成效。

1. **活血调经，化瘀通络** 川牛膝性善下行，长于活血通经。《中药志》言川牛膝破血下降，故其活血化瘀作用有疏利降泄之特点，多用于妇科经产病症。《医林改错》中血府逐瘀汤，乃活血化瘀、行气止痛的方剂，主要用于治疗胸中血瘀证。裴老师认为其亦可用于血瘀经闭证、痛经、月经后期等。方中川牛膝消瘀血、通血脉，引血下行。气能行血，故多配伍"血中之气药"之川芎。因其长于行气活血，二药相伍力专效宏，气行则血和，瘀血消除，冲任二脉畅通，经血按时蓄溢，病症悉除。

2. **补益肝肾、强筋健骨** 《景岳全书》之左归丸，可滋阴补肾、填精益髓，用于真阴不足证之头目眩晕、腰酸腿软、遗精滑泄、自汗盗汗、口燥舌干。方中使用酒蒸的制川牛膝，为佐药，配伍鹿角胶、菟丝子等共奏补肝肾、健筋骨、强腰膝之效，并苦泻下降以降上炎之虚火。裴老师喜用川牛膝治疗肝肾亏虚之关节痹痛，正如《素问·上古天真论》中载："女子七岁，肾气盛，齿更发长……三七，肾气平均，故真牙生而长极；四七，筋骨坚，发长极，身体盛壮……丈夫八岁，肾气实，发长齿更；二八，肾气盛，天癸至，精气溢泻，阴阳和，故能有子……七八，肝气衰，筋不能动；八八，天癸竭，精少，肾脏衰，形体皆极，则齿发去。"肝主筋，肾主骨，肝肾盛衰决定筋骨关节强弱。但无论男女，年逾五十，均肝肾亏虚，精亏血少，无以荣养筋肉骨节。不荣则痛，精少无以转化为气血，气虚日久则生瘀血，瘀血痹阻关节，不通则痛，总属肝肾亏虚兼血瘀阻络之骨痹病，即今人所患骨关节炎、骨质疏松等。裴老师认为川牛膝长于补益肝肾、强健筋骨、通络止痛，多与盐杜仲、桑寄生、当归、白芍等配伍使用，若肝肾得以滋补，精血充满，气血津液有所化源，荣养四肢筋脉骨节，经络、关节通畅，则痹痛自除。

3. **祛风利湿** 川牛膝常用于治疗风湿腰膝疼痛等症，无论寒热风湿痹痛均可使用。如金元时期的朱震亨，创制上中下通用痛风方，用苍术、黄柏（二妙散）为基本组方治之，取得良好疗效。与羌活、桂枝、苍术、秦艽、防风等配伍，可治疗风湿关节痛。明代虞抟《医学正传》中三妙丸，由《丹溪心法》中的二妙散伍以川牛膝而成。方中苍术燥湿健脾，黄柏清热燥湿，川牛膝引药下行，用于治疗湿热下注之痿痹，如两脚麻木，或如火烙之热，临床多用于治疗风湿性关节炎、重症肌无力、下肢进行性肌萎缩等疾病，随证酌情加味，效果满意。《本草正义》谓川牛膝"疏通脉络，流利骨节，其效颇著"，《神农本草经》言川牛膝"主寒湿痿痹，四肢拘挛，膝痛不可屈伸，逐血气"。川牛膝味苦下行，归肝、肾经，可活血通络、通利关节，治疗下部腰、膝、足痛症。因川牛膝疏利降泄之特点，能引火下行，热邪随二便而下，敛阴而不留邪，瘀热消散，关节通利，病症自除。裴老师认为痛风性关节炎急性发作期，乃湿热内蕴关节，热灼血络，瘀血内生，致关节不利，不通则痛，常用四妙勇安汤加川牛膝、白芍等以清热解毒，活血止痛。川牛膝虽可活血通络止痛，但为"动血之品"，以防热病伤阴，故多与白芍配伍。白芍养血和营，二药配伍，一散一敛，破瘀不伤血。

4. **利尿通淋** 张锡纯《医学衷中参西录》谓川牛膝"善引气血下注，是以用药欲其下行者，恒以之为引经"，故临床多选用川牛膝作为引经药。盐炙川牛膝能引药下行，增强其利尿通淋之功。宋代《仁斋直指方》云："小便淋痛，或尿血，或沙石胀痛，用川牛膝一两，水二盏，煎一盏，温服。"可见川牛膝的利尿通淋之功已被医药学家初步认识并用于临床。

《严氏济生方》中的济生肾气丸，其原名为"加味肾气丸"，是在《金匮》肾气丸的基础上增加了川牛膝、车前子，意在取川牛膝通利小便之效。裴老师常用川牛膝治疗湿热内蕴膀胱之证，多与淡竹叶配伍。川牛膝引相火下行，淡竹叶引心火下行，共奏清热泻火之效。

川牛膝用量一般为 10～15g。中气下陷，脾虚泄下者慎用。

二十二、丹参

丹参始载于《神农本草经》，曰"破癥除瘕……一名郄蝉草"。丹参又名赤参、紫丹参、红根、紫党参。张介宾《本草正》提出："丹参，养血活血，生新血，行宿血……心脾肝肾血分之药。"顾靖远《本草必用》认为，丹参"长于行血……为心经血分之药"。张璐《本经逢原》认为，"丹参气平而降，心与包络血分药也……能破宿血，生新血"。可见，古人对丹参的活血作用已有了深刻认识。

丹参作为活血药，一味即可成方，习语称"一味丹参，功同四物"。《妇人大全良方》中的"丹参散"，方中皆只有丹参一味。丹参为末，温酒调服，促其活血之力，此乃丹参散。妇人经闭、产后恶露不下不外乎"瘀"和"虚"，虚则补之，瘀则活血化之。

始于20世纪70年代的"冠心Ⅱ号"试验研究，为丹参活血化瘀的现代药理研究拉开了帷幕。随后有关丹参的临床药理试验如雨后春笋般涌现。临床试验表明，丹参注射液能够加快血流速度，改善脑供血不足。脑血栓形成，属中医"中风"。中风不论急性期、恢复期，当以活血为主，配以其他治法。"医风先医血，血行风自灭"，就是这个道理。

裴老师临证常用丹参配伍生脉散等加减治疗心系疾病，取得较好疗效。裴老师常说丹参的功效堪比养血活血的四物汤。四物汤配伍精妙：熟地黄入肾经，当归养血，川芎行血，白芍敛阴，有补血配活血，动静相伍，补调结合，补血而不滞血，行血而不伤血的配伍特点。丹参可以把这四味药的作用集于一身，既能养血，又能活血。

除了治疗心系疾病，裴老师也常用丹参配伍治疗肾病，代表方为芪丹地黄汤加减。赵绍琴教授提出：治疗肾病不能轻易补肾，慢性肾炎并不是肾虚引起的，而是热邪侵袭到了人体的肾经，到了血分甚至到了髓分。这时就需要用凉血活血的方法来治疗，一般用芦根、茅根、炒槐花、生地榆等药凉血，把血凉下来，同时还要用丹参来活血。现代药理研究也表明丹参具有改善微循环、抗凝血、抑制或减弱肾脏变态反应炎症损害、改善代谢、调节免疫功能、利尿、消除尿蛋白的作用。裴老师认为肾系疾病常累及全身多个脏腑。肾脏气化失司，久病多瘀，久责肝脾，肝气郁结，脾失濡养，"阴虚血瘀"是基本病机。裴老师运用芪丹地黄汤加减治疗肾系疾病，兼顾补肾益精与活血化瘀，比如糖尿病肾病。老师认为肾虚和血瘀不是孤立存在的，而是相互并存的，肾阴虚久兼血瘀，血瘀加重肾阴虚，本虚标实。治以益气滋阴、活血化瘀。方用六味地黄汤平补肝、脾、肾三脏之阴，轻泻肝、脾、肾三脏之浊，重用黄芪、丹参加强益气活血之效，共收滋阴补肾，益气活血通络之功。

丹参一般临床常用量为 10～30g。无瘀血者慎服。

二十三、苍术

术有白术、苍术之别。古人两术通用，先贤论著常并而论之。现临床常分而论之。

裴老师常说苍术、白术，一为阳中阴，一为阴中阳，归经亦有所不同，归经不同，药效自有差异。相关古医籍记载，苍术可通过配伍相应中药治疗月经不调、痛风性关节炎及消化系统疾病等。裴老师在临床常用苍术治疗痛风、高尿酸血症等。

药理研究表明苍术具有抑制胃酸分泌、促进肠胃运动及胃排空、降血糖等作用。

糖尿病，相当于中医学中的消渴病，临床辨证有阴虚燥热型、气阴两虚型、脾虚水湿型、脾肾阳虚型等。对于脾虚水湿型和脾肾阳虚型糖尿病患者，裴老师常用苍术以健脾燥湿。苍术的药性燥烈，裴老师常联用具有滋阴作用的玄参，可以减轻苍术的燥性。两者合用在临床治疗糖尿病取得较好疗效。另，苍术配伍半夏、黄连、黄芩以辛开苦降、平调寒热治疗糖尿病胃肠病变，其中苍术健脾化浊。苍术用量一般为10～15g，效果颇佳。

此外，裴瑞霞老师喜用四妙散及四妙勇安汤治疗高尿酸血症及痛风性关节炎。裴老师认为，四妙散能走下焦而清热燥湿，故对于以下焦湿热为主要表现的疾病，皆可用之，不必拘泥于痿证。湿热痹阻型痛风性关节炎患者，多伴有肾脏功能异常，后天食肉醇酒，脾胃受损，湿浊内生，扰乱气机，长此以往，血脉不得清化，难以泻利。湿热痹阻型痛风性关节炎，急性发作期以活血化瘀、清热除湿、通络止痛为治则，可有效减轻疼痛。另，裴瑞霞老师临床处方常加金银花、玄参、当归等药合四妙勇安汤之义，可有效清热，减轻发热疼痛等症状。

苍术一般用量为 10～15g。阴虚内热，气虚多汗者忌服，孕妇慎服。

二十四、夏枯草

夏枯草为唇形科植物夏枯草的干燥果穗。《神农本草经》载夏枯草"主寒热、瘰疬、鼠瘘、头疮、破癥、散瘿结气，脚肿湿痹"。夏枯草味辛、苦，性寒，归肝、胆经，具有清热泻火、明目、散结消肿之功。裴瑞霞老师对于火热致病，亦常用滋阴清火法，夏枯草为常用清热药之一。

1. 瘰疬、瘿瘤　夏枯草味辛能散结，苦寒能泻热，用以治肝郁化火，痰火凝聚之瘰疬、瘿瘤。裴老师指出，此类疾病多由于情志内伤、饮食、水土失宜，以致气滞、痰凝、血瘀壅结于颈前所引起，以颈前下方喉结两旁结块肿大为主要临床特征的一类疾病。气滞痰凝、瘀结颈前是基本病理，病变主脏在肝，治疗当以理气化痰，消瘿散结为基本治则，常治以疏肝理气、清泻郁火、滋阴降火、化痰软坚等。夏枯草味辛、苦，性寒，又入肝经，是泻热散郁、散结消肿的临床常用药。

2. 头晕头痛、目赤肿痛　夏枯草苦寒降泄，主入肝经，善泻肝火以明目，用以治疗肝火上炎、肝风内动之头晕头痛、目赤肿痛。裴老师指出，肝阳上亢、肝阳偏旺，肝火上炎，肝阴不足，收敛功能减弱，肝阳趁机上行扰动头目而引发上述症状，常见于高血压、神经性头痛、更年期综合征等，治疗当以平肝潜阳、清泻肝火。夏枯草苦寒入肝，善泻肝火，以阳治阴，为临床清肝火常用药物之一。

3. 乳痈肿痛　本品既能清热泻肝火，又能散结消肿，用以治疗乳痛肿痛。裴老师指出，该病由肝郁气滞、痰瘀互结、冲任不调所致，肝郁气滞、痰瘀交阻于乳络为病之标，肾气不足、冲任失调为病之本。夏枯草辛以散结，苦以泻热，主入肝经，有良好的清肝散结之效，尤其用于肝郁化火，痰火凝聚的肿块，故临床常用于乳腺增生、乳腺炎的治疗。

4. 癌　夏枯草味辛苦，性寒，归肝经，能清热散结，用以治疗各种恶性肿瘤。裴老师指出，癌系由正气虚弱、留滞客邪、气滞血瘀、邪毒积聚、蕴郁成块所致，治疗当以扶正培本、疏肝理气、通经活络、以毒攻毒为治则。夏枯草味辛，归肝经，能疏肝理气、通经活络、软坚散结、清热解毒，现代药理研究也证明其有很好的抗恶性肿瘤作用，故临床常用于各类恶性肿瘤的治疗。

夏枯草与药物的配伍

裴老师临证用药讲究配伍，药味不多，善用对药，注重药物搭配。

1. **夏枯草与石决明**　二者均为足厥阴肝经之药。夏枯草长于苦寒泻热，能祛肝风、清肝火、行肝气；石决明则咸寒重镇，平肝潜阳，大补肝阴。裴老师认为，二者合用，对肝阳上亢或肝火上炎诸证效果较好。临床常用于高血压病、高血压脑病以及暑日暴发火眼等病症。

2. **夏枯草与黄芩**　夏枯草清泻肝胆之火，黄芩清热燥湿。裴老师认为，二药合用，治疗上、中焦火炽为病诸热以及肝阳上亢等症。此配伍现亦多用于高血压病的治疗。

3. **夏枯草与龙胆草**　龙胆草泻肝降火，除肝经湿热。裴老师认为，二药合用，泻肝清火作用增强，用于肝有郁热之胸胁胀痛、口苦目眩、不思饮食、乳房肿痛、暴发火眼等症。小剂量对慢性肝炎之食欲不振有一定疗效。

4. **夏枯草与玄参**　夏枯草清肝泻热，玄参解毒散结。裴老师认为，二药合用，善疗肝火郁结之瘰疬结核及乳房肿块。

5. **夏枯草与桑寄生**　夏枯草去肝经实火，桑寄生补益肝肾，养血益阴。裴老师认为，二药合用，治疗肝肾亏虚、肝阳上亢之头晕目眩、血压升高、四肢麻木等症。

6. **夏枯草与香附** 香附性平，能散能降，善理肝经之气滞。裴老师认为，二药合用，疗肝经有热、肝气郁结之目痛头眩，胸胁作痛，肝经有热之月经不调以及肝郁化火、痰火郁结之瘰疬。

7. **夏枯草与半夏** 半夏有清肝和胃除痰之功，裴老师认为，二药合用，疗肝火旺盛、肝胃失和之头晕目眩、口苦、纳呆、心烦、胸胁疼痛、失眠不寐等症。

8. **夏枯草与钩藤** 钩藤有平肝清热、止痛的作用。裴老师认为，二药合用，疗肝经有热、肝阳上亢之头痛、眩晕等症，且能降低血压，治疗高血压病。

裴老师临床用方以经方为主，也有经方与时方合用，用药简便，针对性强，对药物性味归经、主治功效、临床应用，信手拈来，让学生为之叹服。

夏枯草临床常用量为 10 ~ 30g。脾胃虚弱者慎服。

二十五、川芎

川芎入药，最早见于《神农本草经》，"主中风入脑，头痛，寒痹，筋挛缓急，金疮，妇人血闭无子"。其味辛，性温，归肝、胆、心包经，具有活血化瘀、祛风止痛的功效，主治气滞血瘀之痛证。川芎辛散温通，既能活血化瘀，又能行气止痛，为血中之气药，具通达气血功效，故治气滞血瘀之胸胁、腹部诸痛。川芎善下调经水，中开郁结，能活血调经，为妇科要药，可用治多种妇产科疾病，如闭经、痛经、产后恶露不下、月经不调。又能主治头痛、风湿痹痛。川芎能上行头目、祛风止痛，为治头痛要药，无论风寒、风热、风湿、血虚、血瘀头痛，均可随证配伍应用。川芎辛散温通，能祛风通络止痛，又可治风湿痹痛。《中华本草》将该药归为祛风、活血、行气药，而主要功效为行气开郁、活血祛风。《汤液本草》认为川芎是头痛患者的首选药物，并且也被应用于月经异常、风寒湿痹等患者。裴瑞霞主任医师承古训而有所发挥，临床具体常用配伍如下。

1. **养血行气活血** 佛手散出自宋代许叔微《普济本事方》，仅由川芎和当归两味药等量配伍组成。川芎辛温而燥，善于行走，有活血行气之功；当归甘补辛散，苦泄温通，质润而腻，养血中有活血之力。川芎偏于行气散血，当归偏于养血和血。二药伍用，活血、养血、行血三者并举，且润燥相济，当归之润可制川芎辛燥，川芎辛燥又防当归之腻，使祛瘀而不耗伤气血，养血而免致血壅气滞，共奏活血祛瘀、养血和血之功，临床用于血虚、血瘀头痛，月经不调，痛经，闭经，妊娠伤胎，胞衣不下，难产，产后瘀血腹痛，风湿痹痛等。在《本草汇言》中更是将川芎、当归、芍药等共同入药，进而提出了当前临床中常用的养血四物汤。

2. **疏肝散浊，动静结合** 川芎辛温香窜，主入肝经，偏于升散，走而不守；不但下至血海、中散郁结、上行头目，还具有疏肝郁、散郁结、祛湿寒、消痹浊的功效，也是妇科中调理经血的常用药物。芍药有白芍与赤芍，白芍味甘微寒，主入肝经，疏肝养血敛阴，偏于收敛。与川芎共同配伍后动静结合，散敛并举，辛酸相合，切合肝体阴而用阳之性，不但能够补肝气，也能够散肝郁，治疗肝脏阴血不足或气滞血瘀。《本草求真》云："血之盛者，必赖辛为之散，故川芎号为补肝之气；气之盛者，必赖酸为之收，故白芍号敛肝之液，收肝之气，而令气不妄行也。"赤芍味苦、性寒，可通经祛瘀除痛及消肝火。《本草备要》中指出赤芍可泻肝火、消积癥，与川芎共同配伍后温寒互补，相互促进，有效调理经血，消除痛肿。二者共同配伍，活血、养血兼顾，疏肝、柔肝并举，使其活血而不伤正，疏肝开郁而不损肝阴。临床用于肝血、肝阴不足之月经不调、闭经；肝郁血滞之胸胁胀痛、月经不调、痛经。

3. **润燥相济** 川芎辛散温通，既能活血，又能行气，从而起到良好的止痛作用，为血中气药，广泛用于血气瘀滞之头、胸、胁、腹诸痛及痛经、月经不调、风湿痹痛等证。然辛温升散易伤阴血，伍以甘寒滋润的生地黄，清热凉血，养阴生津，制川芎之偏，使其作用范围更广。临床用于气滞血瘀的各种病证，常选四物汤加味治疗。

4. **疏风止痛，清热散结** 《名医别录》中记载，外感风邪之头痛患者多采用石膏与川芎配伍治疗。石膏主要入胃、肺经，可清肺热，消咳喘，是清热解毒泻火的常用药物，而川芎调理血气，活血补气，与石膏配伍后缓解热火侵入型头痛症状。两种药物一散一清，一热一寒，兼顾标本，除热而止痛，具有疏风清热之功效。代表方剂石膏川芎汤，主治伤寒热病后，头痛不止。

5. **散寒通络** 川芎辛散温通，气香走窜，能上行颠顶，下行血海，旁达四末，外彻皮肤，既能活血化瘀，又能行血中气滞，并能疏散风邪，为血中之气药。桂枝辛温浮散，透达于肌腠之间，散风寒、逐表邪，发汗且温经助阳。两药相合，共奏疏风寒通经络、开痹涩、行气活血之功。临床用于风寒湿痹、一身肢节疼痛、重着酸楚，或寒阻脉络所致的偏头痛，妇女经脉受寒，月经不调、痛经、癥瘕、产后腹痛及外伤受寒、肿痛不消等。

6. **理气活血** 川芎辛散温通，走而不守，行血中之气，为血中之气药。香附辛散苦降甘缓，性平无寒热之偏，为治气滞证的主药。盖血随气而行，气行顺畅则血也和畅，气逆而郁则血也凝滞；然气附血乃行，血平则气达，血滞则气遏。香附与川芎伍用，气血并调，共奏理气解郁、活血止痛之功。临床用于气郁血滞所致的胁痛、头痛或痛经等；肝气郁滞所致的胁痛、脘腹胀痛、疝痛、月经不调等。裴瑞霞主任医师常用柴胡疏肝散加减治疗上症。

7. **散寒活血** 川芎上行头目，活血通络，可治疗头痛，而防风散风祛寒，缓解疼痛。前者主要以活血行气为主，而后者主要通过驱散风寒来缓解头痛症状。两药一燥一散，相互配伍，获得除湿散寒祛风的治疗效果，在外感风寒患者中应用可有效消除头痛症状。

8. **除湿通痹，升散止痛** 川芎辛散温通，气香走窜，旁达四末，外彻皮肤而疏散风邪，行血中气滞而活血祛瘀，具有较强的祛风止痛作用。羌活性温味辛苦，辛能升散，温能祛寒，苦能燥湿，既能发表散寒，又能除湿止痛，可促进血脉畅通，消除外邪与风寒，缓解湿气所致的疼痛症状，尤其善于祛上半身的风寒湿邪，在风湿所致的关节肌肉疼痛中经常应用。而临床研究也指出该药主要适宜治疗后头部或上半身疼痛。二药均有升散止痛的功用，相配之后，散风行气，活血止痛之功增强。《本草逢原》认为，羌活治足太阳风湿相搏一身尽痛，与川芎同用，治太阳、厥阴头痛，发汗散表，通和关节。临床用于风寒湿邪侵袭肌表，凝阻脉络所致的外感头痛，肢体疼痛；风寒、肝火、痰浊、瘀血等引起的顽固性偏正头痛；风湿性关节炎、类风湿关节炎。

9. 疏风止痛　川芎味辛性温，入肝经血分，疏散风热，善祛风活血止痛。菊花甘寒而不伤阴，苦寒而能清热，有疏散风热、清肝明目之功。两药合用祛风止痛之力明显增强。临床用于风热上攻，头晕目眩所致的发热，口苦，苔薄微黄，脉浮数；肝阳上亢所致的偏头痛。如《太平圣惠方》菊花散即以二者为散治头风头痛，风毒昏晕；菊花茶调散以二者作为治疗头痛的常用药对。

川芎一般临床常用量为 10～15g。凡阴虚火旺，上盛下虚及气弱之人忌服本品。

二十六、香附

香附，别名香附子、莎草根、雷公头、三棱草、香头草、雀头香。《本草纲目》言其"止心腹、肢体、头目、齿耳诸痛"。《本草正义》云："香附，辛味甚烈，香气颇浓，皆以气用事，故专治气结为病。"《本草纲目》谓："香附之气平而不寒，香而能窜，其味多辛能散，微苦能降，微甘能和。生则上行胸膈，外达皮肤，熟则下走肝肾，外彻腰足。炒黑则止血，得童溲浸炒则入血分而补虚，盐水浸炒则入血分而润燥，青盐炒则补肾气，酒浸炒则行经络，醋浸炒则消积聚，姜汁炒则化痰饮。"

香附辛能散滞，苦降逆气，芳香疏达走窜，药性平和，不寒不热，归肝经以理气开郁，走三焦能行气分之滞，行十二经、八脉气分之效力。主一切气，并解六郁（气郁、血郁、湿郁、痰郁、食郁、火郁），通经血，成为足厥阴肝、手少阳三焦气分的主药，"乃气病之总司，女科之主帅也"，能引补血药到达气分以生血。因它性平，无寒凉、燥热的弊端，无论产前、产后都可以服用，所以它又被称为"女科要药"。香附与不同的中药联合应用，有不同的效果，《本草纲目》认为，香附"得参术则补气；得归地则补血；得木香则散滞和中；得檀香则理气醒脾；得沉香则升降诸气；得芎䓖、苍术则总解诸郁；得栀子、黄连则清降火热；得茯神则交济心肾"。这说明香附的治疗范围广泛，不同的中药配伍可以治疗多种疾病。

香附一般临床常用量为 10～15g。凡气虚无滞者忌服。

二十七、枳实

《本草纲目》中记载枳实："主大风在皮肤中如麻豆苦痒，除寒热结，止痢，长肌肉，利五脏，益气轻身。"可见枳实功效多样。枳实味苦、辛，性微寒，入脾、胃、大肠经，功善破气消积，化痰除痞。裴老师认为，枳实作为一味理气药，可用于多种病证的治疗，正如《神农本草经》中记载"枳实、枳壳大抵其功皆能利气，气下则痰喘止，气行则痰满消，气通则痛刺止，气利则后重除"，形容枳实可治疗气机不畅引起的痰阻之证、气滞痛病、气滞里急后重之证。裴老师通过巧妙配伍，使得一味药具有多种功效。

1. 破气除痞，消积导滞　枳实归脾、胃、大肠经，故最常见的功效即破气除痞，消积导滞。裴老师主要用于胃肠积滞证。若饮食不节，食积于中焦脾胃，气机升降失司，发为胃痛、痞满、呕吐等病，可与善消积食之品配伍使用，如炒麦芽、焦神曲、焦山楂等药，正如《医学正传》中曲麦枳术丸。若心下痞满，食欲缺乏，乃中焦脾胃运化失常，可与半夏、厚朴以行气宽中和胃，如《兰室秘藏》中的枳实消痞丸。若胃肠积滞，热结便秘，裴老师常用小承气汤，方中大黄用以清热泻下通便，枳实、厚朴二药配伍以宽肠行气，消痞除满，加强通便之力。

2. 行气化痰，通络止痛　仲景之师认为胸痹病机为心脉痹阻，多因气滞、寒凝、痰浊、瘀血阻滞心络，不通则痛。在治寒饮气逆心痛病时，选桂枝生姜枳实汤。枳实在桂枝生姜枳实汤中，消痞除满，降气开结。《金匮要略》中记载："胸痹，心中痞，留气结在胸，胸满，胁下逆抢心，枳实薤白桂枝汤主之。"此乃胸阳不振，痰饮上逆，加之气结胸中，致胸痹不通，治疗则当通阳宣痹。方中薤白、桂枝宣痹通阳，枳实消痞除满，厚朴宽中下气。裴老师临证时常以厚朴、枳实配伍，厚朴、枳实，一温一寒，各有所宜，加强宽胸理气，心络畅通，胸痹自消。若痰浊偏盛，常以枳实配伍瓜蒌以行气化痰通络。老师尤其注重气机升降，因为气可推动血液、津液运行，故治疗气滞、痰浊、瘀血，必然不忘治气。

3. **破气行滞，通络止痛**　本品辛行苦降，能行能散，长于破气消滞、止痛通络，故常被运用于气滞不行之胁痛。如《济生方》中枳芎散，用以治疗气血阻滞之胸胁疼痛。裴老师认为，今人因工作生活压力易致情志不畅，影响肝之调达。肝气郁遏，气机不畅，血运失司，肝络不通则痛，治疗以调畅气机为主，善用四逆散加减。四逆散乃调和肝脾之剂，方中柴胡疏肝解郁，白芍养血柔肝缓急，枳实行气导滞，炙甘草调和诸药。全方注重疏肝解郁，行气散痞，使得气机调畅，气血调和，疼痛自消。

4. **治疗杂病**　本药可治痰饮病。对于支饮腹满证，用厚朴大黄汤，方中枳实起破气消积、导痰下气之效。枳实在《外台秘要》茯苓饮中，理气消痰，治疗中虚气滞证。对于脾虚气滞之水气病，用枳术丸，方中重用枳实苦辛气香，破气散结以消痞坚，辅以白术健脾益气，燥湿化饮。二药相合，消补兼施，用之可使结滞散而水饮去，脾气旺而运化健，心下痞坚诸症自除。

枳实常用量 10～15g。枳实苦寒，苦泄力大，行气力强，为破气消积之要药，故孕妇慎用。

二十八、当归

当归最早出现于《神农本草经》："味甘，温。主治咳逆上气，温疟寒热，洗洗在皮肤中，妇人漏下绝子，诸恶疮疡，金疮，煮饮之"。宋代《日华子本草》诸家本草载当归"治一切风，一切血，补一切劳，破恶血，养新血及主癥癖"，可见其应用十分广泛。当归，味辛、甘，性温，归肝、心、脾经，功效补血活血、调经止痛、润肠通便，用于血虚萎黄，眩晕心悸，月经不调，经闭痛经，虚寒腹痛，肠燥便秘，风湿痹痛，跌仆损伤，痈疽疮疡。酒当归活血通经，用于经闭、痛经，风湿痹痛，跌仆损伤。现代药理学研究证明，当归具有抗血栓形成、改善血液循环、抗心律失常、改善冠状动脉循环、扩张血管、解痉、抗炎和镇痛、降血糖、扩张肺动脉，降低肺动脉高压、保肝利胆、保护肾脏、补血等诸多作用，是中医临床的常用药物。

裴老师临床常用当归，认为当归作为补血药，医书中亦有"十方九归"之称。当归和血首次见于《医学启源》，云"当归能和血补血"，后《本草纲目》亦予以记载和补充。当归和血意为使血的状态达到和谐、调和，何谓血之和谐，即不寒不热、不虚不实、不瘀不滞，既温又润，动静协调。当归调和的是气血关系，血中含气，和血必须和气，气和则血和，气融于血则和，当归为血药非气药，但当归在应用时多和补气的黄芪配伍，如当归补血汤，当归引补气药入血，填补血中之气，以使血迅速生成，以益气生血。又如李东垣的"补中益气汤"，当归在此的作用则不为补血，而为引气入血，防止补气过甚而化热伤血，此与高氏"和法"思想相统一。

1. 补血养血　当归甘温质润，故专能补血，为补血第一药，适用于心肝血虚所致的面色苍白或萎黄、倦怠乏力、唇甲浅淡无华、头晕目眩、心悸失眠等症。《太平惠民和剂局方》立四物汤，以当归配熟地黄、白芍、川芎滋阴养血活血，运用于营血虚滞。全方补而不滞，补中有通，是补血调经常用方剂，尤其适于产后血虚的调治。若气血两虚者，常与黄芪、党参同用，即当归补血汤，出自《内外伤辨惑论》，黄芪大补脾肺之气，以资气血生化之源，当归养血和营，二者相配，共奏补气生血之功。

2. 调经活血　当归气轻而辛，故又能行血，既可通经调经，又能活络止痛，尤其适合女性使用，特别适合治疗月经不调、痛经、血虚闭经等病证，被古人称为"妇科圣药"。与桃仁、红花、熟地黄、白芍、川芎配伍，组成妇科名方桃红四物汤，常用于经期提前、痛经。偏于血热者，常配赤芍、地骨皮等。

3. 活血止痛　用于血虚、血滞而兼有寒凝，以及风湿痹阻的疼痛证。治疗血滞兼寒的头痛，配川芎、白芷等；气血瘀滞的胸痛、胁痛，配郁金、香附等；治疗虚寒腹痛，配桂枝、白芍等；治疗血痢腹痛，配伍黄芩、黄连、木香等；治疗风湿痹痛、肢体麻木，常配伍羌活、桂枝、秦艽等。

4. 润肠通便　中医认为精血同源，血虚者津液亦不足，肠液亏乏易致大便秘结。当归可润肠通便，常与麻仁、苦杏仁、大黄合用治疗血虚便秘。

5. 降气止咳　当归治咳喘，前贤早有论述。《神农本草经》言当归"主治咳逆上气"，《本草汇编》亦曰"当归味辛散，乃血中之气药"，况咳有阴血虚阳无所附者，故血药补阴，则血和气降也。

裴老师亦用当归于治疗肝肾阴虚，气滞不运，以致胸胁脘痛，咽干口燥，舌红少津，脉多细者，用生地黄、沙参、麦冬、枸杞子等滋肺肾之阴，佐以当归以养肝阴，肝体得养，肝气条达，其症可除。亦可用于痈疽疮疡，当归既能活血消肿止痛，又能补血生肌。裴老师常用当归配玄参、金银花、甘草组成四妙勇安汤加味以养阴泻火，活血解毒，用于热痹之痛风，临床中取得良效。

总之，裴老师博采众家之长、活用仲景之法，选用当归配伍可寒可热，可阴可阳；可补可散，可疏可敛；可升可降，可上可下；可内可外，可出可入之功效。调整药物剂量，使普通一味药物的变化有层次，丰富了临床辨证用药需求，收到满意疗效。

当归一般临床常用量为 10～30g。湿阻中满及大便溏泄者慎服。

二十九、白芷

白芷收载于《神农本草经》中，被列为中品。白芷得地之金气，兼感天之阳气，故味辛气温，无毒，其气香烈，亦芳草也，入手足阳明、足太阴，走气分，亦走血分，升多于降，阳也。东垣云："白芷疗风通用，其气芳香，能通九窍，表汗不可缺也。"《雷公炮制论》载："……去头面皮肤之风，除肌肉燥痒之痹，止阳明头痛之邪，为肺部引经之剂。"《本草求真》归纳白芷的主要功效为："通窍行表，为足阳明经祛风散湿主药。故能治阳明一切头面诸疾，如头目昏痛、眉棱骨痛、暨牙龈骨痛、面黑瘢疵者是也。且其风热乘肺，上烁于脑，渗为渊涕，移于大肠，变为血崩血闭，肠风痔漏痈疽；风与湿热，发于皮肤，变为疮疡燥痒；皆能温散解托，而使腠理之风悉去，留结之痈肿潜消，诚祛风上达，散湿火要剂也。"故本品善于治疗外感风邪所致头昏头痛、眉棱骨痛、牙痛、鼻渊鼻塞流涕；因其能散风湿，治皮肤风湿瘙痒或风湿痹痛；能活血消肿排脓，可治疗痈疽、疮疡等外科疾病。此外，本品还可用于治疗妇女寒湿腹痛、赤白带下。

高上林先生善于灵活使用白芷，一药多用，发挥多重功效，具体如下。

1. 祛风散寒　白芷芳香浓烈，味辛力厚，芳香上达，祛风散寒，通肌肤，透毛窍，为解表通腠之良药。正如李东垣所言："白芷疗风通用，其气芳香，能通九窍，表汗不可缺也。"常与羌活、防风、柴胡、葛根等配伍，以增强其散风解表之功效。白芷配羌活、紫苏，用于恶寒重、微发热、无汗、鼻流清涕之风寒感冒；白芷配柴胡、葛根、黄芩，治外感风寒，郁而化热，恶寒轻，身热增盛之表寒里热感冒；白芷配菊花、茶叶，疗身热较著，鼻塞流黄浊涕之风热感冒；白芷配防风、贯众，治疗起病急、发热、乏力、头痛、周身酸痛之流行性感冒；白芷配伍羌活、细辛治疗风寒外袭诸症。此乃流派治疗感冒常用配伍药物。

2. 通窍止痛　白芷辛温，辛能行散，温能祛寒；气味芳香，能走善通，能通窍止痛，临床常用于风寒、风湿、寒湿等邪痹阻肌肤、肢体、关节和脏腑等所致诸窍的闭证和疼痛病症。

白芷所通之窍包括脑窍、鼻窍、目窍等。

（1）通鼻窍，伍辛夷、苍耳子辛苦温润，甘缓不峻，上达头顶，下走足膝，内通骨髓，外透肌肤，长于透脑而通鼻窍，更能祛风湿，除痹痛；辛夷芳香走窜，升达清气，长于走入脑舍，去上焦风寒而通鼻窍，寒热皆可配伍应用；白芷芳香走窜，长于治头面之风，除脾胃之湿，散肺经之风寒，升阳明之清气，为流派治疗鼻渊之要药。

白芷配伍薄荷、辛夷、苍耳子，芳香通窍治疗鼻渊流浊涕不止；白芷配细辛治鼻痛；与荆芥穗伍治风寒流涕；与苍耳子、栀子、桔梗、菊花伍，治鼻渊浊涕。

（2）醒神开窍，以白芷、川芎、桔梗、檀香配伍有调中顺气、安神定志、清爽头目的作用。以白芷配伍人参、青皮、陈皮等治疗痰气交阻，上蒙神窍之神志昏迷、牙关紧闭。

（3）通下窍，如以白芷治肠风便秘、小便气淋结涩不通。白芷的止痛作用首见于《神农本草经》，认为白芷有止痛（治风痛）、杀虫作用。《鸡峰普济方》通顶散以白芷合干姜、蒿角子研末，搐入鼻内以治疗头痛不可忍、牙痛诸痛证。金元时期刘元素谓白芷为"手阳明引药要药，同升麻则通行手、足阳明经，亦入手太阴经……治正阳明头痛，热厥头痛，加而用之"。元代《汤液本草》载："（白芷）气温，味大辛，纯阳、无毒。气味俱轻，阳也，阳明引经药……头痛甚者加蔓荆子。"白芷治疗的痛证，其最大特点是阳明经和阳明腑的疼痛病证。白芷辛香行窜，善走头面，具有良好的芳香开窍作用，是治头目昏痛、眉棱骨痛之要药。无论寒热虚实，只要配伍得当皆可应用。常与川芎、防风、细辛等同用，以增强其通窍止痛之功效。白芷配防风，用于"偏正头痛，痛不可忍"；白芷配乌头、全蝎，用于寒凝气滞之顽固性头痛，常获奇效；白芷配藁本、当归，用于血虚颠顶作痛；白芷配石膏、川芎治头痛如胀，遇热则头痛如裂，面红目赤之风热头痛；白芷配黄芩，用于风热夹痰之眉棱骨痛；白芷配辛夷、苍耳子，治鼻塞流黄涕，嗅觉下降之鼻渊头痛；白芷配薄荷、檀香，疗感受寒邪鼻塞流清涕，日久不愈之肥厚性鼻炎头痛；白芷配川芎、蔓荆子治疗椎底动脉供血不足引发的头痛、头晕。清代叶天士治风郁头痛，将白芷用在黄芩、栀子、连翘等清凉药中；清代吴谦治阳明内热头痛、鼻干、目痛，齿颊疼痛，也以白芷同石膏、黄芩、薄荷等合用。

3. 消肿排脓　白芷能化瘀消肿，排脓托毒，生肌长肉，祛腐生新，常配伍清热泻火、解毒利湿之品用于治疗疮疡痈肿。以醋调白芷末敷局部，治疗肿毒热痛。以白芷配金银花、甘草、当归等治疗疮疡疾病，用于疮疡肿痛。以白芷合生姜温服，治疗疔疮初起；以白芷与大黄等份为末，米饮服，治疗痈疽赤肿。白芷入足阳明经脉，可疏通阳明经脉，并引药入乳房，可治疗乳房诸疾。如《寿世保元》以白芷配贝母、瓜蒌等份，消散疮肿治疗吹乳；乳痈初起可配蒲公英、瓜蒌同用；脓出不畅配金银花、天花粉同用。《外科全生集》白芷散以白芷配伍乳香、没药、浙贝母、当归等分，研末陈酒调服治疗乳痈。寇宗奭认为："《药性论》言白芷能蚀脓。今人用治带下，肠有败脓，淋露不已，腥秽殊甚，遂致脐腹冷痛，皆由败脓血所致，须此排脓。"流派传承人在治疗各种痤疮时，善于同皂角刺、蒲公英等配伍，以消炎排脓。

4. 燥湿止带　白芷气味芳香燥烈，燥可胜湿，温燥寒湿，可化湿醒浊、辟秽解毒，主要适用于湿浊浸淫肌肤之湿疮、寒湿下注所致之带下。以白芷配升麻、金银花、连翘治疗湿热浸淫肌肤所致黄水疮；以白芷伍五倍子、枯矾外用治疗小儿胎毒、浑身湿烂；单用白芷主治湿浊下注，带脉失约，带下连绵者；或可配伍苍术、薏苡仁、白鸡冠花等；以白芷配伍当归、黄柏、椿根皮等清热燥湿药，治疗湿热下注的赤白带下，质黏稠者；若单纯脾虚带下，可配伍煅牡蛎、山药、白术等，发挥燥湿兼固涩作用。

5. 宽胃利肠，和中通络　用白芷治胃病，实有宽畅中焦，通利肠道，宣通气机，和中安胃，通络开郁，散结消积之意，恰与胃病病理特点合拍。经临床应用，亦确擅有此功。《本草汇言》曰："白芷，上行头目，下抵肠胃……而利泄邪气。"白芷且有调和表里、调和气血、调和上下、调和寒热、调和肝脾、调和胆胃等诸多功用，并有辛散不伤气，温而不燥烈，祛邪不伤正，泻中有补，寓泻于补，行气亦活血，活血亦通络等优点。《本草经·百种录》说："……白芷极香，能祛风燥湿，其质又极滑润，能和利血脉，而不枯耗，用之则有利无害者也。"临床若经恰当灵活配伍，寒热虚实皆可用之。若调和寒热者，宜白芷配黄连、吴茱萸；若调和表里者，宜用白芷伍紫苏梗、半夏；若调和气血者，宜以白芷配木香、当归；若调和上下者，宜白芷伍生姜、大黄；若调和肝脾者，宜白芷配柴胡、茯苓；若调和胆胃者，宜白芷配黄芩、半夏；若调畅胃肠气机者，宜用白芷伍川厚朴、佛手；若用于和胃宽肠，宜用白芷伍生姜、砂仁等。白小林老师在得到高上林先生启发之后，对白芷的临床运用多有发挥。

6. **燥湿化痰，消痞健胃** 白芷性轻味香气厚，其气芳香，功专燥湿化浊，理气化痰，宣通气机，疏郁开闭，疏达枢机，以消痞满，和中健胃。是以主入肺、脾、胃经，香能燥能化，辛能宣能散，轻能升其轻清阳气，厚能降其浊阴之气为其特点，且以燥湿化痰，散积消痞，升清降浊功效最优。燥湿化痰消于中，开痹引湿出于表，化痰宣通出于窍，泄浊利水走于下。白芷消痞散积是谓有其导邪气之壅滞，消食气之积滞，化湿邪之遏滞，疏气机之郁滞四大功效。白芷和中健胃是其有醒脾消胀，开胃进食，升清降浊，启胃之受纳，旺脾之健运的显著功效。临床应用，若以燥湿为主者，宜白芷配苍术、川厚朴、草豆蔻；若以消痞为主者，宜白芷伍紫苏梗、陈皮、佛手；若以化浊为主者，宜白芷配薏苡仁、菖蒲、车前子；若以邪滞为主者，宜白芷伍柴胡、羌活、桔梗；若以痰积为主者，宜白芷配半夏、僵蚕、胆南星；若寒湿食滞者，宜白芷伍生姜、苍术、草果；若湿热食滞者，宜白芷配黄连、薏苡仁、山楂；若脾虚食滞者，宜白芷伍茯苓、白术、白豆蔻；若用于健胃者宜白芷伍半夏、建曲、麦芽。

7. **辛散温通，激发阳气** 白芷辛温宣通，具有温散宣通阳气，发邪气，温暖中焦，调畅枢机，醒中土之气，散中焦寒邪，激发脾胃阳气，补脾阳，暖中土之良效。临床用于治疗胃病，实为佳品。本品具有温燥而滑润之性，温而不伤阴损气，助阳气升动以行，行阴气枢机以散，温以助运，温以助补，温以燥化，温以宣达，温以消散，温以旺气，温以生阳。临床应用，若寒邪犯者，宜白芷配细辛、生姜、藿香以辛温宣通，速散寒邪；若中寒内生者，宜白芷伍甘松、干姜、吴茱萸以温中散寒，通畅枢机；若脾胃阳衰者，宜白芷配细辛、附子、乌药以温脾暖胃，振奋中阳；若中阳不振者，宜白芷合桂皮、细辛、紫苏梗以激发脾阳，兴奋枢机；若湿遏脾阳者，宜白芷配川厚朴、半夏、紫苏以化湿通阳，以展枢机；若食积遏伤阳气者，宜白芷伍槟榔、焦三仙、枳实以消食化积，通畅阳气。

8. 宣木通乳 《医林纂要》认为，乳即经血所化，血下溢于肝则为经，酿成于胃则为乳，而两乳则阳明胃脉所经行，肝脉于脾，脾脉络于胃，故乳得从胃化而出。白芷辛温色白，行阳明胃经，宣木气于土中，达血脉于经隧，除血中之郁滞。白芷有良好的通乳功效，临床配伍用于治疗各型产后缺乳有良好疗效，甚至有的单用白芷煎汤代茶饮亦有良好通乳功效。但气血虚则以当归补血汤加白芷、通草。肝气郁滞型，药用当归、白芍、天花粉、白芷等。

9. 祛斑美容 白小林老师认为白芷是一味美容良药。因白芷有祛风除湿、抗真菌作用，故能治脱发、生须眉、去粉刺、养颜色、止瘙痒、去垢腻、治雀斑，增强皮肤免疫力。不仅润泽颜色，可作面脂，正如《本草纲目》谓白芷"长肌肤，润泽颜色，可作面脂"，古代美容方中多用之。配伍桔梗治痤疮。痤疮多为阳明湿热，常发于头面部，而头面为诸阳之会。病在上者多为标证，病位多浅表，痤疮皮损病位表浅在皮毛，肺在外合皮毛，白芷味辛，能散能行，归肺经，又为阳明经引经药，故可上达清窍，宣肺消肿排脓。也有不少学者认为"阳气闭塞"，不能发散毒邪至肌表，是本病的主要机制。白芷正是运用其辛温发散之性，达到"鼓舞中阳、升清举陷"之效。桔梗性平、味苦，归肺、胃经，具有宣肺、排脓、祛痰、利咽的功效。桔梗在《太平惠民和剂局方》参苓白术散中有舟楫之功，载药上行，可使药效直指上焦。痤疮好发于头面部，上焦位高，近于表，宜用轻清升浮之品，否则药过病所，"治上焦如羽，非轻不举"。桔梗一味质轻，入肺经，对于丘疹脓疱性痤疮，可上达头面宣肺排脓，使得痤疮腐去生新，治疗痤疮，临证时常用桔梗一味与白芷配伍。白芷用量多从 15g 起，脓疱、丘疹多者可调整用量至 20～30g。后期根据病情程度增减。

本品性味辛散，如头痛、麻痹、眼目、漏带、痈疡诸症，不因于风湿寒邪，而因于阴虚气弱及阴虚火炽者，俱禁用之。易引发口腔溃疡，可配伍玄参、太子参、生地黄、麦冬等滋阴清热之品。成人用量入丸散3～6g，入煎汤9～15g，但每剂药如达30g，可有中毒风险。

三十、石斛

在我国传统医学中，石斛为常用珍贵药材，始载于《神农本草经》，列为上品。其味甘、淡、微苦，性微寒，归胃、肺、心、肾经。有滋阴清热，养胃生津，润肺止咳，益肾明目之功，主治热病伤津，虚热不退，胃阴不足，口干咽燥，脘痛干呕，肺燥咳嗽，腰膝酸软，目暗不明。

高上林先生认为本品甘凉清润，入胃肾，既清胃热生津止渴，又滋肾阴退热明目，为津伤口渴、阴虚目暗良药。石斛既能补养津液不足，又能化阴液之源，为治疗糖尿病口渴引饮之良药。《神农本草经》称其有"下气，补助五脏，虚老羸瘦，强阴，久服厚肠胃，轻身延年"之作用。现代药理研究发现，石斛中含有石斛多糖、石斛碱和氨基酸等，能提高人体免疫能力，增强记忆力，补五脏虚劳，抗衰老，抑制肿瘤，改善糖尿病症状，抗缺氧，对放疗、化疗以及夜生活、烟酒过度者有显著效果。

石斛有养阴生津之良效，善清阳明（胃）虚热，为滋养肺、胃之阴的常用药。温热之邪最易伤阴，故凡热病后期津液被伤，余热未清、口燥烦渴、食欲缺乏、虚热不退以及胃痛干呕，症见舌光少苔者，皆可随症应用。生津止渴一般多与（鲜）生地黄、麦冬、沙参、天花粉、玉竹等同用；阴虚内热引发干咳、盗汗、低热、舌红脉细数，多与麦冬、百合、桔梗、生地黄、玄参、地骨皮、青蒿、秦艽、银柴胡等同用；用于胃痛干呕，多与藿香、橘皮、竹茹等配伍。石斛还有滋肾阴之功效，因肾精不足而致目昏、视力减退者，多与生地黄、熟地黄、山茱萸、枸杞子、决明子、青葙子、沙苑子、地骨皮、菊花等同用（如石斛明目丸、石斛夜光丸等）。总之，石斛能养肺胃之阴、清肺胃虚热而止烦渴，清肾中浮火而摄元气，清中有补，补中有清，补而不腻。

甄权《药性论》记石斛有"治男子腰脚软弱……逐皮肌风痹、骨中久痛，补肾益力"之功，提示石斛确有补虚除痹之能。《太平圣惠方》第19、29、30诸卷记载诸多石斛散，均以石斛为君，以治各种痹证。临床中常用于治疗鹤膝风的方剂"四神煎"源于清代鲍相璈著《验方新编》，其组方：生黄芪半斤，远志、牛膝各三两，石斛四两，金银花一两。清代沈金鳌《妇科玉尺》常以石斛牛藤汤治疗产后腰腿痛。可见，石斛补虚除痹之能早为历代医家所珍视。

石斛属补阴之品，有恋邪助湿之可能，故表现为舌苔厚腻、湿重便溏、痰涎、肥胖以及湿温等症者不宜应用。临床常用量为 10～15g。

三十一、桑寄生

桑寄生，始载于《神农本草经》，性平、味苦、甘，归肝、肾经，具有补肝肾、强筋骨、祛风湿、安胎元之功效。《神农本草经》云："主腰痛、小儿强背、痈肿、安胎、充肌肤、坚发齿、长须眉。"《本草纲目》记载："利五脏、宣肠胃气，排毒。"传统用于风湿痹证、腰膝酸软、筋骨无力，崩漏经多、妊娠漏血、胎动不安、癥瘕积聚、肠风下血等病证。现代临床研究表明其在治疗妇科流产、高血压、心律失常及某些炎性疾病方面有较好疗效。

临床用于高血压的治疗时，桑寄生配伍夏枯草、钩藤、菊花、牛膝、天麻等取得满意疗效；临床上常用桑寄生治疗风湿性心脏病心律失常、冠心病心律失常、更年期心律失常，屡获效验。如桑芪生脉汤治疗频发室性期前收缩、窦性心律不齐、病窦综合征等，疗效满意；加减复律汤（黄芪、桑寄生、苦参、葛根、川芎、生地黄、磁石、炙甘草）治疗病毒性心肌炎急性期和恢复期室性期前收缩，对改善心肌代谢，在病毒性心肌炎急性期和恢复期室性期前收缩均有明显疗效；应用桑钩温胆汤治疗高脂血症，具有降低血总胆固醇、甘油三酯的作用，同时可升高高密度脂蛋白胆固醇水平；镇肝息风汤加减治疗缺血性中风，及辨证属肝阳上亢、肝风内动的出血性中风患者临床均有良效；在治疗糖尿病肾病、慢性肾炎蛋白尿时配伍活血化瘀、益肾固涩之药，对减轻蛋白尿，缓解临床症状有明显作用；桑寄生具有软坚排毒、消除癥瘕积聚的作用，被广泛用于抗肿瘤的治疗中。总之，桑寄生在降压、调脂、治疗心脑血管系统疾病及抗癌等方面具有广泛的临床疗效。

桑寄生一般临床常用量为 10～15g。外感热病未解者、体内火热炽盛者不宜单味药服用。

三十二、延胡索

延胡索，别名延胡、玄胡索、元胡，在我国有近千年的入药历史。始载于《神农本草经》，列为中品，具有活血、行气、止痛的功效，主治气血瘀滞的各种痛症，如胸胁痛、腹痛、痛经、产后瘀阻、跌仆肿痛及腹腰膝诸痛。

《雷公炮炙论》有记载："心痛欲死，速觅延胡。"临床主要用于胸胁、脘腹疼痛，经闭痛经，产后瘀阻，跌仆肿痛。《本草纲目》中有"延胡索，能行血中气滞，气中血滞，故专治一身上下诸痛，用之中的，妙不可言"的记载。

现代研究表明，延胡索主要活性成分为苄基异喹啉类生物碱，延胡索乙素、原阿片碱为其主要活性成分，因此具有扩张冠状动脉，增加冠脉血流量，抑制血小板聚集，抗血栓，抗心律失常，改善心肌供氧，增加心排血量等药理作用，临床常用于冠心病的预防治疗。

临床上，延胡索常与其他药物配伍治疗各种疼痛，如配伍白芷组成的元胡止痛方，为治疗胃痛、头痛、痛经等的经典良方；与川楝子组成的金铃子散为经典名方，具有活血散瘀、行气镇痛的作用，用于治疗胸痛和脘腹疼痛等。金铃子散在临床上也常用于癌症的治疗。

延胡索一般临床常用量为 6～10g，孕妇慎用。

三十三、合欢皮

合欢皮首见于《神农本草经》："合欢，味甘平。主安五脏，利心志，令人欢乐无忧……生山谷。"合欢皮性平、味甘，归心、肝、肺经，功善解郁安神，活血消肿，主要用于治疗烦躁失眠、血瘀肿痛、疮痈，是一味常用的中药材。

清代《本草求真》："合欢皮。合欢因何命名，其服之脏腑安养，令人欢欣怡悦，故以欢名……植于庭除，干似梧桐，枝甚柔弱。叶似皂角，极细繁密，叶则夜合者是。"故主要用于心神不安，忧郁失眠。合欢皮善解肝郁，为悦心安神要药，主要适用于情志不遂、烦躁失眠等。秦晋高氏内科流派善以"肝失调畅"为辨，认为情志不畅可致肝郁气滞，肝主升发，为气机升降之枢，可以升发元气、升发宗气、升发营卫之气、通降六腑之气。因此，临证时注重调畅肝之气机，治疗多用疏肝解郁、疏肝行气等治法。合欢皮则长于解肝郁，用于治疗失眠时，多与首乌藤、刺五加、五味子等配伍；与大剂量金钱草配伍，治疗肝胆经气不利、热毒壅滞所致的肝脓肿可见奇效；配伍枳壳、延胡索、桃仁、红花等理气活血药物治疗胸胁刺痛、肺痿出血、跌打损伤等症均有良效。

合欢皮临床常用量为 10～15g。因其含有皂苷、鞣质等，会导致妊娠期妇女子宫收缩，因此孕妇应慎用。胃炎患者慎服合欢皮，风热自汗、外感不眠者禁服合欢皮。

第二节　对药

所谓对药，亦称药对、对子，始见于《黄帝内经》，成熟于《伤寒杂病论》，是指临床常用的相对固定的两味药配伍形式。

一、黄芩、黄连

黄芩苦寒，功能清热燥湿，善清肺、胃、胆及大肠之湿热，尤长于清肺胃湿热。《名医别录》言其："疗痰热，胃中热，小腹绞痛，消谷，利小肠，女子血闭，淋露下血，小儿腹痛。"黄连大苦大寒，清热燥湿力大于黄芩，尤善清心胃郁热，止消渴。《名医别录》言其："主五脏冷热，久下泄便脓血，止消渴，大惊，除水利骨，调胃厚肠，益胆，疗口疮。"《珍珠囊》言其："泻心火，心下痞。"二者常相须为用，以清胃中实火，消心下痞。裴老师常用此药对来治疗心下痞及消渴病，经过临床观察，治疗消渴病二者用药比例为 1：1 时，效果最佳。

常用药量：黄芩 6～15g，黄连 6～15g。

二、牡丹皮、赤芍

牡丹皮苦寒，入心肝血分，善能清营分、血分实热，功能清热凉血止血，活血祛瘀。赤芍，苦微寒，入肝经血分，功能清热凉血，散瘀止痛，素有"肝家血分之要药"之称。《药品化义》言："赤芍，味苦能泻，带酸入肝，专泄肝火。盖肝藏血，用此清热凉血……以其能主降，善行血滞，调女人之经，消瘀通乳；以其性禀寒，能解热烦，祛内停之湿，利水通便。较白芍味苦重，但能泻而无补。"二药配伍，既可凉血，又可活血散瘀，使热清、血宁而无耗血动血之虑，凉血止血而无留瘀之弊。正如叶天士所言："入血就恐耗血动血，直须凉血散血。"裴老师常用此药对治疗血分有热之证。

常用药量：牡丹皮 15g，赤芍 15g。

三、竹茹、生姜

竹茹甘寒质润，归肺、胃经，性降而沉，守而不走，善治中上二焦之热邪。其功用有二：①有清化热痰的作用；②清热降逆止呕，为治热性呕逆之要药。《本草汇言》曰："竹茹，清热化痰，下气止呃之药也。"生姜，味辛性微温，辛散温通，能温胃散寒，和中降逆，善止呕，素有"呕家圣药"之称。《名医别录》载其："主咳逆上气，止呕吐。"《本草拾遗》曰："去冷除痰，开胃。"二药配伍，具有和胃降逆止呕之功。裴老师常用此药对治疗胃气上逆，胃中有热之呃逆、呕吐。竹茹与生姜，一温一寒，寒温并用，相反相成，互相牵制，互相制约，恰到好处，其清热除烦，和胃降逆作用明显增强。裴老师常用竹茹与生姜的配伍比例为5∶3，制约竹茹之寒凉。

常用药量：竹茹 6～10g，生姜 3～6g。

四、桑白皮、地骨皮

桑白皮味甘、性寒降，主入肺经，入气分，能清泻肺中火气兼泻肺中水气而止咳平喘。《滇南本草》曰："金受火制，惟桑白皮可以泻之。止肺热咳嗽。"地骨皮性寒、味甘，入血分，性寒可泻肺中伏火，甘寒淡泄肝肾之虚热，凉血退蒸。王好古言其："泻肾火，降肺中伏火，去胞中火，退热，补正气。"《本草述》记载其："治虚劳发热，往来寒热，诸见血证、鼻衄、嗽血，咳喘，消瘅，中风，眩晕，痫痓，虚烦，悸，健忘，腰痛，行痹，脚气，水肿，小便不通，赤白浊。"《药品化义·卷九》言："地骨皮……入泻白散，清金调气，疗肺热有余咳嗽。"裴老师常用此药对治疗肺热咳嗽、咳喘等病证。

常用药量：桑白皮 15g，地骨皮 15g。

五、金银花、连翘

金银花性寒、味甘，归肺、心、胃经，既入气分又入血分，芳香疏散，善散肺经热邪，透热达表，并能清热解毒凉血。连翘，味苦微寒，苦能清泻，寒能清热，入心、肺二经，长于清心火，其质轻清上浮，可散上焦风热，又能解疮毒，消散痈肿结聚，被称为"疮家圣药"。《珍珠囊》云："连翘之用有三：泻心经客热，一也；去上焦诸热，二也；为疮家圣药，三也。"金银花与连翘，二者均有清热解毒的作用，既能透热达表，又能清里热而解毒，还能疏通气血，宣导十二经脉气滞血瘀，以达消肿散结止痛之功效，无论在表、在里、在气、在血，均可配伍应用。裴老师常用此药对治疗外感风热、咽喉肿痛、皮肤疔疮、粉刺、亚急性甲状腺炎、痛风等表、里热毒旺盛证。

常用药量：金银花 20 ~ 30g，连翘 10 ~ 15g。

六、桃仁、红花

桃仁味苦、甘，性平，苦以泄滞血，泻血热，甘以生血，质润能润肠通便，主入肝经，逐瘀力强，又称破血药。《药品化义》云："桃仁，味苦能泻血热，体润能滋肠燥。若连皮研碎多用，走肝经，主破蓄血，逐月水，及遍身疼痛，四肢木痹，左半身不遂，左足痛甚者，以其舒经活血行血，有祛瘀生新之功。若去皮捣烂少用，入大肠，治血枯便闭，血燥便难，以其濡润凉血和血，有开结通滞之力。"红花味辛、性温，归心、肝经，辛散温通，善能活血祛瘀，通经止痛。《本草纲目》言其："活血，润燥，止痛，散肿，通经。"《本草汇言》曰："红花，破血、行血、和血、调血之药也。"二者均为活血祛瘀之要药也，李克绍先生认为二者"濡润行散，善于活血通络"，往往相须而用，共奏活血祛瘀、补气防壅之效。桃仁质重下达，红花质轻上达，二药同用可祛全身瘀血，且祛瘀不伤正。裴老师常用此药对治疗月经病、痹证、癥瘕积聚、心脑血管疾病等具有瘀血阻滞之疾病。

常用药量：桃仁 10 ~ 15g，红花 6 ~ 10g。

七、牡丹皮、栀子

牡丹皮味苦、辛，性微寒，辛以散结聚，苦寒除血热，入心肝血分。善能清营分、血分实热，功能清热凉血止血。因其善于清透阴分伏热，被称为无汗骨蒸之要药。《本草纲目》言："牡丹皮，治手足少阴、厥阴四经血分伏火。盖伏火即阴火也，阴火即相火也，古方惟以此治相火，故仲景肾气丸用之。今人乃专以黄柏治相火，不知牡丹皮之功更胜也。"栀子，味苦，性寒，苦寒清降，能泻三焦火邪，尤善清少阴及厥阴之郁热。功能泻火除烦、清热利湿、凉血解毒。《本草思辨录》言："栀子……苦寒涤热，而所涤为瘀郁之热，非浮散之热，亦非坚结之热。能解郁不能攻坚，亦不能平逆，故阳明之腹满有燥屎，肺病之表热咳逆，皆非其所司。独取其秉肃降之气以敷条达之用。"二药均入心、肝经，配伍可增强解郁清热凉血之功效。裴老师用此药对治疗心、肝二经及血分郁热之证。

常用药量：牡丹皮 15g，栀子 6～10g。

八、墨旱莲、女贞子

墨旱莲味甘、酸，性寒，归肝、肾经，功能补益肝肾，凉血止血。《本草纲目》言其："乌须发，益肾阴。"《本草经疏》曰："鳢肠善凉血。须发白者，血热也，齿不固者，肾虚有热也；凉血益血，则须发变黑，而齿亦因之而固矣。故古今变白之草，当以兹为胜。"女贞子味甘、苦，性平，入肺、肝、肾经，功能补肝肾，强腰膝。《本草蒙筌》言其："黑发黑须，强筋强力……多服补血去风。"《本草正》言其："养阴气，平阴火，解烦热骨蒸，止虚汗，消渴，及淋浊，崩漏，便血，尿血，阴疮，痔漏疼痛。亦清肝火，可以明目止泪。"二药配伍，组成方剂二至丸，具有补腰膝、壮筋骨、强阴肾、乌髭发的功效。裴老师常用此药对治疗肝肾阴虚所致的须发早白、脱发、腰膝酸软等症。

常用药量：墨旱莲 15g，女贞子 15g。

九、郁金、川楝子

郁金味辛、苦，性寒，味辛能散能行，味苦能降泄，既能活血行气，又能解郁开窍，入心经能清心热，入肝经血分而能凉血降气止血。《本草备要》言其行气，解郁，泄血，破瘀。凉心热，散肝郁，治妇人经脉逆行。《本草经疏》曰："郁金本入血分之气药，其治已上诸血证者，正谓血之上行，皆属于内热火炎，此药能降气，气降即是火降，而其性又入血分，故能降下火气，则血不妄行。"川楝子味苦、性寒，苦寒降泄，能清肝火、泄郁热、行气止痛。《医林纂要》言其："泄心火，坚肾水，清肺金，清肝火。核：治疝，去瘤冷。"二药合用，具有疏肝解郁，清心热，清泻肝火，行气止痛之功。裴老师常用此药对治疗心肝火旺、气滞血瘀之证。

常用药量：郁金 10 ~ 15g，川楝子 5 ~ 10g。

十、夏枯草、桑叶

夏枯草味辛苦、性寒，入肝、胆经，功能清热泻肝火，明目，散结消肿。《滇南本草》言其：祛肝风，行经络。治口眼歪斜，行肝气，开肝郁，止筋骨疼痛，目珠痛，散瘰疬，周身结核。《重庆堂随笔》云："夏枯草，微辛而甘，故散结之中，兼有和阳养阴之功，失血后不寐者服之即寐，其性可见矣。陈久者其味尤甘，入药为胜。"桑叶甘寒、质轻，轻清疏散，既能疏散风热，又能清肺热、润肺燥。本品又入肝经，能平降肝阳，清泻肝热，且能甘润益阴以明目。《本草经疏》言："桑叶，甘所以益血，寒所以凉血，甘寒相合，故下气而益阴，是以能主阴虚寒热及因内热出汗。其性兼燥，故又能除脚气水肿，利大小肠……经霜则兼得天地之清肃，故又能明目而止渴。发者血之余也，益血故又能长发，凉血故又止吐血。合痈口，罨穿掌，疗汤火，皆清凉补血之功也。"夏枯草、桑叶均入肝经，且性苦寒，二者配伍，功能清热泻肝火，明目，散结。裴老师常用此药对治疗目疾、胁痛、乳癖、瘿瘤瘰疬等病证。

常用药量：夏枯草 15g，桑叶 10 ~ 15g。

十一、蝉蜕、防风

蝉蜕甘寒，可宣散透发，疏散风热，透疹止痒。本品入肝经，既能疏散肝经风热，又能凉肝息风止痉。《本草纲目》言其：治头风眩晕，皮肤风热，痘疹作痒，破伤风及疗肿毒疮，大人失音，小儿噤风天吊，惊哭夜啼，阴肿。防风辛温发散，气味俱升，功能祛风解表，祛风止痒，既能散外风，又能息内风，被称为"风药之润剂"。《神农本草经》曰其："治大风头眩痛，恶风，风邪，目盲无所见，风行周身，骨节疼痹，烦满。"中医认为"风胜则痒"，故祛风可以止痒。桑叶与防风皆具有祛风的作用，合用可增强祛风止痒之功效，又能息内风。裴老师常用此药对治疗皮肤瘙痒、荨麻疹、破伤风、外感风热表证等。

常用药量：蝉蜕 6g，防风 10～15g。

第三节　角药

角药属于对药的范畴，是在中医整体观念和辨证论治的理论指导下，根据中药本身的四气五味、升降浮沉、归经、毒性及配伍法则形成的一种配伍技巧，将三味药物组合在一起，构成三足鼎立之势，协同增效，紧扣病机，可起到普通药对和简单药物拼凑难以达到的临床效果，很好地诠释了中药"合群妙用"的特点。

一、柴胡、半夏、黄芩

本组角药具有清肺胃郁热的作用，是裴老师治疗消渴病早、中期应用频率较高的一组对药，适用于消渴病初期肺胃郁热之证。

叶天士《临证指南医案》云："能食善饥，渴饮，日加瘦瘦，心境愁郁，内火自燃。乃消症大病。"本组药物配伍精当，直入病机。其中柴胡治疗伤寒邪热，如叶天士所言"少阳经行半表半里，少阳受邪，邪并于阴则寒，邪并于阳则热，柴胡和解少阳，故主寒热邪气也"。柴胡与黄芩同用，泻肺胃实火，调肝胆气机；柴胡合半夏，疏肝和胃，散痞除湿；黄芩合半夏能苦寒清热，和胃降逆，辛苦相合，调和肠胃。三药合用，便能清肺胃郁热，调肝胃气机，宣通上焦、和畅中焦、下行津液，消渴自除。

常用药量：柴胡 6~10g，半夏 10g，黄芩 6~15g。

二、黄芪、天花粉、黄连

本组角药具有益气养阴清热的作用，是裴老师治疗消渴病早、中期应用频率较高的一组角药。适用于消渴病初中期燥热内盛、气阴两虚之证。

刘完素《三消论》云："三消者，燥热一也。"本组药物简洁明确，直入病机。其中黄芪补气健脾、固摄津液；天花粉清热养阴、生津止渴，是治消渴之要药；黄连功善泻火、燥湿、解毒，在此清中焦胃热。《素问·阴阳别论》云："二阳结，谓之消。"胃与大肠俱热结也。现代药理研究表明，黄连、黄芪的降血糖效果较好。三药合用，具有清热、益气、养阴之功，是治疗肺胃郁热久而耗气伤阴，致燥热内盛、气阴两虚型消渴病的经典组合。

常用药量：黄芪 30g，天花粉 30g，黄连 6~15g。

三、北沙参、麦冬、五味子

本组角药具有益气养阴、生津止渴的作用，是裴老师治疗早、中期消渴病常用的一组角药。适用于消渴病中期气阴两虚、燥热伤津之证。

本组药物从生脉散化裁而来，生脉散出自张元素《医学启源》，本为暑热汗多，耗伤气阴而设。方中以人参大补元气，益肺生津，为君药。麦冬养阴清热，润肺生津，为臣药。五味子酸温，敛肺止汗，生津止渴，为佐药。三药合用，一补一清一敛，共奏益气养阴，生津止渴，敛阴止汗之效。裴老师认为，消渴病以阴虚为本，燥热为标，日久可致气阴两虚，病位在肺、胃、肾，故将人参换为北沙参，一则针对消渴病的主要病因，增强养阴生津的功效；二则人参无清虚热的作用，消渴病患者以阴虚为本，故用北沙参可滋阴清虚热，标本同治。正如《本草从新》言："北沙参，专补肺阴，清肺火。"三药合用，具有益气养阴、清热生津止渴之功。

常用药量：北沙参 15g，麦冬 15～20g，五味子 6～15g。

四、苍术、薏苡仁、大黄

本组角药具有健脾燥湿、清热泻浊的作用，是裴老师治疗消渴病痰湿中阻，以及调治肥胖患者最常用的一组角药。

中医认为脾虚湿盛，久则湿郁生痰化热，病位多在中焦，治以健脾燥湿、清热泻浊。本组角药中苍术辛苦、性温，辛温升散，苦温燥湿，芳香化浊，醒脾运胃，升阳散郁，燥湿而不伤阴，湿祛脾自健，脾运湿自化；薏苡仁健脾、清热、利湿，与苍术合用，适宜治疗脾虚湿困所致的形体肥胖、倦怠懒言等症；大黄苦寒降泄，能泻热通肠，使邪热湿浊有出路。三药合用，能健脾燥湿、清热泻浊，减轻体重，调节脂代谢，改善胰岛素抵抗从而降低血糖。

常用药量：苍术 10～15g，薏苡仁 15～30g，大黄 3～10g。

五、熟地黄、山药、山茱萸

本组角药具有滋补肝肾阴精、固摄津液的作用，是裴老师治疗中晚期消渴病最常用的一组角药。适用于消渴病肝肾亏虚，肾失固摄之证。

此三味药来源于《金匮要略》中的肾气丸，"男子消渴，小便反多，以饮一斗，小便一斗，肾气丸主之"，主治肾消。其中熟地黄甘温质润，归肝、肾经，性情和缓，守而不走，补血养阴，填精益髓。张景岳称其

"大补血衰，滋培肾水，填骨髓，益真阴，专补肾中元气"。用山茱萸之色赤入心，味酸入肝者，从左以纳于肾。山药之色白入肺，味甘入脾者，从右以纳于肾。三药合同，既能五脏兼入，不致偏倚，又能将诸脏之气，尽行纳入肾脏，以为统摄藏阴之主，而不致两歧。三药合用，共奏滋补肝肾阴精、秘摄下元之功效。

常用药量：熟地黄 15g，山药 30g，山茱萸 15g。

六、川芎、丹参、川牛膝

本组对药具有活血化瘀、通络止痛的作用，是裴老师治疗消渴病各种血管神经并发症应用频率最高的一组角药。

西医学认为，糖尿病的慢性并发症主要是大血管病变、微血管病变及周围神经病变。裴老师认为，在临床上"活血化瘀"法应贯穿于消渴病治疗的始终，常用川芎、丹参、川牛膝相互配伍。其中，川芎辛香行散，中开郁结，下调经水，活血化瘀；丹参既能活血化瘀、祛瘀生新，又可养血安神，所谓"一味丹参，功同四物"；川牛膝苦酸平，归肝、肾经，补肝肾，强筋骨，可引血下行，走而能补，性善下行。三药合用，具有活血养血、祛瘀不伤正、通络止痛之功。

常用药量：川芎 10g，丹参 20g，川牛膝 15g。

七、天麻、葛根、川芎

天麻味甘、性平，归肝经，功能息风止痉，平抑肝阳，祛风通络。《本草汇言》言其"主头风，头痛，头晕虚旋，癫痫强痉，四肢挛急，语言不顺，一切中风，风痰"，《本草纲目》曰"天麻，乃肝经气分之药"。《素问·至真要大论》云："诸风掉眩，皆属于肝。"故天麻入厥阴之经而治诸病。按罗天益云："眼黑头旋，风虚内作，非天麻不能治。天麻乃定风草，故为治风之神药。今有久服天麻药，遍身发出红丹者，是其祛风之验也。"葛根味甘、辛，性凉，归脾、胃经，功能解肌退热，透疹，生津止渴，升阳止泻。《名医别录》曰其"疗伤寒中风头痛，解肌，发表，出汗，开腠理。疗金疮，止痛，胁风痛"。川芎味辛、性温，归肝、胆、心包经，功能活血行气，祛风止痛。川芎为"血中之气药"，具有通达气血之功效。能"上行头目"，为治疗一切头痛之要药。三药合用，具有祛风止痛，行气活血之功。裴老师常用此角药治疗头痛、眩晕、项背痛等。

常用药量：天麻 15g，葛根 15g，川芎 10~12g。

八、桑枝、威灵仙、桂枝

桑枝味微苦、性平，归肝经，功能祛风湿，利关节。《本草图经》曰其"疗遍体风痒干燥，脚气风气，四肢拘挛，上气，眼晕，肺气嗽，消食；利小便，兼疗口干"，《本草备要》言其"利关节，养津液，行水祛风"。威灵仙辛散温通，性猛善走，通行十二经，善于祛风湿，通络止痛。《药品化义》言："灵仙，性猛急，盖走而不守，宣通十二经络。主治风、湿、痰、壅滞经络中，致成痛风走注，骨节疼痛，或肿，或麻木。"桂枝味辛、甘，性温，归心、肺、膀胱经，功能发汗解肌，温通经脉，助阳化气。《长沙药解》曰："桂枝，入肝家而行血分，走经络而达荣郁。善解风邪，最调木气。升清阳之脱陷，降浊阴之冲逆，舒筋脉之急挛，利关节之壅阻。入肝胆而散遏抑，极止痛楚，通经络而开痹涩，甚去湿寒。"《本草经疏》言其"实表祛邪。主利肝肺气，头痛，风痹骨节挛痛"，《药品化义》言其"专行上部肩臂，能领药至痛处，以除肢节间痰凝血滞"。三药合用，具有祛风、通经络、止痛的功效。裴老师常用此角药治疗肢体关节经络等病证。

常用药量：桑枝 15g，威灵仙 15g，桂枝 6~10g。

九、酸枣仁、柏子仁、远志

酸枣仁味甘、性平，归心、肝、胆经，能养心益肝，安神。主治心神不宁等证。《本草汇言》中记载其"敛气安神，荣筋养髓，和胃运脾"，《本草拾遗》中记载其"睡多，生使；不得睡，炒熟"。指出炒用治疗失眠，生用治疗嗜睡。柏子仁味甘、性平，归心、肝、脾经，功能养心安神，润肠通便。《神农本草经》记载其"主惊悸，安五藏，益气，除湿痹"，《本草纲目》记载其"养心气，润肾燥，益智宁神"。远志苦辛性温，性善宣泄通达，既能开心气而宁心安神，又能通肾气而强志不忘，为交通心肾、安神定志、益肾强识之要药。酸枣仁、柏子仁均入心、肝经，肝为血海，肝血的滋养作用维持全身组织器官的正常生理功能，但其又为刚脏，体阴而用阳，易升、易动、易亢。故二药合用可增强疏肝气，养心神的作用，配以远志入心、肾经，以交通心肾。裴老师常用此角药治疗肝血不足，情绪易怒所致失眠、惊悸、健忘等。

常用药量：酸枣仁20g，柏子仁15g，远志6g。

十、大黄、枳实、厚朴

大黄性苦寒，归脾、胃、大肠、肝、心包经，功能泻下攻积，清热泻火，凉血解毒，逐瘀通经。其泻下作用较强，能荡涤肠胃，推陈致新，为治疗积滞便秘之要药。《神农本草经》记载其："下瘀血，血闭，寒热，破癥瘕积聚，留饮宿食，荡涤肠胃，推陈致新，通利水谷，调中化食，安和五脏。"枳实性温，味苦辛酸，归脾、胃、大肠经，功能破气消积，化痰除痞。《药品化义》记载："枳实专泄胃实，开导坚结，故主中脘以治血分，疗脐腹间实满，消痰癖，祛停水，逐宿食，破结胸，通便闭，非此不能也……若饮食不思，因脾郁结不能运化，皆取其辛散苦泻之力也，为血分中之气药，惟此称最。"厚朴性苦辛温，归脾、胃、肺、大肠经，功能燥湿消痰，下气除满。《本草汇言》记载："厚朴，宽中化滞，平胃气之药也，凡气滞于中，郁而不散，食积于胃，羁而不行，或湿郁积而不去，湿痰聚而不清，用厚朴之温可以燥湿，辛可以清痰，苦可以下气也。"三药合用以下、行、消之法，共奏泻热通便，消滞除满之功。裴老师常用此角药治疗痞、满、实之便秘、腹胀等证。

常用药量：大黄 3～6g，枳实 10～15g，厚朴 10g。

十一、龙骨、牡蛎、赭石

龙骨为古代哺乳动物的骨骼化石，味甘、涩，性平，有镇静安神、平肝潜阳、敛汗固精、止血涩肠、生肌敛疮之效；牡蛎系牡蛎科动物的贝壳，味微咸、涩，性微寒，擅长敛阴潜阳、涩精止带止汗、化痰软坚；赭石乃赤铁矿矿石，味甘、苦，性平，能平肝潜阳、重镇降逆、凉血止血，被称为"降胃之大将"。龙骨与牡蛎相伍，龙骨益阴之中能潜上越之浮阳，牡蛎益阴之中能摄纳下陷之沉阳，故二药伍用，相互促进，益阴潜阳，镇静安神，软坚散结，涩精止血止带之力增强。龙骨与赭石相配，其平肝镇逆作用增强。牡蛎与赭石相合，其潜阳补阴功效益彰。龙骨、牡蛎、赭石三药相伍，共奏滋阴潜阳、镇肝息风之效，用于肝肾阴亏、肝阳上亢、气血逆乱之证。

龙骨、牡蛎、赭石伍用见于清末中医学家张锡纯著《医学衷中参西录》的建瓴汤和镇肝息风汤，其中建瓴汤由龙骨、牡蛎、赭石加怀山药、怀牛膝、生地黄、生白芍、柏子仁组成，具有镇肝息风、滋阴安神之效，临床用于肝阳上亢引起的头目眩晕，耳鸣耳胀，心悸健忘，烦躁不安，失眠多梦，脉弦长而硬。镇肝息风汤由龙骨、牡蛎、赭石加牛膝、龟甲、芍药、玄参、天冬、川楝子、麦芽、茵陈、甘草组成，具有镇肝息风、滋阴潜阳之效，主治肝肾阴亏、肝阳上亢，气血逆乱之证，症见头目眩晕、目胀耳鸣、脑部热痛、心中烦热、面色如醉，或肢体渐觉不利，口角渐形歪斜；甚或眩晕颠仆，昏不知人，移时始醒；或醒后不能复原，脉弦长有力者。现代药理研究显示，通过观察镇肝息风汤与建瓴汤对小鼠自发活动及阈下戊巴比妥钠的影响，证明两种汤剂确具有镇静、催眠作用。

高老在治疗肝肾阴虚、肝阳上亢之眩晕、心悸、耳鸣、不寐证多用建瓴汤，以龙骨、牡蛎、赭石重镇息风，牛膝引血热下行；佐以生地黄、白芍滋阴，柏子仁养心安神。若肝火偏旺者，加酒黄芩、炒栀子；

风火相扇者，加白蒺藜、夏枯草；痰热内盛者，加半夏、僵蚕、竹茹；肝肾阴虚者，加山茱萸、女贞子、地骨皮；治疗阴虚阳亢、肝风内动之类中风和中风先兆、中风初起，高老多选用镇肝息风汤，方中怀牛膝归肝、肾之经，重用以引血下行，并有补益肝肾之效，为主药；赭石和龙骨、牡蛎相配，降逆潜阳，镇肝息风，是为辅药；龟甲、玄参、天冬、白芍滋养阴液，以制阳光；茵陈、川楝子、生麦芽三味，配合主药清泻肝阳之有余，条达肝气之郁滞，应肝喜条达之意，以利于肝阳之平降镇潜，为佐药；甘草调和诸药，与麦芽相配，能和胃调中，防止金石类药物碍胃之弊，均为使药。若头痛目眩重者，加菊花、夏枯草；心中烦热，加炒栀子、竹叶；痰热甚，加竹茹、胆星；血压过高，头痛较剧，眼目胀痛者，加夏枯草、石决明、钩藤、菊花；失眠多梦，加珍珠母、首乌藤、茯神、龙齿。临床中此角药常用于治疗高血压、偏头痛、急性脑梗死、心脏神经症等属于肝肾阴虚、肝风内动者，以头晕目眩、脑部热痛、面色如醉，脉弦者为辨证要点。

常用药量：龙骨 15～30g，牡蛎 15～30g，赭石 20～30g。

十二、苍术、厚朴、陈皮

苍术为菊科植物南苍术或北苍术等的根茎，味辛、苦，性温，有较强的燥湿健脾作用，兼有祛风散寒、明目之效；厚朴为木兰科落叶乔木植物厚朴或凹叶厚朴的干皮，味苦、辛，性温，温能祛寒，长于燥湿消痰、下气除满；陈皮是芸香科植物橘和其栽培变种的成熟果皮，味辛、苦，性温，能行能降，具有理气开胃，燥湿化痰之功，擅于疏理气机，理气又能化湿。苍术与厚朴相配，同属芳香化湿之品，苍术燥湿健脾，厚朴温中下气，化湿除满，同类相须，化湿浊、升脾气、降胃气、健脾胃、燥湿运脾；苍术与陈皮相伍，苍术燥湿健脾，陈皮理气化痰，相伍相使，可以促进脾胃运化、升降之功。厚朴与陈皮相合，相伍为用，行气温中、燥湿化痰。苍术、厚朴、陈皮相伍合用，共奏燥湿运脾、行气和胃之效。

苍术、厚朴、陈皮的配伍见于《太平惠民和剂局方》的平胃散，其组方是苍术、厚朴、陈皮、甘草，具有燥湿运脾、行气和胃之功，主治湿滞脾胃证，症见脘腹胀满，不思饮食，口淡无味，恶心呕吐，嗳气吞酸，肢体沉重，怠惰嗜卧，常多自利，舌苔白腻而厚，脉缓。临床中平胃散在消化道疾病方面具有广泛的应用，如临床可用于治疗慢性胃炎，消化性溃疡，多种急慢性肠炎、胆囊炎、胆石症，功能性消化不良，肠易激综合征等疾病。现代药理研究证实，平胃散有健胃助消化、抗溃疡、抗炎和抗病原微生物的作用。

高老称平胃散为"治脾圣药"，常用作为治疗湿滞脾胃的基础方，一般药物剂量苍术 10g、厚朴 6～10g、陈皮 10～15g。

脾为太阴湿土，居中州而主运化，其性喜燥恶湿，湿邪滞于中焦，则脾运不健，且气机受阻，故见脘腹胀满、食少无味；胃失和降，上逆而为呕吐恶心、嗳气吞酸；湿为阴邪，其性重着黏腻，故为肢体沉重、怠惰嗜卧。湿邪中阻，下注肠道，则为泄泻。治当燥湿运脾为主，兼以行气和胃，使气行则湿化。若证属湿热，舌苔黄腻者，宜加黄芩、黄连以清热燥湿；属寒湿，苔多白腻者，宜加干姜、草豆蔻以温化寒湿；脘腹胀痛、伤食恶食者，加砂仁、木香、枳壳；有表证，加藿香、佩兰；湿盛泄泻者，宜加炒薏苡仁、茯苓以利湿止泻；呕吐痰多加生姜、姜半夏。临床应用时以脘腹胀满，舌苔厚腻为辨证要点。因本方辛苦温燥，阴虚气滞，脾胃虚弱者，不宜使用。

十三、茯苓、猪苓、泽泻

茯苓是多孔菌科真菌茯苓的菌核，味甘、淡，性平，能利水渗湿、健脾宁心；猪苓是多孔菌科真菌猪苓的菌核，味甘、淡，性平，能利尿渗湿；泽泻是泽泻科植物泽泻的块茎，味甘、淡，性寒，能利小便、清湿热。茯苓与猪苓相伍，淡渗利湿之性相同，茯苓走气分，入脾肺渗湿；猪苓走血分，入小肠膀胱泻湿，合用则气血兼行，渗湿利水；茯苓与泽泻相伍，茯苓甘淡性平，渗湿益气、健脾安神，泽泻甘淡性寒，直达肾与膀胱，利水通淋、清热泻湿；茯苓与泽泻相配，均可治疗水湿，但泽泻治湿主要是泻湿，而茯苓治湿则是既补又泻，补则健脾以治湿，泻则渗利水湿，二者相互为用，既能泻湿，又能益气，从而达到利湿而不伤阴津。泽泻与猪苓相合，渗利湿热之性相同，泽泻咸寒，入肾与膀胱，清相火渗湿邪；猪苓甘淡，入小肠膀胱经，导湿热下行，两者合用，肾与膀胱脏腑相通，渗利下焦湿热。茯苓、猪苓、泽泻三者配伍，补泻同用、气血兼行、兼顾中下焦、利水而不伤气，合用共奏利水渗湿之效。

茯苓、猪苓、泽泻之伍用见于《伤寒论》之五苓散，方中共五味药，方中重用泽泻利水渗湿，为君药；茯苓、猪苓助君药加强利水渗湿，共为臣药；白术健脾燥湿，运化水湿之邪；桂枝温阳化气解表，为佐药。全方于淡渗利水中兼温阳化气，使水湿之邪从小便而去。角药茯苓、猪苓、泽泻加白术以健脾而运化水湿，伍以桂枝，既解太阳之表，又内助膀胱气化。五苓散在《伤寒论》原治太阳表邪未解，内传太阳之腑，以致膀胱气化不利，遂成太阳经腑同病的蓄水证或水逆证。该方具有利水渗湿、化气解表之效，主治头痛发热、烦渴欲饮、水入即吐、小便不利、舌苔白腻、脉浮之证。现代药理研究发现本方对五苓散证患者有利尿作用。

高老认为五苓散是"治水利湿之要剂"，角药茯苓、猪苓、泽泻灵活用于治疗水湿相关的病证，常用药物剂量茯苓 15~30g，猪苓 10~20g，泽泻 10~15g。高老在治疗心衰、肾炎、甲减、肝硬化所引发的水肿，以及急、慢性肠炎，肥胖，尿潴留，眩晕，头痛等属水湿内盛者，常用此角药加味。茯苓、猪苓、泽泻加清热养阴之滑石、阿胶构成猪苓汤，治水热互结伤阴证。由角药茯苓、猪苓、泽泻加白术组成四苓散，以健脾扶正治本，主治水湿内停，小便不利诸证。五苓散合平胃散，名为"胃苓汤"，具有祛湿和胃，行气利水之功，治疗水湿内盛之泄泻、水肿、小便不利等。五苓散加茵陈，名为"茵陈五苓散"，具有利湿清热退黄之功，治疗湿邪内郁而小便不利的黄疸证；加寒水石、生石膏、滑石，名为"桂苓甘露饮"，治疗湿邪郁而化热的小便不利，烦热而口渴。临床应用时以渴欲饮水，小便不利，小腹胀满，苔白为辨证要点。

十四、金钱草、郁金、鸡内金

金钱草味酸、涩，性凉，能清热解毒，活血散瘀，消肿止痛，利尿通淋，排除结石，可用于治疗胆囊炎、胆石症、黄疸、肝炎、泌尿系结石、水肿、疥疮疔痈、毒蛇咬伤、跌打损伤、风湿肿痛。郁金气辛、味苦寒，入肝、胆、心经，能疏肝利胆退黄，活血止痛，行气解郁，清心凉血，为活血行气凉血之要药；主治胸腹胁肋诸痛，妇女痛经、经闭，热病神昏，血淋，湿热黄疸，肝胆或泌尿系结石症。鸡内金甘平，有化坚消石之功，可用于泌尿系结石及胆囊结石。金钱草、郁金、鸡内金合用，共奏清热除湿、行气止痛、消石利胆之效。

胆宁方是高老自创治疗胆石症，急、慢性胆囊炎的经验方。其组方是由四逆散加角药金钱草、郁金和鸡内金，具有清热利胆排石功效，主治肝胆结石、黄疸之湿热蕴结之证，临床症见胁痛、胃脘不适、恶心、呕吐、舌暗红、苔黄腻、脉弦滑。高老治疗泌尿系结石时，用八正散加四金，是在角药金钱草、郁金、鸡内金基础上联用海金沙，具有清热利尿、通淋排石之功效，治疗湿热下注之淋证，临床症见腰腹痛、尿频尿急、尿灼痛、小便淋漓不尽、尿血、舌红苔厚腻、脉滑。常用剂量：金钱草 15～30g，郁金 10～15g，鸡内金 10～12g。

药理学研究证实，金钱草具有增加胆汁分泌的利胆作用，并且能够溶解胆内结石和肾结石；体外实验显示，含金钱草的排石汤可阻止胆汁中胆色素类结石组分沉淀出来，对胆石生成有预防效果，同时促进受损肝胆组织的修复。动物实验发现，郁金能够调节括约肌和平滑肌的收缩活动，提高其张力，增加胆囊平滑肌紧张性收缩；另外，郁金对小鼠急性肝损伤亦有一定的防治作用。鸡内金含有促胃液素、角蛋白、多种氨基酸、少量胃蛋白酶、淀粉酶，能够增加人体胃液分泌量、酸度及消化力，增强胃动力，使胃排空速率加快。金钱草味甘淡、微寒，具有除湿退黄、解毒消肿作用，能促进胆汁排泄，并对金黄色葡萄球菌有抑制作用；郁金气辛、味苦寒，入肝、胆、心经，具有疏肝利胆退黄，现代药理学研究表明其可促进胆汁分泌和排泄，使胆囊收缩，有抗炎利胆、活血止痛作用，切中病因。二者相伍畅达内外，宣通上下，共奏疏肝解郁、利湿祛瘀、理气止痛之效。金钱草利水通淋而排石，鸡内金化坚消食而运脾，二者伍用有消石排石、运脾利水之功效，用于治疗湿热内蕴之结石。

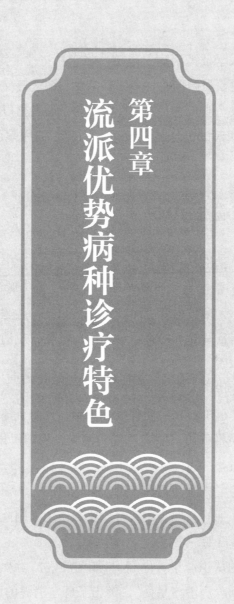

第四章

流派优势病种诊疗特色

第一节　糖尿病辨治经验

糖尿病属中医学"消渴病"范畴，临床易将"消渴"与"消渴病"混为一谈，前者主要强调多饮、多尿、多食、消瘦等症状，包括西医学的尿崩症、甲状腺功能亢进、神经性口渴等；后者指以"消渴"为主要症状的病名，与西医的糖尿病相接近。因此，糖尿病的中医病名应为"消渴病"。

一、对病因病机的认识

中医学认为，消渴病的病机为阴虚燥热，以阴虚为本、燥热为标，主张上消治肺、中消治胃、下消治肾，从肺、胃（脾）、肾三焦论治。但临床研究表明，大多数患者三多症状并不明显，甚至无症状，仅依靠血糖、尿糖及糖耐量试验等检查结果确诊。可见，三消辨证的方法已不能够反映疾病的本质。

第四代代表性传承人裴瑞霞突破传统三消论治观点，提出消渴病的病机是人体失和、枢机不利致使脏腑、阴阳、气血、津液失调，病性为本虚标实，本虚包括气虚、阴虚、气阴两虚、阴阳俱虚，标实有燥热、气滞、血瘀、痰浊等，病位多责之于肺、胃（脾）、肝、肾。肝为刚脏，体阴而用阳，其功主疏泄，调畅气机，疏达情志，从消渴之病因病机及发病特点来看，肝脏的病理变化起着重要的作用。因此，我们认为消渴之辨证论治应重视肝脏。

中医对消渴的认识源于《内经》，如《灵枢》谈及其发病及症状表现时论到"肝脆则善病消瘅易伤"，道出了肝与消渴的密切关系；"五藏皆柔弱者，善病消瘅……其心刚，刚则多怒，怒则气上逆，胸中蓄积，血气逆留，髋皮充肌，血脉不行，转而为热，热则消肌肤，故为消瘅"。从以上论述可以看出，消渴之发病与肝和情志变化有着密切关系。

消渴之发病，一从病因而论，历来多责之阴虚燥热，观刘完素三消，皆以燥热太甚，张子和三消，俱从火断。究其因，多与饮食不节、情志失调及阴液亏虚等有关，然而这些因素均与肝之疏泄失职有着密切关系。饮食不节，恣食肥甘，则易致痰湿内生而壅遏中土，土壅木郁，久则化火伤阴；长期精神刺激，情志失调，则易致肝失条达，气机郁滞，久而化火，阴液为之消亡，"心境愁郁，内火自燃，乃消证大病"。肝为刚脏，体阴而用阳，内寄相火，阴虚水亏则肝无所制，相火妄动，进一步燔灼阴液，阴愈亏，火愈动，终成消渴。二从脏腑而论，历代医家多从于肺、胃、肾而以上、中、下三消论断。然不论涉及何脏，而肝脏之病理变化总是斡旋其间。肺主气，肝主疏泄，肺气主降，肝气主升，肝和则升降协调，且肝之经脉上行贯膈入肺，肝气郁结则易从火化，火性炎上灼肺，肺阴耗伤，津液干涸则多饮而渴不止；胃主受纳，脾主运化，胃气以下降为顺，脾以升清为健，然必赖肝之疏泄以成升降之机，肝郁则木不能达，可致胃失和降，脾失健运，升降失常，气机不利，郁而化火，肆虐中宫，胃阴被灼，食入即化，则消谷善饥；肝肾同源，肝火亢盛则下劫肾阴，肾阴耗伤，下焦虚衰，肾气摄纳不固、约束无权而尿多，甚则如膏如脂，其消乃成。三从其兼证而论，肝开窍于目，消渴肝伤而目失所养则成目疾；肝主筋，为罢极之本，消渴肝伤而筋失所养则可成痿证；肝藏血，主疏泄，肝郁而气滞血瘀则易成痈疽大证。

由此可见，中医传统的"三消辨证"理论，把"阴虚燥热"作为消渴病的病机是针对消渴病"三多一少"的典型症候群得出的结论。而"肝失调畅，气机紊乱"才是导致消渴病的基本病机，阴虚燥热只是气机紊乱的病理结果，是因肝失调畅，气机紊乱，气郁化火，火盛伤阴而致的阴虚燥热。

二、诊疗思路

消渴病基本病机是"肝失调畅，气机紊乱"，阴虚燥热是气机紊乱的病理结果，是因肝失调畅，气机紊乱，气郁化火，火盛伤阴而致的阴虚燥热。病性为本虚标实，本虚包括气虚、阴虚、气阴两虚、阴阳两虚，标实有燥热、气滞、血瘀、痰浊等。病位与五脏有关，但主要在肺、脾、肾三脏，与肝密切相关，临床表现复杂多变，虚中夹实，阴阳失调，三消症状兼见，而且在患病早期常常无明显症状，晚期则变证百出。裴瑞霞提出了辨证、识病、治人"三位一体"的指导思想，和中医为主、西医为辅、内外兼治、患者教育的"四联疗法"诊疗思维模式。

裴瑞霞在临床上强调糖尿病（消渴病）早期表现以实证为主，初始多燥热、气滞、血瘀、痰浊兼夹为病，可兼虚证（气虚、阴虚），治宜滋阴清热，调畅气机，行气活血，化痰降浊，清热开郁等；气滞、痰浊、郁热久而化火化燥，燥热必伤阴津，宜润其肺胃，以防耗伤肺胃之阴。糖尿病（消渴病）中期病变涉及气血津液，脏腑、阴阳、气血失和，燥热、痰浊、瘀血日甚，治宜调和气血，益气养阴，郁久化热，宜养阴清热，宜滋其肾，以防阴虚生内热；瘀血阻滞脉络，则须活血化瘀，以防脉络瘀阻。晚期病变以虚为主，包括气虚、阴虚、气阴两虚、阴阳两虚，与燥热、气滞、血瘀、痰浊等交织为患，病机更为复杂，脏腑功能衰败，气血阴阳亏虚，虚中夹实，阴阳失调，变证百出，治宜调和阴阳，益气养阴，宜清浮游之虚火，以防耗伤元阴；阴损及阳，脾肾阳衰，则须健脾益气，温补肾阳。常用小柴胡汤、柴胡疏肝散、逍遥散、生脉散、六味地黄汤、金匮肾气丸等加减治疗。

三、中医辨证论治

在糖尿病的诊断方面，中西医的诊断标准是一致的。通过多年的临床实践，突破了传统的三消辨证方法，充实了阴阳、脏腑、气血津液辨证内容，根据肝失调畅，气机紊乱，气郁日久化火伤阴而致阴虚燥热，久则气阴两虚、阴阳两虚之病机演变规律，将糖尿病（消渴病）辨证分为肝郁脾虚、阴虚燥热、气阴两虚、阴阳两虚四型，根据燥热、气滞、血瘀、痰浊兼夹不同，随证化裁。

1. 分证论治

（1）肝郁脾虚型

证　　候：面色少华，口苦咽干，心烦易怒，口渴目涩，心悸怔
忡，心神不宁，眩晕健忘，两胁隐痛，倦怠乏力、大便
溏稀，舌质红，苔薄白或黄，脉弦细。

治　　法：调和肝脾，清热凉血。

代表方剂：逍遥散加味。

常用药物：当归、柴胡、白芍、炒白术、茯苓、炒山药、苍术、姜
半夏、玄参。脾虚湿盛者，加薏苡仁、厚朴、砂仁、藿
香等，肝郁明显者，加郁金、香附、川芎等，肝郁化火
者，加牡丹皮、栀子等。

（2）阴虚燥热型

证　　候：头晕目眩，口干唇红，渴喜冷饮，失眠多梦，手足心
热，小便赤黄，大便燥结，舌红少津或少苔，脉细数。

治　　法：调和津液，滋阴清热。

代表方剂：小柴胡汤加味。

常用药物：北沙参、柴胡、黄芩、黄连、姜半夏、牡丹皮、白芍、
天花粉、地骨皮、山药等。阴虚明显者，加麦冬、生地
黄、玄参等，燥热偏盛者，加石膏、知母、桑叶等。

（3）气阴两虚型

证　　候：头晕耳鸣，心悸气短，消瘦疲倦，动则气急汗出，手足
心热，多饮多尿，口干咽燥，舌质红，苔薄白，脉细数。

治　　法：调和气血，益气养阴。

代表方剂：生脉散加味。

常用药物：党参、麦冬、五味子、牡丹皮、白芍、玄参、郁金、山药
等。气虚明显者，加炙黄芪；阴虚明显者，加地骨皮等。

（4）阴阳俱虚型

证　　候：头晕耳鸣，潮热盗汗，腰膝酸痛，畏寒肢冷，遗精阳痿，夜尿频多，便溏肢肿，舌胖苔白，脉沉细无力。

治　　法：调和阴阳，滋肾温阳。

代表方剂：金匮肾气丸加减。

常用药物：熟地黄、山药、山茱萸、茯苓、牡丹皮、泽泻、白芍、制附子、肉桂、牛膝等。

2. 兼证治疗

（1）消渴日久多伴瘀血，可见胸胁疼痛，肢痛麻木、疼痛、灼热、发凉等感觉异常，舌质紫暗有瘀斑，舌苔白，脉沉涩或结代。酌加丹参、川芎、郁金、红花、赤芍、当归等。

（2）消渴常因肺脾气虚发病，初期多见形体肥胖，口渴不多饮，胃脘痞满，肢体困倦，恶心呕吐，痰多易咳，头眩心悸，舌苔白润，脉滑或沉涩等痰瘀互结表现。酌加健脾益气，祛湿化痰药，如陈皮、姜半夏、茯苓、白术、苍术、山药等。

四、诊疗特点

1. **善用清法**　消渴病的主要病因有先天禀赋不足，饮食不节，过食肥甘，情志过极，房事过劳等。其发病病机是人体失和，枢机不利，致使脏腑、阴阳、气血津液失调。裴瑞霞遵崇"五志过极皆为热"理论，认为在病变过程中燥热、气滞、血瘀、痰浊兼夹，早期郁热内蕴，中期燥热内盛，中晚期虚热内生，其"热"为病机转化之关键，而气虚、阴虚、气阴两虚、阴阳两虚在不同阶段轻重不一，清其热不伤其正则难。故以高老的"八法之中，以和为主"为宗旨，采用"清而和之"之法，力求补泻温凉之用，无所不及，务在调平元气，不失中和之为贵。临证每以牡丹皮、栀子清郁热，桑白皮、知母清肺胃之热，麦冬、地骨皮清虚热，牡丹皮、玄参、牛膝清浮游之火，避免过于寒凉，尽现和法之妙。

2. **重视保胃气，存津液**　裴瑞霞精研仲景之学，深明其义，尤重《伤寒论》"保胃气，存津液"的学术思想，认为人以胃气为本，有胃气则生，无胃气则死。脾胃为后天之本，气血生化之源，人体的水谷精微之气有赖于"胃气"的作用而化生。胃气充足，则脾胃运化功能正常，人体水谷精微之气化源充足，则对机体起着输送营养物质、濡养脏腑百骸、保护体表、抗御外邪侵袭的作用。若胃气损伤，中州阳气亏虚，则一身之气虚弱，脏腑功能失常，防御功能减退，百病丛生，变证迭起。故保胃气对扶助正气、调整脏腑功能、抵御外邪、祛除外邪、维持人体正常生命活动有着十分重要的意义。

裴瑞霞把保胃气学术思想贯穿于糖尿病辨证论治中，并将其体现到具体的理法方药中，处处以脾胃为本，诸般治法均无损脾胃。方中党参、石斛、厚朴、砂仁、炒白术、炙甘草、炒山药用之最多，或用之理气和中、甘缓补中，或用之补中益气、健脾益胃，其最终目的乃在于顾护胃气。以小柴胡汤达阳明之气于外，更能调和上下之气机，交通内外之津液也；在治疗过程中不同阶段，采用"清而和之"之法，善清"郁热、燥热、虚热"以防伤阴耗津；善用白芍、甘草酸甘以化阴，配伍牡蛎、五味子以酸涩敛阴。另如半夏、白芍的应用更为绝妙。半夏生当夏半，值阴阳交换之时，故能引阳入阴，通阴阳和表里，其"燥""润"之性，全在乎用，如半夏与麦冬配伍，麦冬滋养肺阴，半夏化痰又制约麦冬之滋腻，又可助行药力，布散津液；与干姜、黄芩、黄连配伍，辛开苦降，寒热平调，使升降调，寒温平，阴阳和而痞满消。每以山药伍之，山药液浓滋润，既能润半夏之燥，又能补脾肾以敛冲，二药相伍，既协同增效以降逆，又相互制约，不燥不腻，以成佳对。

3. **注重肾气，善用六味地黄汤**　裴瑞霞结合多年临床经验，在张仲景金匮肾气丸中所载八味减去桂、附，加减化裁，寓通补开合、滋阴补肾于一体，诸药合用，益气养阴、补脾、滋肾、益肝以治其本，活血化瘀以治其标，相辅相成，成为老师治疗糖尿病的常用方。

肾内寄真阴真阳，真阳即肾内所寄之阳气，包含命门之火与肾间阳气所指内容。盖肾内寄真阴真阳，为水火之脏，若用大剂量肉桂、附子温肾阳，补命火，其燥热之性必耗及肾阴，或火热扰及精室迫精外泄，或化燥太过，使心火偏亢、心肾不济，亦即《素问·阴阳应象大论》的"壮火食气"之理。

黄芪被《神农本草经》列为上品。李时珍在《本草纲目》中始称黄芪（芪又同耆），"耆，长也，黄耆色黄，为补药之长，故名"。本品味甘，性微温，主入脾、肺二经。汪昂曾指出其有"炙用补中，益元气，温三焦，壮脾胃"之功效。故在金匮肾气丸中减去桂、附，加黄芪，补元气以生肾气，促使肾阳化生。阳生则精血泉源不竭，亦即《素问·阴阳应象大论》"少火生气"之理，而无燥热耗阴之弊。肾者水脏，主宰机体水液气化排泄，当肾阳虚亏时，必有水液气化排泄失调，如《素问·水热穴论》云"肾者，胃之关也，关门不利，故聚水而从其类也，上下溢于皮肤，故为胕肿"。胕肿即肾虚水液气化排泄失调的明证。每以半夏、白芍配伍，使升降调，阴阳和，开通水道，以消除肾阳虚所产生的水湿痰浊，此二味当为佐药。因此方中扶正之举，祛除水湿浊邪使阳气通畅，故有利于肾阳的复苏，即利水通阳之法。正如叶天士所说"通阳不在温，而在利小便"是也。肝主藏血，主宗筋，其经脉抵少腹绕阴器；肾主藏精，主前后二阴与水液，为作强之官。肾虚之人往往肝肾精血俱亏，经脉涩滞或瘀阻，阳气通行受阻，故宗筋血脉难以充盈作强。《金匮要略》云"经为血，血不利则为水""经水前断，后病水"，揭示了水气与经血互为因果的病理关系，即经血瘀阻，血脉不通，可致水气停留，水气停留，使血脉不通，可致经血瘀阻。如肾气丸治虚劳、痰饮、消渴、妇人转胞，就不能排除肾与督脉、带脉，肾与膀胱经、肺经、肾经瘀阻不通之病理联系。在补益肾气时用大量黄芪，盖气属阳而主动，血属阴而主静，血不能自行而赖于气的推动，气虚则推动无力，血行迟缓而形成血瘀，甚则阻滞脉络，结成瘀血。气为血之帅，气旺则血行，佐以牛膝，以活血通脉，血脉通则阳气亦通。

综上所述，流派各代传承人在治疗糖尿病时，立足于"和法"思想，善用清法，把保胃气、存津液学术思想贯穿于糖尿病辨证论治中，并将其体现到具体的理法方药中，以顾护脾胃为本，诸般治法均无损脾胃。其魅力就是赋予了"和"的广泛意义。"和法"思想不仅是一种治法，而且是一种医学思维方法。这种古朴的医学思维方法，不仅指导着对疾病的认识与治疗，而且熔铸了中国古代哲学等传统文化的思想内容，是自然科学与人文文化相互交融的产物。高上林主任和法思想追求和谐之大美，充满魅力，是中华医道的本质所在。"和"法运用的灵活性，在一定程度上充分体现了中医特色，启迪我们用"和"的境界去认识中医。

第二节　甲状腺功能亢进症辨治经验

甲状腺功能亢进症简称"甲亢"，由多种病因导致甲状腺激素分泌过多的内分泌代谢性疾病，涉及多个系统，临床表现为高代谢综合征（怕热多汗、心慌、手抖、多食易饥、大便增多、体重减轻、弥漫性甲状腺肿）、眼征（突眼、瞬目减少、眼裂增宽等）、失眠易怒、心率加快等一系列症状。

随着社会经济快速发展，人们生活、工作、升学、就业等各种压力增大，甲亢的发病率日益增加。甲亢可影响全身多个系统，有研究提出约50%的甲亢患者伴有空腹胰岛素、C肽等异常，约有2%的甲亢患者有2型糖尿病。而且，本病易误诊漏诊，一旦误诊漏诊，治疗失宜，容易引起甲亢危象，危及患者生命。因此，甲亢的早期诊断、治疗十分重要。

裴瑞霞临证时常用中西医结合的方法治疗甲亢，对于不耐受西药治疗的患者则运用纯中药治疗并定期复查甲状腺功能。

一、对病因病机认识

本病属中医学"瘿病"范畴，《诸病源候论·瘿候》曰："诸山水黑土中，出泉流者，不可久居，常饮令人作瘿病。"可见，瘿病发病与水土因素、情志因素密切相关。裴瑞霞认为其发生主要与先天体质因素、饮食水土失宜以及气、火、痰、瘀关系密切。素体阴虚，饮食失宜，情志失调而致肝之疏泄失常，气机郁滞，郁久化火，津烁痰结，痰气交阻，壅结于颈前而成瘿病；病久则阴亏气耗，气阴两虚。其病位在颈前，与肝关系最为密切，与心、脾、肾三脏有关。

二、诊疗思路

本流派认为辨证准确是治疗的关键所在。瘿病的辨证首先要明确标本，即紧抓阴虚为本，气、火、痰、瘀为标这个基本病机；其次，要辨病情轻重、病程长短、脏腑偏重。养阴清热、解郁化痰是治疗本病的基本治则，运用时应根据具体证候、病位、病程、年龄、体质等情况来区别对待。

三、中医辨证论治

1．分证论治

（1）肝郁痰结型：此型多由情志内伤，肝气郁结，疏泄失常，气机郁滞，津液不运，壅滞成痰结于颈前，病变脏腑主要在肝，与脾胃有关。

证　　候：颈部瘿肿，质软不硬，喉中有堵塞感，胸闷不舒，性急易怒，心悸失眠，眼球突出，四肢颤抖，倦怠乏力，善太息，大便溏薄而频或便后不爽，妇女月经不调，舌红苔薄腻，脉弦滑。

治　　法：疏肝理气，软坚散结。

代表方剂：柴胡疏肝散合温胆汤加减。

常用药物：柴胡、枳壳、白芍、炙甘草、香附、陈皮、川芎、姜半夏、茯苓、郁金、厚朴、青皮、浙贝母等。

（2）肝经火旺型：此型多由痰气郁结，郁而化火，肝火炽盛所致。病位在肝，与心、胃有关。

证　　候：颈前肿大，按之震颤，心烦易怒，身热多汗，心悸手抖，消谷善饥，身体消瘦，口干多饮，舌红苔黄，脉弦数。

治　　法：清肝泻火，理气化痰。

代表方剂：龙胆泻肝汤加味。

常用药物：龙胆、柴胡、当归、生地黄、黄芩、炒栀子、甘草、牡丹皮、白芍、夏枯草等。

（3）阴虚火旺型：由于疾病失治误治或病久迁延不愈，火热内蕴，耗伤阴津，虚火内生，气血壅滞成痰，痰凝颈前，发为本病。病位在肝，与心、肾有关。

证　　候：颈前肿大，心悸不宁，烦躁失眠，五心烦热，盗汗，口燥咽干，食多消瘦，月经不调，双眼突出，舌红苔少或苔剥，脉细数。

治　　法：滋阴清热，化痰软坚。

代表方剂：知柏地黄汤加味。

常用药物：生地黄、山药、山茱萸、茯苓、牡丹皮、泽泻、知母、黄柏、麦冬、玄参、白芍、郁金等。

（4）气阴两虚型：此型常见于病程的进展期，耗气伤阴，而出现气阴两虚之证。病位可见于心、肝、脾、肾。

证　　候：颈肿眼突，心悸自汗，腰酸，肢软乏力，多梦健忘，手足心热，面白唇淡，舌质红，脉细数结代。

治　　法：益气养阴，软坚化痰。

代表方剂：生脉散合四君子汤。

常用药物：北沙参、麦冬、五味子、党参、黄芪、熟地黄、玄参、茯苓、远志等。

2. 兼证治疗

（1）眼突：主要与气、火、痰、瘀有关，酌加香附、钩藤、夏枯草、龙胆、炒山栀子、女贞子、菊花、枸杞子等。

（2）甲亢性心脏病：多与心血不足、心脉失养有关，酌加北沙参、玄参、麦冬、五味子、生地黄、茯苓、远志、丹参、当归、柏子仁等养心安神之品。

（3）甲亢伴周期性麻痹：病位在肝、脾、肾，与肺有关，酌加黄芪、郁金、炒白术、牛膝、杜仲、知母、熟地黄、龟甲等。

四、诊疗特点

1. 注重肝郁发病　裴老师认为，甲亢的发生主要起于"肝气郁结"，气机郁滞则津液不行，造成气郁痰阻；气郁化火则造成肝火旺盛；气郁日久则伤阴耗气，造成气阴两虚。故在辨病辨证、选方用药的同时，注重"气郁"这个重要环节，将行气开郁、宽胸理气、理气化痰、行气散结等法运用其中，常用药物有柴胡、郁金、枳壳、陈皮、半夏、厚朴、玄参、川芎、丹参、桔梗等。

2. 强调阴虚为本　裴老师认为该病的主要病机为阴虚，或素体阴虚，或肝郁日久，郁热伤阴，故养阴清热之法贯穿于治疗的始终，对于肝郁者，兼加疏肝解郁行气之品。临证时根据具体情况应用北沙参、麦冬、玄参、生地黄等，或轻或重，灵活加减。

3. 注重天人合一　在治疗的同时，嘱患者定期复查，进行心理疏导，以帮助甲状腺疾病患者减少精神情志因素的影响，并嘱患者注意饮食清淡，不食辛辣刺激和高碘食物，减少讲话，注意情绪调节，保持心情舒畅，心态平和。即治病首先要治人，以人为本，注重心理健康，其次治病，最后调整生活方式，做到天人合一，则疾去人安。

第三节　更年期综合征辨治经验

绝经前后诸证即更年期综合征，又称围绝经期综合征，是指女性绝经前后因性激素波动或减少所致的一系列躯体及精神心理症状。其中包括血管舒缩症状，主要表现为潮热汗出、面色潮红，或伴随头晕、耳鸣、血压波动以及自觉心慌、胸闷、失眠等。另外，有的患者表现为情绪激动、急躁易怒、抑郁、多疑、睡眠障碍等；或骨量下降、骨质疏松。

有研究报道，围绝经期间雌激素下降会影响体内脂代谢、糖代谢，与心血管系统疾病有一定的相关性，增加心血管不良事件发生的概率；同时，雌激素下降会加快皮肤老化，因此对于本病的干预显得尤为重要。生活中，一部分中年女性到了这个生理转折期时可自行调节、平稳度过，但仍有一大部分人群症状明显，影响日常生活或工作，日久若不及时干预，可发展为郁病，即焦虑症或者抑郁症，严重者会有轻生念头。

一、对病因病机认识

本病属中医学"绝经前后诸证"。病因包括内因和外因，内因即肝肾亏虚。《素问·阴阳应象大论》曰："年四十，而阴气自半也，起居衰矣。"即人过四十，肾中精气开始衰减。《素问·上古天真论》中载："女子七岁，肾气盛，齿更发长……七七，任脉虚，太冲脉衰少，天癸竭，地道不通，故形坏而无子也。"即女子在五十岁左右冲任二脉亏虚，肾水不足，月经紊乱或停止，而出现潮热汗出等，不能制约上焦心火，无以滋养中焦肝木，而致肝阴不足，虚火内生，则易发为本病。外因即情志因素。情志不舒，肝气郁结，横克脾土，致肝脾不调，脏腑失和，发为本病；或肝藏血，肾藏精，肝肾同源，肝血化生肾精，肝之疏泄功能可影响肾之封藏功能，影响肾中阴阳平衡，"肾为先天之本"，又"五脏相移，穷必及肾"，故肾之阴阳失调，每易波及其他脏腑。而其他脏腑病变，久则必然累及于肾，导致肝肾亏虚；或肝郁日久，影响心脾，气血失和，冲任失调，则发为本病。

裴老师认为，本病往往由内外二因共同致病，内由肝肾亏虚，外由情志不畅，病位在肝、肾，常累及心、脾二脏。据本病的患病特点，总结出绝经前后诸病"脾肾虚、肝火旺"的病机特点，立足于肝、脾、肾三脏，以补肾健脾、养阴清热、解郁除烦为法辨证施治。

二、诊疗思路

裴老师首先辨脏腑，辨在肝、在肾、在心、在脾；其次辨气血，辨气滞、气虚、血虚、血瘀；最后辨阴阳，辨阴虚或阳虚。通过学习流派和法思想，裴老师认为本病乃脏腑失调，气血失和，阴阳失衡，故临证常调整脏腑、调达气血、调和阴阳，以恢复机体平和状态为最终目的。

三、中医辨证论治

1．肝气郁结型

证　　候：精神抑郁，情绪不宁，胸部满闷，胁肋胀痛，痛无定处，脘闷嗳气，不思饮食，大便不调。舌苔薄腻，脉弦。

治　　法：疏肝解郁，理气畅中。

代表方剂：柴胡疏肝散。

常用药物：柴胡、香附、枳壳、陈皮、川芎、白芍、甘草等。

加　　减：若见性情急躁易怒，嘈杂吞酸，口干而苦，大便秘结，或头痛、目赤、耳鸣。舌质红，苔黄，脉弦数等气郁化火之证，加牡丹皮、栀子、薄荷、黄连、吴茱萸以清肝泻火，解郁和胃。见胸胁刺痛，妇女月事不行，舌质紫暗或有瘀斑，脉弦涩等气滞血瘀之证，加桃仁、红花、当归、川芎等以活血化瘀。见咽中不适，如有物梗阻，咯之不出，咽之不下，或兼胁痛，舌苔白腻，脉弦滑等气滞痰郁之证，加厚朴、紫苏、半夏、茯苓以行气开郁，化痰散结。

2. 心脾两虚型

证　　候：多思善疑，头晕神疲，心悸胆怯，失眠，健忘，纳差，面色不华。舌质淡，苔薄白，脉细弱。

治　　法：健脾养心，补益气血。

代表方剂：归脾汤。

常用药物：党参、茯苓、白术、炙甘草、黄芪、当归、龙眼肉、酸枣仁、远志、木香、川芎等。

加　　减：精神恍惚，心神不宁，多疑易惊，悲忧善哭，喜怒无常，或时时欠伸，或手舞足蹈，骂詈号叫。舌质淡，苔薄白，脉弦或弦细。加甘草、浮小麦、大枣以甘润缓急，养心安神。情绪不宁，心悸，健忘，失眠，多梦，五心烦热，盗汗，口咽干燥，舌红少津，脉细数。加生地黄、麦冬、玄参、五味子、知母等以滋阴清热，养血安神。

3. 肝肾亏虚型

证　　候：情绪不宁，急躁易怒，眩晕耳鸣，目干畏光，视物不明或头痛且胀，面红目赤。舌干红，脉弦细或数。

治　　法：滋养阴精，补益肝肾。

代表方剂：滋水清肝饮。

常用药物：生地黄、山药、山茱萸、茯苓、泽泻、牡丹皮、栀子、当归、白芍、柴胡、郁金等。

四、诊疗特点

1. **治病必求于本** 该病核心病机为脾肾虚，肝火旺。肾为先天之本，藏精主生殖，乃五脏之真，在妇科疾病中占有特殊地位。若禀赋不足、早婚多产、房劳过度均可损伤肾气，影响冲任二脉；情志不舒，肝气郁结，横克脾土，致肝脾不调，脏腑失和，发为本病；肝气郁结，郁久化火，致肝火旺。故临证注重补脾肾，清肝火。

2. **提出诸病多责之气机紊乱** 现代人生活工作压力增大、节奏加快，多伴随情志问题，故辨证时善从肝论。肝疏泄如常，肾中阴精则按时充溢，否则肾中阴阳失衡，继而影响心脾。在疾病治疗方面重视调畅气机、调和脏腑、调整阴阳，常以疏肝理气、滋阴清热、益气养阴、健脾和胃为法，善用经方，如小柴胡汤、逍遥散、柴胡疏肝散、生脉散、六味地黄汤等加减化裁。

3. **强调平衡学说** 裴老师提出平衡说，在高上林先生"人体失和，百病由生"的基础上，认为机体阴阳气血寒热虚实平衡失调是发生疾病的根本原因，如阴阳失衡、气血失衡、脏腑功能失衡等，而治疗的目标就是恢复平衡，达到"阴平阳秘"的状态。本病乃肾中阴阳失衡，经过多年临床实践，肾阴虚、肝火旺者偏多，故多以滋阴清热、疏肝解郁、滋补肝肾等法治疗。裴老师以经典为基础，以流派学术理念为本，自身拓展流派学术思想，通过调畅肝脏，调和气血，最终使肾中阴阳平衡，以解中年妇女绝经前后诸证之忧，正所谓"和而治之"。

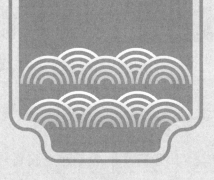

第五章

流派典型医案

第一节 消渴病

孟某，男，59岁。2019年3月11日初诊。

患者以"发现血糖升高半年"为主诉来诊。患者半年前体检时发现血糖值高，一直未口服西药降糖，仅饮食、运动控制，自行监测空腹血糖6.9~7.1mmol/L，餐后2小时血糖12.0mmol/L左右。症见：口干、口渴，咽干，双眼肿胀感，疲乏无力，晨起胃脘部胀满不适，纳差，夜眠差、入睡困难，大便调，小便色黄。舌暗红，苔黄厚，脉弦滑。既往有"脂肪肝""胆囊息肉"病史。辅助检查：空腹血糖（静脉血）7.2mmol/L，餐后2小时血糖12.0mmol/L，糖化血红蛋白（色谱法）6.5%。本案由肝胃郁热导致，治疗当以滋阴清热、疏肝和胃为法，方选小柴胡汤化裁。

处方：北沙参15g，醋柴胡10g，姜半夏10g，甘草10g，麦冬15g，玄参20g，牡丹皮15g，白芍15g，厚朴10g，盐知母15g，郁金15g，黄连10g。12剂，每日1剂，水煎400ml，早晚餐后30分钟温服。嘱患者按时服药，监测血糖，清淡饮食。

二诊（2019年3月25日）：患者诉空腹血糖5.5~6.4mmol/L，餐后2小时血糖6.0~10.0mmol/L，口干、口渴较前减轻，咽干好转，双眼肿胀感较前缓解，疲乏无力减轻，胃脘部胀满改善，食欲转佳，夜眠好转，二便调。舌暗红，苔白厚，脉弦滑。效不更方，上方去麦冬、玄参，加薄荷、桑叶、砂仁，继服6剂。

三诊（2019年4月4日）：患者诉空腹血糖5.6~6.7mmol/L，餐后血糖 6.1～9.1mmol/L，上述症状均较前明显缓解。舌暗红，苔白，脉弦滑。在上方基础上去掉桑叶，加盐知母，继服 6 剂。

1 个月后追访，患者上述症状均消失、血糖控制平稳。

按：《素问·阴阳应象大论》有云"年四十而阴气自半也"，说明人在四十岁后，阴气逐渐亏虚。本案患者年过四十，阴液本虚，消渴病亦煎熬阴液，阴液亏虚则口干、口渴、咽干；脾胃为气血生化之源，脾气亏虚，无法为胃行其津液，四肢不得禀水谷之气，故疲乏无力、精神欠佳；胃主受纳、腐熟水谷，胃气不和，则受纳受阻，故纳差食欲减；脾胃为气机升降之枢纽，脾升胃降功能障碍，则胃脘胀满不适；目为肝之官窍，目之清明与肝密切相关，若肝血不足则目视不明，若肝火亢盛则双眼干涩、肿胀不适，正如《灵枢·天年》中所言"人生十岁，五脏始定，血气已通，其气在下，故好走……五十岁，肝气始衰，肝叶始薄，胆汁始减，目始不明"。阴虚则虚火上炎，扰乱神明，而心主神明，故睡眠差。热趋下焦，则见小便色黄。

脉证合参，辨证为肝胃郁热证，治以滋阴清热、疏肝和胃为主，方选小柴胡汤化裁。方中醋柴胡疏肝抑木以健脾，推陈致新，清除邪热。该患者口干、口渴、咽干，阴虚津液亏虚症状表现较明显，故于方中加入北沙参、玄参、麦冬、盐知母以增强滋阴清热之功；大队滋阴药恐滋腻碍胃，故予姜半夏、厚朴行气和胃，且厚朴能下气而除胀满；黄连清心胃之火，安神和胃；牡丹皮、白芍清泻肝火，柔肝缓急；郁金醋制以行气解郁且能清心凉血；甘草调和诸药，为使药。诸药合用，共奏滋阴清热，疏肝和胃之功。二诊时患者仍双眼肿胀感，故于方中加入薄荷、桑叶引药入肝经，以清肝明目、利水消肿。

案 2　消渴病——肝郁化火案

李某，男，36 岁，干部。2013 年 8 月 20 日初诊。

患者以"发现血糖升高 2 个月余"为主诉就诊。患者于 2 个月前发现血糖升高，空腹血糖 6.3～7.4mmol/L，餐后血糖 12.6mmol/L，曾服"二甲双胍片 0.5g，每日 3 次"。症见：胸胁胀满，烦躁易怒，口干，口中异味，全身乏力，困倦思睡，纳可，小便黄，大便调。B 超示：脂肪肝。肝功能检查：谷丙转氨酶（ALT）、谷草转氨酶（AST）升高。舌红苔黄、厚腻少津，脉弦。诊为消渴病，证属肝郁化火、耗津伤液，治当调达枢机、行气化痰、开郁清热，方用丹栀逍遥散加味。

处方：牡丹皮 15g，焦栀子 6g，当归 15g，柴胡 10g，白芍 15g，炒白术 10g，茯苓 15g，姜半夏 10g，玄参 20g，炒山药 30g。6 剂，水煎服，每日 1 剂。

二诊：口干，乏力较前减轻，体重下降 2kg，余症如前，舌红苔微黄厚，脉弦。上方去玄参，加厚朴 10g，继服 10 剂。

三诊：小便黄，余无不适。如上方继服 1 个月。

四诊：患者精神可，无明显不适，多次查空腹血糖 5.6～6.5mmol/L，复查肝功能未见异常。

按： 高老认为本病应属"消渴病"范围，而肝郁气滞也是其基本病机之一。《证治准绳》中云："然消渴之病……使道路散而不结，津液生而不枯，气血和而不涩，则病自已矣。"糖尿病早期，由于各种原因致少阳、脾胃枢机不利，阳气在表的升降出入受到影响，使气机郁滞；气滞日久，郁而化火，木火刑金，使肺失清肃，肺脏功能失司则不能布散水津以润脏腑而口渴引饮；脾胃枢机不利，脾胃升降失和，脾虚不能为胃行其津液，不能输布水谷精微滋养全身，从而出现消渴，加之木郁克土，使脾失健运加重，湿热内生，积滞胃中酿成痰浊，痰浊郁久，化火伤阴，使胃腐熟水谷的功能过于亢进，故消谷善饥。此阶段主要为脾

肺、肝胃功能失和，病变过程均以实证为主，气滞、痰浊、郁热兼夹为病，可兼虚（气虚、阴虚）、痰浊化热与否决定血糖是否升高。《素问·六元正纪大论》云"木郁达之"，治疗上应顺其条达之性，开其郁遏之气。治宜调达枢机、开郁清热，方以丹栀逍遥散加味，调和肝脾，清热凉血，取得显著效果。

案3　消渴病——肝郁化火案

刘某，男，37岁，教师。2018年10月22日初诊。

患者以"血糖升高3个月"为主诉就诊。现空腹血糖6.5～7.1mmol/L，餐后2小时血糖11.0～13.7mmol/L，口服"二甲双胍片0.5g，每日3次"，B超示：脂肪肝。症见：口干口苦，困乏思睡，胸胁胀满，烦躁易怒，口中异味，纳眠可，小便黄，大便正常，舌红苔黄腻，脉弦。诊为消渴病，肝郁化火证，治以疏肝解郁、清热生津，方用柴胡疏肝散加味。

处方：柴胡10g，白芍15g，枳壳15g，甘草10g，香附10g，川芎10g，陈皮15g，金钱草30g，天花粉30g，苍术10g，决明子30g。6剂，每日1剂，水煎取400ml，分早餐后30分钟和晚睡前温服。禁忌：外感发热停用此药，及时就诊。
嘱其慎起居，避风寒，畅情志，饮食有节，适度运动。

二诊（2018年10月29日）：口苦、胸胁胀满已无，口干、困乏、烦躁均较前好转，体重下降2kg，余症同前。上方去决明子，加郁金15g，继服12剂。

三诊（2018年11月12日）：患者无不适，多次自测空腹血糖

6～7mmol/L，餐后 2 小时血糖均小于 10mmol/L。

按： 裴老师认为本病应属"消渴病"范围，而肝郁气滞也是其基本病机之一。《素问·六元正纪大论》云"木郁达之"，治疗上应顺其条达之性，开其郁遏之气。通过调畅气机，疏通血脉来治疗消渴。肝失疏泄，郁而化热，生燥伤阴，耗伤正气，可致口干、多饮、消瘦等消渴病症状。同时气机紊乱，气血津液代谢失调也是消渴原因之一。故用柴胡疏肝散诸药疏肝清热，生津止渴。加天花粉生津止渴，金钱草、苍术、决明子化湿消脂。诸药合用，共奏疏肝解郁、清热生津之效。整体辨证用药，方药对症，获效甚佳。

案 4　消渴病——肝郁脾虚案

姚某，女，60 岁。2019 年 1 月 28 日初诊。

患者以"发现血糖升高 4 个月"为主诉来诊。患者 4 个月前于咸阳某医院检查发现血糖升高，餐后血糖 12.2mmol/L，给予"二甲双胍片 0.5g，每日 3 次，口服"，因过敏出现皮疹而停药，后一直未服用任何降糖西药，近期监测空腹血糖 6.8～7.9mmol/L，餐后血糖 10.0～13.8mmol/L。自发病以来体重下降 10kg 左右。症见：口干口渴，多饮多尿，手指麻木不适，纳少，易失眠，二便调。舌淡暗，苔白厚，脉弦细。此为肝郁脾虚所致，治疗当以疏肝解郁、理气健脾为法，方选逍遥散加减。

处方：柴胡 10g，当归 15g，白芍 15g，炒白术 15g，茯苓 15g，炙甘草 6g，厚朴 10g，姜半夏 10g，郁金 15g，川芎 10g，玄参 20g，黄连 6g。12 剂，每日 1 剂，水煎 400ml，早晚饭后温服。监测血糖，预防低血糖，必要时加服西药。

二诊（2019年2月25日）：患者诉空腹血糖5.7~6.6mmol/L，餐后血糖6.1~9.9mmol/L，口干口渴较前明显好转，多饮多尿较前缓解，手指麻木不适较前减轻，纳少，夜眠好转，大便不成形，每日1~2次，小便调。舌淡暗，苔白厚，脉弦细。效不更方，上方去姜半夏、玄参、黄连，加盐知母、砂仁、炒山药，继服12剂。

三诊（2019年3月11日）：空腹血糖5.1~5.4mmol/L，餐后血糖7.1~7.4mmol/L，上述症状均较前好转。舌淡红，苔白，脉弦细。效不更方，嘱患者继服12剂，不适随诊。

1个月后随访，患者诉上述症状均消失，血糖稳定。

按：《临证指南医案·三消》说"心境愁郁，内火自燃，乃消证大病"，指出心情抑郁也是导致消渴病的重要原因之一。本案患者长期思虑过度，肝气不舒，导致肝郁乘脾，最终形成肝郁脾虚证，治疗当以疏肝解郁、理气健脾为法，方选逍遥散加减。方中柴胡苦平，使肝郁得以条达，为君药；当归其味辛散，为血中气药，白芍酸苦微寒，养血敛阴，以上两味药为臣药，有血和则肝和，血充则肝柔之效；炒白术、茯苓、炙甘草健脾益气祛湿。

裴瑞霞老师临证根据现代糖尿病患者特点，即体型肥胖者居多，胰岛素抵抗明显，故在原方基础上加用黄连、盐知母、玄参、姜半夏、厚朴、砂仁、川芎等。方中黄连、盐知母、玄参味苦、性寒，具有"苦寒坚阴"之功；姜半夏、厚朴、砂仁均具有理气健脾和胃之功，体现了裴师治疗消渴病不忘顾护脾胃之思想；川芎具有活血行气止痛之功，贯穿于治疗糖尿病的始终。全方共奏疏肝解郁、理气健脾之效，契合本案病机，临床疗效显著。

案5 消渴病——阴虚燥热案

王某，男，40岁，工人。2013年8月2日初诊。

患者以"口干多饮、多尿3个月"为主诉就诊。症见：口渴多饮（24小时饮水量达4000ml），多尿，每日排尿10余次，小便清长，乏力，消瘦，睡眠不佳，大便偏干，2~12天一行。查空腹血糖17.5mmol/L。尿常规：尿糖（++++），无蛋白及管型。查其舌红，少苔，诊其脉弦细。证属阴虚燥热，法当滋阴补肾、润肺止渴，方用六味地黄汤加减。

处方：熟地黄12g，炒山药30g，山茱萸15g，牡丹皮15g，茯苓15g，泽泻10g，玄参20g，天花粉30g，石斛15g，麦冬15g。7剂，水煎取400ml，分早餐后30分钟、晚睡前温服。嘱其控制饮食，加强运动。

二诊（2013年8月11日）：服药7剂后，病情明显好转，口渴多饮、多尿乏力减轻，睡眠恢复正常，体重增加2kg，空腹血糖降至9.6mmol/L，继服7剂，水煎服。

三诊（2013年8月18日）：再服药7剂后，症状基本消失，空腹血糖降至7.6mmol/L。嘱患者继续服药，监测血糖。

按：消渴病是由于先天禀赋不足，复因情志失调、饮食不节等所导致的以阴虚燥热为基本病机，以多尿、多饮、多食、乏力、消瘦，或尿有甜味为典型临床表现的一种疾病。消渴病的病机主要在于阴津亏损，燥热偏盛，而以阴虚为本、燥热为标，两者互为因果，阴愈虚则燥热愈盛，燥热愈盛则阴愈虚。消渴病变的脏腑主要在肺、胃、肾，尤以肾为关键。三脏之中，虽可有所偏重，但往往又互相影响。消渴病的发生始于素体阴虚或肝郁化火引起燥热内盛，常表现为虚实夹杂的病理特点，然燥热的本质是阴虚，而六味地黄汤是滋肾阴泻虚火的代表方剂，所以在治疗上应用六味地黄汤治疗。方中熟地黄重在滋补元阴，元阴得补则机体阴精得以充足，以山茱萸、炒山药、茯苓养阴健脾，固肾益精；泽

泻、牡丹皮清热泻火，使泻不伤正；加消渴养阴药天花粉以清热生津，玄参、麦冬、石斛润肺益胃止渴。

顾某，男，67岁。2012年9月19日初诊。

患者以"口干、多饮5年"为主诉就诊。患者有2型糖尿病病史5年，现口服西药降糖药，血糖控制基本达标，但仍感乏困无力等。症见：口干多饮，乏困无力，神疲懒言，纳可，眠安，夜尿3~4次。察其舌红，苔薄少，脉沉细。本证为气阴两虚，治法益气养阴，方以生脉散加减。

处方：太子参15g，麦冬15g，五味子10g，熟地黄12g，炙黄芪30g，当归15g，川牛膝15g，生山药30g，白芍10g，甘草10g。6剂，水煎取400ml，分早晚饭后30分钟温服。禁忌：外感发热。嘱其规律饮食，适度运动。

二诊（2012年9月26日）：乏困无力、神疲懒言等症明显好转，口干多饮亦有所减轻。察其舌红，苔少，脉沉细。去炙黄芪，加天花粉30g，以养阴润燥。

按:《灵枢·五变》指出："五脏皆柔弱者，善病消瘅。"其次，饮食不节、贪食甘美、劳倦内伤是导致本病的直接因素。如《素问·奇病论》谓："此人必数食甘美而多肥也，肥者令人内热，甘者令人中满，故其气上溢，转为消渴。"高上林先生认为消渴病阴虚燥热日久，伤津耗气而成气阴两虚证。本方以生脉散为主方，太子参味甘、微苦而性平，偏微寒，补益脾肺，益气生津，既能益气，又可养阴生津，且药力平和，为一味清补之品，适用于脾肺亏虚、气阴不足诸证，正如《本草再新》所说"治气虚肺燥，补脾土，消水肿，化痰止渴"。麦冬味甘、微苦，性微寒，养阴润肺，益胃生津，清心除烦。五味子味酸、甘，性温，归肺、心、肾经，有收敛固涩、益气生津、补肾宁心之效。熟地黄药性甘，微温，归肝、肾经，补血养阴，填精益髓。《本草从新》："滋肾水，封填骨髓，利血脉，补益真阴……一切肝肾阴亏，虚损百病，为壮水之主药。"炙黄芪味甘而性温，归脾、肺经，入气分，补气升阳，补脾肺之气，以推动心血运行，升举阳气，使清阳得升，其升发之性可"助脾之升清，复其散精输布之功"，又能生血行滞，利尿消肿，生津止渴。《名医别录》谓其能"补丈夫虚损，五劳羸瘦，止渴……益气"。当归味甘、辛，性温，能补血，活血，调经，止痛，润肠。《本草新编》："当归，味甘辛，气温，可升可降，阳中之阴，无毒。虽有上下之分，而补血则一。入心、脾、肝三脏。但其性甚动，入之补气药中则补气，入之补血药中则补血，无定功也"。生山药性平、味甘，归脾、肺、肾经，功效补脾养胃，生津益肺，补肾涩精。汪昂曰："（山药）味甘兼咸，又能益肾强阴，故六味地黄丸用此以佐地黄。"李东垣认为"仲景八味丸用干山药，以其凉而能补也。亦治皮肤干燥，以此物润之"。以上四药均为臣药，共补肺、脾、肾三脏之气，滋补肾阴，亦可活血化瘀通络。川牛膝性平，味甘、微苦，归肝、肾经。《中药志》云其"破血下降"，引药下行入肾经，兼具佐使之用。

案7 消渴病——气阴两虚案

王某，男，70岁。2018年7月12日初诊。

患者以"发现血糖高2年，口干舌燥4个月"为主诉来诊。患者2年来未使用任何降糖西药，仅控制饮食和适当运动，自测空腹血糖

6.4～7.4mmol/L，自诉"餐后血糖正常"（无具体数据）。症见：口干舌燥，心烦失眠，入睡困难，纳可，二便调。舌暗红，少苔，脉沉细。就诊时测餐后 2 小时血糖 12.3mmol/L。本案辨证属气阴两虚，治当以益气养阴为主，方用生脉散化裁。

处方：北沙参 15g，麦冬 15g，五味子 10g，醋柴胡 10g，姜半夏 10g，甘草 6g，白芍 15g，牡丹皮 15g，知母 15g，郁金 15g。6 剂，水煎 400ml，分早晚饭后 30 分钟服用。嘱患者畅情志，调饮食，勿劳累。

二诊（2018 年 7 月 19 日）：患者诉血糖未监测，口干舌燥较前减轻，仍心烦，睡眠较前改善，纳可，二便调。舌暗红，少苔，脉沉细。效不更方，加重五味子用量为 15g，继服 6 剂。

三诊（2018 年 7 月 26 日）：患者诉空腹血糖 6.3mmol/L，餐后 2 小时血糖 9.6mmol/L。口干舌燥明显减轻，心烦改善，睡眠尚可，每日可睡 5～7 小时，纳可，大便可，夜尿 1 次。舌暗红，少苔，脉沉细。效不更方，去牡丹皮、郁金，加地骨皮、酸枣仁，继服 12 剂，不适随诊。

2 个月后随诊，患者上述症状均消失，血糖控制平稳。

按： 消渴病病机为阴虚燥热，日久可致气阴两虚。《素问·上古天真论》云："丈夫八岁，肾气实，发长齿更……七八，肝气衰，筋不能动，八八，天癸竭，精少，肾脏衰。"男子以八岁为一个阶段，本案患者年已七十，肝肾亏虚。肾为先天之本，藏精，精亏则乏困无力；肾内寄元阴元阳，肾精不足，则阴虚，阴虚则热，耗伤津液，津液亏虚则口干舌燥；虚火上炎扰心神，故心烦、睡眠差。辨证为气阴两虚证，治疗当以益气养阴为主，方以生脉散化裁。方中北沙参、麦冬、五味子寓生脉散之意以益气养阴；醋柴胡疏散退热、疏肝解郁；久病多思多郁，郁

金以疏肝解郁、清心凉血；牡丹皮、知母清热凉血除烦；甘草调和诸药。二诊时患者症状较前减轻，加重五味子用量既可增强益气生津之效，又可增强宁心安神之功。三诊时患者症状均较前明显减轻，为巩固治疗，加入地骨皮、酸枣仁滋阴清热除烦。选方及加减紧扣病机，起益气养阴、清热除烦之功效，则诸症可消。

案 8　消渴病——气阴两虚案

左某，男，46 岁。2019 年 4 月 25 日初诊。

患者以"发现血糖偏高 2 年"为主诉就诊。患者 2 年前体检时查空腹血糖 6.8mmol/L，后于当地医院行糖耐量试验以及胰岛素释放试验均未发现异常。2 周前自测空腹血糖 6.3mmol/L，餐后 2 小时血糖 12.2mmol/L。症见：全身乏力，汗出明显，动则加剧，纳眠可，大便干，每日 1 次，小便可。察其舌质红，苔少，脉沉细。建议行糖耐量试验以及胰岛素释放试验，进一步明确诊断，被患者拒绝，坚持要求服中药控制血糖。故辨病为消渴病，证属气阴两虚，治当益气养阴，方选生脉散合小柴胡汤加减。

处方：北沙参 15g，麦冬 15g，五味子 6g，醋柴胡 10g，姜半夏 10g，甘草 6g，黄芩 10g，黄连 10g，盐知母 15g，醋郁金 15g，川芎 10g。12 剂，每日 1 剂，水煎 400ml，分早晚饭后 30 分钟温服。嘱患者控制饮食，适度运动，调节情志，监测血糖。

二诊（2019 年 5 月 13 日）：服药期间监测空腹血糖 5.7~5.8mmol/L，餐后 2 小时血糖 7.8 ~ 8.1mmol/L，诉乏力、汗出基本消失，大便仍干，舌质红，苔白，脉细。上方去五味子，加厚朴 10g，枳实 10g。12 剂，每日

1剂，水煎400ml，分早晚饭后30分钟温服。

三诊（2019年6月3日）：患者近日空腹血糖5.6～6.1mmol/L，餐后2小时血糖7.6～8.3mmol/L，未诉特殊不适。病久阴虚津伤，故去姜半夏，加天花粉30g以生津止渴，12剂，每日1剂，水煎400ml，分早晚饭后30分钟温服。

3个月后电话随访，患者血糖控制达标，诸症皆消。

按：裴老师认为消渴病多因饮食不节，损及脾胃，或情志不畅，影响肝气条达，二者共同致脾胃运化失常，枢机不利，气血津液运化失常。湿热以及积滞阻滞中焦，热灼津液或积滞郁久化热伤阴，阴虚生内热，反之伤阴劫液，病久耗气伤阴，成气阴两虚之证。裴老师临证时注重防既病传变，为防疾病传入血分，故在治疗消渴病早期时常常运用清热凉血、行气活血或通络化瘀法，防止瘀血阻络而生消渴变证。本案患者治疗以益气养阴为主，行气活血为辅。方选秦晋高氏内科学术流派治疗消渴病经验用方生脉散合小柴胡汤加减。方中以北沙参替换原方中人参，取清胃热、养胃阴之效，与麦冬、五味子取"生脉散"之义，共奏益气养阴之功；醋柴胡疏散郁热，配合盐知母清胃火，滋胃阴；虽为气阴两虚之证，然病机根本为脾胃损伤，湿热、积滞阻于中焦，故用黄芩、黄连清热燥湿，姜半夏、厚朴二药联用以防胃中湿热碍胃运行，使得枢机上下通畅，气血津液输布如常。厚朴配枳实宽肠下气；方中醋郁金、川芎用以行气解郁，活血通络，防止病久入络；甘草在此取清热之功，同时调和诸药。裴老师临证往往整体辨证，内外兼顾，表里结合，病证结合，选方经典，用药简洁，加减有度，常获良效。

案9 消渴病——肾阴亏虚案

赵某，男，42岁，工人。2011年11月15日初诊。

患者以"口干多饮3年，加重伴大便干燥1年"为主诉就诊。患者于3年前因自觉口干多饮，在当地医院就诊时发现血糖偏高，当时空腹血糖7.2mmol/L，口服二甲双胍片1个月余，血糖降至5~6mmol/L即自行停药。近1年来病情反复，血糖波动，最高达9mmol/L。症见：口干，口舌生疮，偶有恶心，大便干结难下，2~3天一行，腹胀，矢气多，尿频尿急。查其舌红，少苔，诊其脉沉细。此为肾阴亏虚所致消渴病，法当滋阴清热、补肾固本，方用六味地黄汤加减。

处方：生地黄15g，山茱萸15g，炒山药15g，牡丹皮15g，茯苓15g，泽泻10g，白芍30g，桑白皮15g，知母15g。12剂，水煎取400ml，分早餐后30分钟、晚睡前温服。嘱其畅情志，慎起居，饮食有度，适度活动。

二诊（2011年11月30日）：服前方后口干明显减轻，口舌生疮已愈，无恶心，大便稍干，1~2天一行，尿频尿急明显减轻。查其舌红，苔薄，诊其脉沉细。血糖逐渐下降。此乃津液仍显不足，故上方加麦冬15g，天花粉30g以养阴生津，6剂，水煎服。

按：患者长期过食肥甘，醇酒厚味，致脾胃运化失职，积热内蕴，化燥耗津，发为消渴。胃为水谷之海，肠为传导之官，肠胃积热，故见腹胀、矢气多，耗伤津液，胃津不足，大肠失其濡润，故大便干燥。胃热偏盛，耗损肾阴，肾阴不足，阴虚火旺，上炎肺脏，则口干口渴，口腔内溃疡。肾主二便，肾虚无以约束小便，故尿频。舌红、脉沉细为肾阴亏虚，虚火妄动之象。故治宜六味地黄汤以滋阴固肾。方中生地黄养阴生津，山茱萸固肾益精，不使水谷精微下注；炒山药养脾阴而摄精微，补益脾阴，亦能固肾；泽泻利湿而泄肾浊；茯苓淡渗脾湿，并助山药之健运，与泽泻共泻肾浊，助真阴得复其位；牡丹皮清泻虚热，并制

山茱萸之温涩；知母清热泻火、滋阴润燥，白芍敛阴，桑白皮清肺热。诸药合用，共奏滋肾阴、清虚热之功。

案10 消渴病——气阴亏虚案

李某，男，58岁，干部。2010年9月6日初诊。

患者以"发现血糖高10年余，腰痛、夜尿增多2年余"为主诉就诊。患者于2000年体检时发现血糖偏高，空腹血糖7.6mmol/L，无明显自觉症状，故未用降糖药治疗，仅控制饮食和加强运动，1个月后空腹血糖降至5.6~6.8mmol/L。2001年9月患者感口干多饮，双目干涩，疲乏无力，双下肢沉困，于门诊复诊时查餐后2小时血糖15.9mmol/L，遂予生化全套及尿常规检查，结果：肝功能、肾功能、尿常规均未见异常，三酰甘油6.5mmol/L，考虑与血糖高有关，给予降糖治疗为主，建议3个月后复查血脂。患者先后口服"二甲双胍片、格列吡嗪片、阿卡波糖片、格列美脲片、吡格列酮片"等药物，空腹血糖波动在5.2~8.4mmol/L，餐后2小时血糖波动在5.8~12.1mmol/L。3年前患者出现尿蛋白阳性，尿蛋白在±~+1波动，未予重视，直到近1年感经常腰痛腿困，夜尿增多，劳累时双下肢轻度水肿，遂来门诊就诊。症见：腰痛腿困，面色少华，倦怠乏力，夜尿增多，每夜2~3次，双下肢轻度水肿，纳可，夜眠差、易醒，大便干，小便调。舌淡苔白，脉沉细。测血压150/100mmHg。门诊辅助检查：空腹血糖11.0mmol/L。尿常规：尿蛋白（++）。肾功能：尿素氮7.2mmol/L，肌酐106umol/L。肝功能（－），24小时尿蛋白定量：325g。诊为消渴病肾病，辨为气阴亏虚证，治当益气养阴、补肾健脾，方用六味地黄汤加味。

处方：熟地黄15g，山药30g，山茱萸15g，茯苓15g，牡丹皮

15g，泽泻 10g，生黄芪 30g，薏苡仁 30g，砂仁（后下）5g，白芍 15g，知母 10g。6 剂，水煎服。

二诊（2010 年 9 月 13 日）：患者自觉倦怠乏力、双下肢轻度水肿等明显改善，大便不干，夜尿仍较多，晚上口干。舌淡红苔白，脉沉细。继用上方，剂量调整为知母 15g，薏苡仁 15g，加煅牡蛎 30g，其他不变。1 个月后复诊，上症均好转，夜尿 1~2 次，测血压 120/70mmHg，空腹血糖 5.9mmol/L。尿常规：尿蛋白（+）。嘱患者坚持治疗，定期复查。

2011 年 2 月 21 日复查 24 小时尿蛋白定量 175g。

按：患者病程较长，对病情及各项指标监测不够，治疗欠规范，致使疾病发展、加重，出现肾脏并发症以及高血压、脂代谢紊乱等。高老认为，消渴病发病之本多为肾虚，加之患者病久，肾愈虚。肾主气化，脾主运化，气机不畅，则精微化生输布失常，形成脾肾气虚；脾肾气虚日久，气虚及阴，则转化为气阴两虚，方选六味地黄汤加味。高老认为，六味地黄汤的配伍精华在于"三补三泻"。"三补"，补而不生火；"三泻"，泻而不伤正，配伍颇为精妙。方中熟地黄滋阴补肾，填精益髓而生血；山茱萸温补肝肾，收敛精气，二药补血益精以壮水之主；山药健脾补肺，固精缩尿。此为"三补"，用以治本。泽泻利水通淋泻肾火；牡丹皮凉血清肝火；茯苓健脾渗脾湿，配山药以培水之源。此为"三泻"，用以治标。生黄芪具有补中益气、升阳举陷、利尿消肿的功能，为治疗脾虚要药，如此配伍，补泻并用，但泻是为防止滋补之品产生滞腻之弊，实际还是以补为主；加砂仁、薏苡仁以健脾燥湿，防滋阴补肾之品滋腻太过；加知母以抑制黄芪温燥之性；白芍柔肝敛阴，配伍原方以补肝肾真阴。全方共奏益气养阴，补肾健脾之功。在临床中，高老善用经方，组方简洁，用药轻灵，严谨精当，疗效卓著。

刘某，男，57岁。2020年3月11日初诊。

患者发现血糖高1个月，未系统诊疗。昨日测空腹血糖15.1mmol/L，餐后2小时血糖23.2mmol/L，口干多饮，伴双手麻木，头晕，乏力，纳可，夜眠尚可，二便调。察其舌质红，苔白厚，脉弦滑。辨病为消渴病，证属肝郁脾虚、阴虚内热证，治疗当以疏肝健脾、养阴清热为主，方选逍遥散加减。

处方：牡丹皮15g，炒栀子6g，醋柴胡10g，白芍15g，当归10g，白术10g，茯苓15g，甘草6g，姜半夏10g，麸炒枳壳15g，酒萸肉15g，厚朴10g，麦冬15g，竹茹6g。6剂，每日1剂，水煎400ml，分早晚饭后30分钟温服。
西医治疗给予口服格列齐特缓释片以及二甲双胍片。嘱患者糖尿病饮食，适度运动，监测血糖，按时用药，预防低血糖。

二诊（2020年3月18日）：患者诉担心西药产生依赖性，故未按医嘱口服降糖西药，仅服用上述中药，同时坚持合理饮食、适度运动。服药后血糖逐日降低，近3天空腹血糖波动在6.0～6.5mmol/L，餐后血糖波动在4.6～8.0mmol/L，与初诊时比较显著降低，均已达到正常范围。

白小林主任医师认为，患者肝郁脾虚日久，耗气伤阴，脾胃运化功能失常，故在上方基础上加炒山药30g以益气养阴、补益脾肾，共6剂，以巩固疗效。

三诊（2020年3月29日）：患者诉口干多饮明显减轻，双手麻木感有所缓解，头晕、乏力较前明显改善，纳可，夜眠尚可，大便不通，小便可。察其舌质红，苔白厚，脉弦。近3天监测空腹血糖波动在 5.0～6.3mmol/L，餐后血糖波动在 5.4～6.2mmol/L。患者阴虚日久，津液不足，不能濡润肠道，故便干不行，故将上方麸炒枳壳换为枳实15g，去炒山药加玄参20g，再服12剂，继续监测血糖。

四诊（2020年4月12日）：患者诉监测空腹血糖4.4～6.2mmol/L。上症皆消，故效不更方，继服12剂，不适随诊。积极监测血糖。

按： 消渴病病因多为先天禀赋不足、饮食不节、情志不调、劳欲过度，基本病机为阴虚为本，燥热为标。先贤们在辨证施治时将消渴病分为三消，即上消（肺热津伤）、中消（胃热炽盛、气阴亏虚）、下消（肾阴亏虚、阴阳两虚）。白小林主任医师指出，尽管现代医家秉承前贤，对消渴病理论多有发挥，拓宽了辨治思路，但单一的病机理论不能完全解释消渴病的发生、发展及转归。消渴病不是某个单一方面或单一的致病因素所引起的。它的病因是由多种因素共同作用于人体，或正气虚衰，引起正邪斗争，打破了机体的阴阳平衡，即"失和"，导致人体失和，枢机不利，发为消渴。

糖尿病早期，由于枢机不利，阳气在表的升降出入受到影响，使气机郁滞；气滞日久，郁而化火，木火刑金，使肺失清肃。肺脏功能失司则不能布散水津以润脏腑而口渴引饮；枢机不利，脾胃升降失和，脾虚不能为胃行其津液，不能输布水谷精微滋养全身，从而出现消渴，加之则木郁克土，使脾失健运加重，湿热内生，积滞胃中酿成痰浊，痰浊郁久，化火伤阴，使胃腐熟水谷的功能过于亢进，故消谷善饥。此阶段，主要为脾肺、肝胃功能失和，病变过程均以实证为主，气滞、痰浊、郁热兼夹为病，可兼虚（气虚、阴虚），痰浊化热与否决定血糖是否升高。

本案患者肝脾失调，枢机不利，肝郁日久，化火伤阴，阴津不足，不能濡润口舌，故口干、多饮；脾虚运化失常，气血化生乏源，无以濡养四肢肌肉及脑窍，故乏力、头晕；气血不足则无以荣养肌肉，故出现手麻，治疗以疏肝健脾为主，养阴清热为辅，选方逍遥散加减。逍遥散可调和肝脾，具有疏肝健脾之功，方中牡丹皮、炒栀子清肝经郁火，麦冬养阴清热，姜半夏、竹茹配伍，防止脾虚积滞阻胃，一凉一温，寒热平调，厚朴、麸炒枳壳可理气健脾；白芍、姜半夏乃方中之转枢，芍药佐补益药能益阴扶正，佐养阴清热药能敛阴清热，佐补阳药使阳气外达舒畅，从而达到阴阳相调，寒热得和，上下得通。临床配伍不同则更显其妙，正如《得配本草》所说："得一药而配数药，一药收数药之功；配数药而治数病，数病仍一药之效。"姜半夏之用，关键之处在于其能引阳入阴，醋柴胡由阴而达阳，姜半夏由阳而化阴，可以说是绝妙之配伍。肝为肾之子，肝郁则肾亦郁矣；肾郁而气必不宣，或曰肝气郁而肾气不应，子病而母必有顾复之情，肝郁而肾不无缱绻之谊，肝气之或开或闭，即肾气之或去或留，相因而致，又何疑焉。治宜疏肝之郁，即开肾之郁也，配合酒萸肉以补益肝肾，一取少火生气、鼓舞脏腑之义，此方疏肝肾之气，非通经之药也；补肝肾之精，非利水之品也，肝肾之气疏而精通，肝肾之精旺而水利，不治之治，正妙于治也；二为防止消渴病传变至肾经，取既病防变之义。二诊时考虑患者病久，气阴不足，脾虚失运，故加炒山药以益气养阴、补益脾肾。三诊时便干不行，故调整麸炒枳壳为枳实，枳实较枳壳峻烈，功善破气消导，用以宽肠理气，玄参替换山药以养阴增液，润肠通便。四诊时患者大便明显好转，血糖仍处于正常水平，效不更方，继服 12 剂以巩固疗效。全方以疏、清、养、通为主，意在疏而和之，清而和之，养而和之，通而和之，使得人体上下宣通、内外透达、气机调畅、阴阳平衡。

白小林主任医师遵循秦晋高氏内科学术流派"和法""气机紊乱"等学术思想，通过理论指导实践，全方以调和脏腑气机为核心。气机通畅，脏腑功能如常，气血津液正常布散濡养全身，血糖达标，诸症皆消。

案 12 消渴病——气阴两虚兼血瘀案

谢某，男，65 岁，退休。2013 年 7 月 12 日初诊。

患者以发现"血糖升高10年，间断双下肢肿胀1年，加重2个月"为主诉就诊。患者10年前查体时发现空腹血糖10.6mmol/L，无多饮多食、体重下降等症状。被诊断为"2型糖尿病"，曾服"二甲双胍片""格列齐特缓释片""消渴丸"等药，未监测血糖。1年前出现双下肢间断性肿胀，查尿常规示：蛋白（＋），查眼底示：糖尿病视网膜病变Ⅱ期，空腹血糖13mmol/L，诊断为"糖尿病肾病""糖尿病视网膜病变"。在某院住院，降糖使用胰岛素治疗，出院时血糖控制平稳，尿蛋白仍为阳性。出院后坚持注射胰岛素控制血糖，自测空腹血糖在6～8mmol/L，间断出现双下肢肿胀，未予重视。2个月前双下肢肿胀加重，查尿常规：尿蛋白（＋＋）。24小时尿蛋白定量1.3g。症见：身困乏力，口干纳差，腰膝酸困，双下肢肿胀，大便偏干，夜尿增多，小便泡沫增多，舌淡暗，苔薄白，脉细涩。诊为消渴病，证属气阴两虚兼血瘀，治以益气养阴补肾、活血化瘀，方用六味地黄汤加味。

处方：黄芪30g，生地黄、山药、山茱萸各24g，茯苓15g，泽泻10g，牡丹皮15g，姜半夏10g，白芍15g，川芎10g，川牛膝15g。服7剂。

二诊（2013年7月19日）：经服上方后诸症好转。前法有效，再续进原方。

此患者用上方治疗1个月后，双下肢肿、身困乏力、口干纳差、夜尿增多、腰膝酸困等症状消失，复查尿常规：尿蛋白（±）。24小时尿蛋白定量0.45g。

按：本病是由消渴日久迁延不愈而致，病机特点为本虚标实，以肾元不足为本，伤阴耗气、阴损及阳是其基本发展趋势，在病症不同发展阶段，病机重点有所不同。早期燥热阴虚，日久耗气而致气阴两虚，肾气不固，经脉失养，气虚血瘀。随着病情发展或治疗不当，肾元进一步受损。因气属阳，气虚日久阳亦不足；阴阳互根，阴损及阳，阴虚极则阳亦伤，所以阴阳俱虚，气血两亏。阳虚的发生是气阴两虚发展的必然结果，亦是糖尿病肾病病机发展过程中非常重要的一个阶段。高老在治疗中将补肾放在十分重要的地位，同时兼顾脾气虚、瘀血阻滞的病机特点，以补益肾阴为主，不忘兼补脾益气，活血化瘀，以六味地黄汤加黄芪为治疗的基本方。将通补开合集于一方，使其既能补真阴真阳之不足，又能泻水湿浊邪之过剩，既能开通二便之关隘，又能固摄阴精不外泄。从以上配伍分析看，全方君臣佐使得当，方性平和，甘淡寒温融于一方，集补气益阴、利水通脉于一剂，通补开合之功兼而有之。

案 13 消渴病——阴虚燥热兼血瘀案

黄某，男，50 岁。2018 年 10 月 11 日初诊。

患者以"发现血糖升高 10 余年，乏困无力 2 个月"为主诉就诊，目前的降糖方案为：门冬胰岛素早、中、晚各 10U，于三餐前皮下注射，地特胰岛素 20U，睡前皮下注射。自测空腹血糖 12.0～13.0mmol/L，餐后 2 小时血糖 20.0mmol/L 左右。症见：全身乏困无力，手足麻木不适，耳鸣，纳可，睡眠差、入睡困难，大便干，4～5 天一行，小便正常。舌暗红，苔白厚，脉沉细。诊为消渴病，辨为阴虚燥热兼血瘀证，治当以滋阴清热、活血化瘀为主，方选小柴胡汤加减。

处方：北沙参 15g，醋柴胡 10g，姜半夏 10g，甘草 6g，黄连 6g，黄芩 6g，白芍 15g，牡丹皮 15g，厚朴 10g，郁金 15g。12 剂，水煎 400ml，分早、晚饭后 30 分钟服用。嘱患者按时用药、定时定量进食、适当运动。

二诊（2018 年 10 月 24 日）：药后血糖下降，自行停用地特胰岛素，复测空腹血糖为 5.6 ~ 6.7mmol/L。午餐后几次出现低血糖，遂停中午餐前门冬胰岛素，自行口服"二甲双胍片""阿卡波糖片"，餐后血糖 7.9 ~ 8.0mmol/L 左右。上述症状较前明显好转。舌暗红，苔白厚，脉沉。效不更方，嘱患者继服 12 剂，不适随诊。

2 周后随诊，患者血糖控制平稳，自诉上述症状均消失。

按：清代叶天士《临证指南医案·三消》邹滋九按语说："三消一证，虽有上、中、下之分，其实不越阴亏阳亢，津涸热淫而已。"此认为消渴病的病机为阴津亏损，燥热偏胜，阴虚为本，燥热为标。中医认为，久病多瘀（郁），久病多思。本案患者病程较长，长期情绪不佳，气机郁滞，郁久化火，火热灼伤阴津，津亏血少，无法荣养全身，则出现全身乏困无力、手足麻木；火热上冲于耳，则耳鸣；热扰心神，故睡眠差；久病入络，久病多瘀，则舌暗红。辨证为阴虚燥热兼血瘀证，治当以滋阴清热、活血化瘀为主，选用小柴胡汤化裁，取其和解少阳清热之功。少阳为三阳之枢，位于半表半里，是津液出入之通道，病邪进退之枢纽，邪在少阳，实则可传阳明，虚则病及太阴。方中醋柴胡疏散退热，黄芩、黄连清肺胃郁热；久病多思多瘀（郁），予郁金以疏肝解郁；佐以牡丹皮、白芍以达清热凉血、活血行瘀之功；久病易致脾胃功能受损，于方中用厚朴以顾护中焦脾胃；甘草调和诸药。纵观全方滋阴清热治其本，疏肝健脾、活血化瘀治其标，则诸症可除。二诊时患者症状明显改善，但考虑中焦脾胃为气机升降之枢纽，于方中加入砂仁以增强行气之功。裴老师辨证准确，处方精当，故患者诸症消失。

案 14　消渴病——阴虚燥热、瘀血阻络案

王某，女，47 岁。2018 年 12 月 27 日初诊。

患者以"血糖升高3年，发现颈部血管斑块8天"为主诉前来就诊。3年前患者体检发现血糖偏高，于外院行相关检查诊断为"2型糖尿病"，给予西医治疗，患者拒绝，坚持口服中药汤剂控制血糖。8天前患者因血糖控制不佳于外院住院，期间行颈部血管彩超发现：右侧锁骨下动脉起始段后壁见一7.7mm×1.8mm的低回声斑块，形态规则，表面光滑，该处未见血流加速。血脂检查结果示：血清总胆固醇5.67mmol/L，给予抗动脉硬化治疗。出院后自行停药，为寻求中医治疗于裴老师门诊就诊。症见：头晕、偶有头痛、潮热、汗出，双下肢发凉，胃脘部胀满，饮食一般，眠浅，大便不畅，小便可。舌暗红，舌下脉络迂曲，苔白，脉沉弦。西医诊断：糖尿病，动脉硬化症，更年期综合征；中医诊断：消渴病（阴虚燥热、瘀血阻络证）。患者不愿服西药，坚持要求中医治疗。故根据四诊合参，治宜滋阴清热、活血通络，选方为小柴胡汤加减。

处方：北沙参15g，醋北柴胡10g，姜半夏10g，甘草10g，黄连15g，酒黄芩10g，盐知母15g，砂仁（后下）6g，酒川牛膝15g，醋郁金10g，厚朴10g，川芎10g。6剂，每日1剂，水煎400ml，分早晚饭后30分钟温服。

二诊（2019年3月15日）：经过坚持服中药汤剂治疗，近期监测空腹5.7～6.5mmol/L，餐后2小时血糖7.5～9.5mmol/L，头晕、头痛基本消失，仍潮热、汗出，烦躁，上身灼热，双下肢发凉较前有所改善，腰膝酸困，无明显胃胀，纳食可，睡眠不佳，大便基本通畅，小便可。舌暗红，舌下脉络迂曲，苔白，脉沉弦。根据目前四诊合参，治疗当以疏肝补肾、清热养阴，选方为六味地黄汤加减。

处方：熟地黄12g，牡丹皮15g，茯苓15g，泽泻10g，山药30g，酒萸肉15g，厚朴10g，麸炒枳壳12g，地骨皮15g，煅牡蛎（先煎）30g，黄连10g，知母15g。10剂，每日1剂，水煎400ml，分早晚饭后 30 分钟温服。

三诊（2019 年 6 月 1 日）：近期空腹血糖 6.0mmol/L 左右，餐后 2 小时血糖 5.2～7.0mmol/L。症见：偶有潮热、汗出不明显，情绪佳，上热下凉消失，偶有腰膝酸困，纳食可，睡眠尚可，二便调。舌红，苔薄白，脉沉。辅助检查：颈部血管超声示右侧锁骨下动脉起始段后壁局限性内－中膜增厚，较厚处约 1.3mm。双侧锁骨下动脉血流速度正常。上方去厚朴、麸炒枳壳、地骨皮、煅牡蛎，加龙胆 6g、桑寄生 15g、醋郁金 15g、酒川牛膝 15g，共 12 剂，以滋补肝肾、疏肝清热。

按： 糖尿病合并动脉粥样硬化在古代医籍虽无明确记载，今多数学者将其归属为中医消渴并发症范畴，根据其临床表现，认为其属于中医"眩晕""痹证"等范畴。此病多属本虚标实之证，病位在脉，与肝、脾、肾相关。此病与糖尿病密切相关。患者因消渴日久，气阴耗伤，则血脉滞涩，进而因滞化瘀化浊，瘀浊交阻。裴瑞霞老师认为当以滋阴清热、活血通络为法，方以小柴胡汤加减。小柴胡汤是典型的和解方剂，方中醋北柴胡为君，配伍姜半夏，一升一降具有调节全身气机的作用，又合黄芩、黄连清中焦之湿热；北沙参益气养阴，其性甘，微苦，微寒，可代人参、党参补气又正对消渴病的阴虚燥热之病机。酒川牛膝引火下行，活血化瘀，醋郁金性寒，凉血活血，川芎性温，善通达气血，三者共奏活血通络之功效。二诊时，患者症状较前改善，以更年期表现为多，病位在肝、肾，虚中有郁，遂更改前方，以六味地黄丸为基础方加减。该方是补肾滋阴的代表方，加入厚朴、麸炒枳壳用以理气宽胸；地骨皮入肝、肾经，善清虚热、除骨蒸，为凉血退热除蒸之佳品，其清热泻火，与黄连共用可治疗内热消渴。三诊时，患者症状好转，查颈部血管超声显示斑块已消失。方仍以六味地黄丸为基础方，加桑寄生补肝肾、强筋骨，醋郁金、酒川牛膝活血通络，继服 12 剂。

患者查颈部超声发现斑块消失，充分证明了此次治疗的有效性。纵观全程，在选方用药上，裴老师注重在经典方剂上进行加减，且选方大都和缓，无峻猛之剂，体现了"和法"中"和缓"之义；在用药上，裴老师习惯用药性平和的药物，如补益气阴之太子参、北沙参，行气活血之川芎、醋郁金等，且药量上不刻意加大，避免了药性之偏颇而对人体的损伤，体现了"和法"中"平和"之义；在药物搭配上，裴老师习惯于升降并用，寒热共调，补泄兼施之类的药对，如醋北柴胡配伍姜半夏，一升一降以调畅气机，又如川芎与醋郁金，一温一寒以活血化瘀而不伤正等，凡此诸类，不胜枚举，体现了"和法"中"调和"之义。

《景岳全书》言："和之义则一，而和之法变化无穷焉。"裴老师在运用"和法"时，其选方简单而注重药物之间的搭配，其用药缓和而直中病机，不偏不倚，尽量恢复患者本身的阴阳平衡。通过抓住主要病机，运用适当方剂，灵活加减，重在调和，处处体现了"和法"思想的精髓，因而疗效显著。

案15 消渴病——阴虚燥热、肝郁脾虚兼血瘀案

郭某，女，49岁。2019年2月21日初诊。

患者以"发现血糖高8年，背部瘙痒1个月"为主诉就诊。8年前体检时查空腹血糖高（具体数值记不清了），于当地医院就诊后诊断为"2型糖尿病"。现口服"盐酸二甲双胍片0.5g，每日3次；丹心降糖通脉胶囊4粒，每日3次"，自测空腹血糖8.2～9.9mmol/L，餐后2小时血糖6.2～14.5mmol/L。1个月前开始出现背部瘙痒，偶有双手肿胀，自觉双膝关节以下发凉，情绪焦躁不安，纳眠可，二便调。舌暗红，苔白，脉沉细。中医诊断为消渴病，辨证为阴虚燥热、肝郁脾虚兼血瘀证，治以滋阴清热、疏肝健脾、活血化瘀，方选小柴胡汤加减。

处方：北沙参15g，醋柴胡10g，姜半夏10g，甘草6g，黄连10g，牡丹皮15g，白芍15g，厚朴10g，砂仁（后下）6g，生地

黄 12g，郁金 15g。取颗粒剂 6 剂，每日 1 剂，早晚冲服。二甲双胍片 0.5g，每日 3 次，格列美脲片 2mg，每日 1 次，丹心降糖通脉胶囊 4 粒，每日 3 次。

二诊（2019年2月28日）：服药后空腹血糖下降至 7.5～9.5mmol/L，餐后血糖下降至 7.1～10.0mmol/L。双手肿胀感减轻，背部瘙痒较前稍改善，双膝关节以下凉感稍缓解，余大致同前。舌暗红，苔白，脉沉细。服药 1 周后，空腹及餐后血糖均下降，效不更法，在前方的基础上加川芎 10g，继服中汤药。

三诊（2019年3月7日）：空腹血糖 6.9～7.5mmol/L，餐后血糖 7.8～8.4mmol/L。双手肿胀感基本消失，背部瘙痒较前改善，双膝关节以下凉感缓解。舌暗红，苔白，脉沉。在上方的基础上去掉牡丹皮、生地黄，加川牛膝 15g，枳壳 12g，继服。

四诊（2019年3月14日）：空腹血糖下降至 6.4mmol/L，餐后 2 小时血糖下降至 5.2mmol/L。背部瘙痒基本消失，双膝关节以下凉感明显缓解。舌暗红，苔白，脉沉。上方基础上去川牛膝加黄芩 10g，继服。

五诊（2019年3月21日）：今早测空腹血糖 6.0mmol/L，早餐后 2 小时血糖 5.5mmol/L，午餐后 2 小时血糖 7.6mmol/L。患者未诉特殊不适，纳眠可，二便调。舌暗红，苔白，脉沉细。上方基础上去砂仁，加天花粉 30g，继服。

按：患者为中年女性，正值绝经前后期，此期女性体内激素水平紊乱，容易脾气急、烦躁，易怒，易思虑过度。《素问·宣明五气》有云"思则气结"，气机运行不畅，无法推动血液正常运行，则末梢循环差，故双手肿胀感。《素问·上古天真论》曰"女子七岁，肾气盛，齿更发长……七七，任脉虚，太冲脉衰少，天癸竭，地道不通，故形坏而无子也"。患者年已七七，肾中精气亏虚，致使肾中阴气、阳气不足，阳气

不足则无法温养四末，则见双膝关节以下发凉；消渴日久，燥热伤及气阴，阴虚则血热，血液由阴液及营气组成，阴液亏虚，则致血虚，血虚易致风燥，则见皮肤瘙痒。脉症合参，皆属阴虚燥热，肝郁脾虚兼血瘀之象。治以疏肝健脾，滋阴清热，活血化瘀之法，予加服中药治疗，用药1周后空腹及餐后血糖下降，用药4周后血糖平稳，可见中药对调控血糖、平稳降糖确有疗效。

纯中药调糖，在汤剂组方上，君臣佐使贵有法度。依据四诊所见，予以滋阴清热、疏肝解郁、活血化瘀之法。方选小柴胡汤加减，方以醋柴胡疏肝解郁、疏风清热为君药，牡丹皮、白芍合用凉血活血，柔肝缓急，牡丹皮、白芍与柴胡同用，补肝体而助肝用，使血和则肝疏，血充则肝柔。《景岳全书》云牡丹皮"能和血凉血生血，除烦热，善行血滞，滞去而郁热自解，故亦退热。用此者，用其行血滞而不峻"，故以牡丹皮、白芍清泻肝火、柔肝缓急，黄芩清泻肺胃郁热，黄连清心胃之火，四药共为臣药。久病多思，思则伤脾，脾主四肢，脾虚则运化失司，气血津液难以到达四末，故以厚朴、砂仁、姜半夏燥湿健脾，理气和胃，为佐药。"治风先治血，血行风自灭"，皮肤瘙痒，乃为风燥所致，故以川芎活血祛风。甘草调和诸药，为使药。诸药合用，共奏滋阴清热、疏肝解郁、调和气机、活血化瘀之功。

《临证指南医案》云"心境愁郁，内火自燃，乃消证大病"，提出情志失调是消渴病的重要致病因素之一。情志常以和顺为贵，保持心情舒畅，避免不良的精神刺激，增强治愈疾病的信心，对促进疾病的好转乃至痊愈都将大有裨益。

案 16　消渴肾病——脾肾气阴两虚、水湿血瘀互结案

冯某，男，57 岁。2011 年 10 月 20 日初诊。

患者以"口干、多饮 10 年余，双下肢肿胀 6 个月"为主诉就诊。

6个月前出现双下肢水肿，曾在当地医院就诊，发现大量蛋白尿伴肾功能、血脂异常，西医诊断为"2型糖尿病、糖尿病肾病、慢性肾衰竭Ⅰ期、高血压病、高脂血症"。给予降糖、降压、调脂、改善微循环等西医治疗，症状改善不明显。症见：口干多饮，乏力，头晕，手足心热，双下肢肿胀，脘腹胀闷，纳食尚可，夜眠可，大便偏干，小便不利。察其舌暗红少苔，舌下脉络迂曲，诊其脉沉细弦。实验室检查肾功能：血肌酐（SCR）146μmol/L，血尿素氮（BUN）15.1mmol/L；血脂：三酰甘油2.89mmol/L；尿常规：尿蛋白（+++），24小时尿蛋白定量2.725g。辨证为脾肾两虚、浊瘀互结，法当健脾补肾、益气养阴为主，兼以活血化瘀、利湿化浊，方用六味地黄汤加减。

处方：黄芪30g，生地黄15g，怀山药20g，牡丹皮15g，泽泻15g，山茱萸12g，茯苓15g，麦冬15g，川牛膝15g，丹参20g，知母12g，益母草15g。12剂，每日1剂，水煎取400ml，分早餐后30分钟和晚睡前温服。禁忌：饮酒吸烟、过劳及油腻厚味之品。嘱其避风寒，畅情志，作息规律，注意休息，清淡饮食。另外，继续原有的基础治疗不变。

二诊（2011年11月2日）：服药后患者症状好转，双下肢水肿减轻，口干多饮较前缓解，大便日一行，不干，仍有头晕，手足心热，舌暗红，苔薄白，脉沉细。上方黄芪增至40g，去知母、益母草、麦冬，加金银花20g、地骨皮15g，白芍15g，12剂，每日1剂，水煎服。

三诊（2011年11月15日）：用药后，患者双下肢水肿明显好转，头晕、手足心热减轻。肾功能：SCR 118.5μmol/L，BUN 11.2mmol/L，二氧化碳结合力（CO_2CP）28.5mmol/L。尿常规：蛋白质（++）；24小时尿蛋白定量1.025g。舌红，苔薄白，脉沉细。

处方：黄芪40g，生地黄15g，生山药20g，牡丹皮15g，泽泻

15g，山茱萸 12g，茯苓 15g，川牛膝 15g，丹参 20g，金银花 30g，地骨皮 15g，白芍 15g。12 剂，每日 1 剂，水煎服。坚持定期复诊用药，患者无明显不适，病情平稳，嘱患者继续巩固治疗。

按：《素问·至真要大论》的病机十九条中有"诸湿肿满，皆属于脾"。脾为后天之本，居中焦，主运化。脾的运化功能包括两个方面，一为运化水谷精微，二为运化水湿，通过脾的运化功能，全身水液得以运化转输，水谷精微得以化生气血。肾为先天之本，司膀胱气化。《素问·逆调论》曰"肾者水脏，主津液"，指出肾脏对津液代谢的主导作用。肾在五脏位置最下，在调节体内水液平衡方面发挥着极为重要的作用。通过气化作用分清别浊，清者向上输布于肺，敷布于全身，浊者向下输注于膀胱，排出体外。对于糖尿病肾病所致的慢性肾衰竭，脾肾气阴两虚、水湿痰瘀互结是最常见的证型。脾肾亏虚，脾不能运化水湿，肾失去分清泌浊的功能，水湿浊毒潴留于体内。气虚运血无力，阴虚血行涩滞，久病入络皆可形成血瘀。湿浊、瘀血既是病理产物，同时又是新的致病因素，贯穿于疾病始终。在慢性肾衰竭早期以气阴两虚为主，到病变后期阴损及阳，阴阳俱虚。病位可影响到五脏和胃肠、膀胱以及包括骨、脉、脑等奇恒之腑在内的各个脏腑。

高老认为，脾肾亏虚是慢性肾衰竭正虚病机，其标是湿浊及瘀血。对于慢性肾衰竭存在大量蛋白尿，高老重用黄芪补益气血而减少尿蛋白。因黄芪性微温，对于气阴两虚型患者，高老多配伍知母、金银花以防其温热伤阴。高老喜用怀山药滋补脾肾，因山药性平味甘，入肝、脾、肾经，有健脾养胃、益肾涩精的功能，《本草纲目》记载其能"益肾气，健脾胃"，《名医别录》谓其"补虚劳羸瘦，主五脏"。现代研究发现，山药含有多种不饱和脂肪酸、酯类、多糖类、微量元素、多种必需氨基酸等，具有调节免疫功能、改善消化功能、降血糖、降血脂、延缓衰老、抗肿瘤、抗突变、促进肾脏再生修复等作用。丹参是高老常用的活血药。"一味丹参功同四物"，丹参能减少或消除血小板、红细胞的聚合性所造成的主要脏器（肺、肾）血管床淤塞，扩张血管，改善组织灌注，增加肾血流量，提高肾小球滤过率；能调节免疫反应和改善高凝状态，减少微血栓栓塞，改善肾功能；能促进纤维蛋白的降价作用，增加毛细血管张力和降低毛细血管的通透性，促进组织的修复和再生。

案 17 消渴肾病——气阴两虚兼血瘀案

曹某，男，72岁。2018年3月22日初诊。

患者以"发现血糖升高18年，反复双下肢水肿2年，加重1个月"为主诉就诊。患者2年前出现双下肢水肿，查尿常规示尿蛋白（＋），查眼底示：糖尿病视网膜病变Ⅱ期，空腹血糖10mmol/L，被诊断为"糖尿病肾病、糖尿病视网膜病变"。经住院治疗血糖控制平稳出院，尿蛋白仍阳性。出院后监测血糖基本达标，但双下肢水肿仍反复，未予重视。1个月前双下肢水肿加重，查尿常规尿蛋白（＋＋），24小时尿蛋白定量1.6g。症见：双下肢肿，口干，困乏，腰膝酸困，纳食差，夜眠一般，大便偏干，夜尿多。舌淡暗，苔薄白，脉细涩。此为气阴两虚兼血瘀证，法当益气养阴、活血化瘀，方用六味地黄汤化裁治之。

处方：黄芪30g，熟地黄12g，山药20g，酒萸肉15g，茯苓15g，泽泻10g，牡丹皮12g，知母15g，车前子30g（包煎），益母草30g，牛膝15g，砂仁（后下）5g。6剂，每日1剂，水煎取400ml，分早餐后30分钟和晚睡前温服。禁忌：若外感发热则停用此药，及时就诊。嘱其慎起居，避风寒，畅情志，饮食有节，适度运动。

药后诸症均有所减轻。前法有效，效不更方，继用原方。用上方治疗1个月后，患者诉口干缓解，食纳可，夜眠可，二便正常，双下肢肿、困乏及腰膝酸困明显减轻，继用丹心降糖通脉胶囊巩固治疗 1 个月。复查尿常规：尿蛋白（±），24 小时尿蛋白定量 0.41g。

按： 裴老师指出，本病是由于消渴日久迁延不愈而致，病机特点为本虚标实，以肾元不足为基础，久则伤阴耗气、阴损及阳是其基本发展趋势。老师在治疗中滋补肾阴为主，同时兼顾气虚、瘀血阻滞的病机特点，而兼健脾益气、活血化瘀。以六味地黄汤为基础加减，使其既能补真阴真阳之不足，又能益气利水，泻水湿浊邪之过剩，既能开通二便之关隘，又能固摄阴精不外泄。标本兼治，协调阴阳，既能补不足，又能泻有余，既能通调，又能补合。

案 18　消渴病痹证——肝郁血瘀案

曹某，女，59 岁。2019 年 9 月 9 日初诊。

患者以"发现血糖高 10 年，胸背部剧烈疼痛 20 天"为主诉就诊。患者 10 年前体检时发现血糖升高，遂于当地医院就诊，诊断为"2 型糖尿病"，坚持口服"二甲双胍片 0.5g，每日 3 次"。近年来常年情绪不稳，血糖波动较大（具体数据不详），20 天前无明显诱因出现前胸、后背剧烈疼痛，难以忍受，疼痛间歇性发作，发作时痛牵全身，大汗淋漓，皮肤外观无明显红肿及皮疹出现，曾于我院皮肤科按"带状疱疹"治疗未好转。症见：胸背部剧烈疼痛伴烧灼、刺痛感，四肢麻木伴瘙痒，睡眠差，食纳可，大便正常，小便频，夜尿 2~3 次，舌暗红，苔黄厚，脉沉细涩。辅助检查：空腹血糖 12.59mmol/L；血常规：白细胞计数 $9.2×10^9$/L，血小板 $320×10^9$/L；尿常规：尿蛋白（±）；葡萄糖（±）；总胆固醇：6.24mmol/L。西医诊断：糖尿病合并周围神经病变；中医诊断：消渴病痹证。辨为肝郁血瘀证，治以疏肝解郁、行气活血、兼清虚热，方选柴胡疏肝散加减。

处方：醋北柴胡10g，白芍15g，麸炒枳壳12g，甘草6g，川芎10g，醋香附15g，陈皮12g，郁金15g，醋川楝子12g，盐知母20g，黄连10g，厚朴10g。12剂，每日1剂，分早晚饭后30分钟温服。并嘱加服格列美脲片2mg，每日1次，以控制血糖。

二诊（2019年9月26日）：服药后监测空腹血糖5.2～6.8mmol/L，餐后2小时血糖6.2～8.8mmol/L，胸背部烧灼、刺痛感消失，仍有肢体麻木、瘙痒，小便频数，食纳可，入睡困难，大便正常，舌红苔白，脉沉细涩。并在上方基础上去知母、黄连、厚朴，加生地黄15g、川牛膝15g、牡丹皮15g，继服6剂。

三诊（2019年10月14日）：近日监测空腹血糖波动在6.0mmol/L左右，餐后2小时血糖7.2～8.6mmol/L，肢体麻木、瘙痒明显缓解，治疗有效，继服上方12剂。并嘱患者规律饮食，控制血糖，定期门诊随诊。

按： 裴老师认为，消渴病痹证的产生是因消渴患者肝郁不舒、气机紊乱日久耗气伤阴，导致全身脏腑、四肢百骸气机运行不畅，水谷精微及血液、津液等运化失常，产生湿热、痰浊、瘀血等病理产物，阻滞壅塞全身，致使脉络瘀阻，无以濡养而致。本案患者为中老年女性，长期情志不舒，致使肝郁气结，气机不畅，湿热痰浊瘀血内生，痹阻血脉，加之患者病程较长，病久入络，血脉瘀滞，则出现肢体疼痛、麻木等症状。中医有云，"不通则痛""不荣则痛"。消渴日久，虚火内生，上扰心神，则患者眠差，结合患者舌苔脉象，方选柴胡疏肝散加减。方中白芍养肝敛阴，缓急止痛，与醋北柴胡配伍，一散一收，助醋北柴胡疏肝，相辅相成共为君药；配麸炒枳壳以调中焦之气机，助脾胃之运化，散胸胁之壅滞，与柴胡同用，一升一降，加强疏肝理气之功，以达郁邪；川芎行气开郁，活血止痛；醋香附主入肝经，善理肝气之郁结并止痛；醋川楝子苦寒清泻，既能清肝，又能行气止痛。患者以消渴为基

础病变，故加盐知母以滋阴润燥、生津止渴以清虚热；黄连苦寒归心、脾、胃、肝、胆、大肠经，具有清热燥湿，泻火解毒之功效。二诊时患者疼痛消失，仍有肢体麻木、瘙痒等表现，故加生地黄、牡丹皮以清热凉血，养阴生津。川牛膝苦泄甘缓，性质平和，归肝肾经，性善下行，长于活血祛瘀。全方基于肝郁血瘀之基本病理，以疏调肝气为主，行气活血为辅，兼清虚热，使气血运行道路通畅，则病症自除。

案 19　消渴病痹证——肝郁气滞、血瘀阻络案

洪某，男，58 岁。2019 年 7 月 15 日初诊。

患者以"发现血糖高 5 年，手足麻木半年，加重 1 个月"为主诉来诊。患者 5 年前体检时发现血糖高，行相关检查后被诊断为"2 型糖尿病"。目前降糖方案为口服盐酸二甲双胍片 0.5g，每日 3 次。今晨测空腹血糖 6.7mmol/L，餐后 2 小时血糖 8.0mmol/L。症见：手足麻木，足底如踏棉垫感，无皮肤瘙痒及疼痛，食欲差，夜间入睡晚，白天易犯困，大便干燥、不规律，小便正常。舌暗红，苔白厚腻，脉沉弦涩。西医诊断：糖尿病合并周围神经病变；中医诊断：消渴病痹证。辨为肝郁血瘀证。由肝郁气滞、血瘀阻络所致，治以疏肝行气、活血通络，方选柴胡疏肝散加味。

处方：醋柴胡 10g，白芍 15，枳壳 12g，炙甘草 6g，陈皮 12g，香附 15g，川芎 10g，郁金 15g，大黄 3g，厚朴 10g，知母 10g。12 剂，水煎 400ml，分早晚饭后 30 分钟服用。西药继服，予以口服二甲双胍片。嘱患者控制饮食，适当运动，监测血糖，预防低血糖。

二诊（2019 年 8 月 1 日）：患者诉今晨空腹血糖 5.7mmol/L，餐

后血糖 7.0mmol/L。服药后手足麻木、足底如踏棉垫感较前减轻，乏困减轻，纳可，夜眠可，大便较前好转，小便正常。舌暗红，苔白厚腻，脉沉弦涩。上方加茯苓 15g，继服 12 剂。

三诊（2019 年 8 月 19 日）：患者诉今晨测空腹血糖 6.0mmol/L，餐后血糖 7.0mmol/L。上述症状均较前好转。舌暗红，苔白厚腻，脉沉弦涩。上方知母加量为 15g，继服 6 剂。

3 个月后随诊患者诉上述症状均已消失，眠浅，纳可，二便调。嘱患者继续门诊巩固治疗。

按：本案患者消渴病日久，耗伤气阴，阴阳气血亏虚，血行瘀滞，脉络痹阻，导致肢体失养，故而出现手足麻木、足底如踏棉垫感。而肝主筋，筋主运动，肝在体合筋，其华在爪，肝郁气滞，血行不畅，筋脉失养；脾主四肢，主肌肉，肌肉司运动，肝郁致脾虚，进一步促进手足麻木的发生。肝主疏泄，性喜条达，其经脉布胁肋循少腹。若情志不遂，木失条达，则致肝气郁结，经气不利，故见脘腹胀满；肝郁乘脾，易致脾气虚，脾气虚则湿邪内生，故出现乏困；肝失疏泄，横逆犯胃，肝胃不和，则易出现大便干燥、不规律。

遵《素问·六元正纪大论》"木郁达之"之旨，治宜疏肝行气、活血通络为法。方选柴胡疏肝散加味。方中柴胡功善调肝气，散郁结，炮制时用醋炒以增入肝行气之功，用以为君。香附专入肝经，既疏肝解郁，又理气止痛；川芎开郁行气，活血止痛。二药相合，助柴胡以解肝经之郁滞，并增行气活血止痛之效，共为臣药。佐以陈皮理气行滞和胃；枳壳理气宽中，行气消胀，与陈皮相伍以理气行滞调中；白芍、甘草养血柔肝，缓急止痛。炙甘草又调和诸药，兼做使药。诸药相合，共奏疏肝行气、活血通络之功。配以郁金增强行气疏肝止痛之功；大黄、厚朴、枳壳相合取小承气汤之意，用以清热通腑、调大便。诸药合用直达病所，则诸症可消。

案 20　消渴病痹证——肝郁气滞、血瘀阻络案

耿某，男，60岁。2018年7月21日初诊。

患者以"发现血糖高20年，右手中指指尖麻木、刺痛3个月"为主诉来诊。患者2型糖尿病病史20年，现口服"格列美脲片2mg，每日1次；二甲双胍片0.5g，每日1次"，近期监测空腹血糖8.0mmol/L，餐后2小时血糖11.0mmol/L。症见：右手中指指尖麻木、刺痛，皮肤瘙痒，纳眠可，大便可，夜尿1~2次。舌暗，苔白厚，脉弦紧。西医诊断：糖尿病性周围神经病变；中医诊断：消渴病痹证。辨证为肝郁气滞、血瘀阻络证，治疗则应疏肝行气、活血通络，方选柴胡疏肝散加减。

处方：醋柴胡10g，枳壳12g，白芍15g，甘草10g，陈皮12g，川芎10g，醋香附15g，知母15g，厚朴10g，龙胆6g，砂仁（后下）6g，醋郁金15g。6剂，水煎400ml，早晚饭后30分钟服用。西药同前。嘱患者控制饮食，适当运动，积极监测血糖，预防低血糖。

二诊（2018年7月28日）：患者诉空腹血糖6.3mmol/L，餐后2小时血糖8~10mmol/L，右手中指指尖麻木、刺痛程度明显改善，皮肤瘙痒较前减轻，纳眠可，二便调。舌暗，苔白厚，脉弦。症状较前明显减轻，考虑患者肝郁日久，脾虚运化失常，故苔白厚，因而去甘草，加苍术以健脾和胃，再服12剂以巩固疗效。

2个月后因他病就诊，诉上症皆消，血糖达标。

按：消渴病的主要病机为阴虚燥热，而此患者消渴病日久，病情进展，不单有阴虚燥热。阴虚日久，耗气伤阴，阴阳气血亏虚，血行瘀滞，脉络痹阻，属本虚标实证，病位在脉络，涉及肝、脾、肾三脏，以

气血亏虚为本，瘀血阻络为标。而肝郁是糖尿病发生发展的主要因素之一，随着糖尿病的发展，很多患者出现情绪焦虑的症状，易导致肝郁气滞，血行不畅，最终瘀血阻络，不通则痛，发为消渴病痹证。裴老师继承高老"和法"思想，认为本病乃气血不和，尤以肝气失和为主。若肝气调畅，气机升降有序，血脉通达，气血和而人体和。故而以疏肝行气为治疗大法，兼活血通络。善用流派特色方剂治疗本病，即柴胡疏肝散加减。该方乃疏肝行气，活血止痛代表方，知母、龙胆、醋郁金合用共奏疏肝行气，清肝泻火之效，厚朴、砂仁是常用配伍，用之行气宽中和胃。二诊患者症状明显缓解，去甘草，以苍术与厚朴、砂仁配伍共同顾护中焦脾胃之气，防止理气活血之药伤及脾胃。全方重在疏肝行气，活血通络止痛，运用"和而通滞法"治疗气血不和之消渴病痹证，体现了流派"和法"精髓。

第二节　甲状腺疾病

案 1　瘿病——气阴两虚案

黄某，女，30岁。2014年3月26日初诊。

患者以"颈前肿大、手抖1年"为主诉就诊。患者1年前出现颈前肿大、心悸心烦、手抖汗多，在外院诊断为"甲亢"，曾先后口服"甲巯咪唑片""丙硫氧嘧啶片"等药物后白细胞下降明显，不能继服西药治疗，故要求口服中药治疗。症见：颈前肿大，心慌心烦，手抖多汗，乏力，纳食可，夜眠可，大便干，每日1~3次，小便调。舌尖红，苔薄白，脉弦。西医诊断：甲状腺功能亢进症；中医诊断：瘿病。辨证为气阴两虚证，治当益气养阴、滋阴降火，方用生脉散合小柴胡汤加减。

处方：北沙参 15g，麦冬 15g，五味子 10g，柴胡 10g，姜半夏 10g，黄芩 6g，甘草 10g，厚朴 10g，炒白术 15g，玄参 20g，生地黄 12g，郁金 15g。7 剂，每日 1 剂，水煎服。

二诊（2014 年 4 月 3 日）：服药后心慌、手抖减轻，仍觉心烦出汗。舌尖红苔薄白，脉弦细。上方加竹叶 6g、知母 10g。继服 7 剂。

三诊（2014 年 4 月 11 日）：颈前肿大减轻，精神明显好转，心烦出汗已无，手抖减轻，夜眠欠佳。舌淡苔薄白，脉细。原方加远志 6g，继服 7 剂。

按： 高老认为本病发生主要与先天体质因素、饮食水土失宜以及气、火、痰、瘀关系密切。由于素体阴虚，饮食失宜，情志失调而致肝旺克脾、脾不运化，疏泄失常，气机郁滞，气郁化火，津烁痰结，痰气交阻，壅结于颈前而成瘿瘤；气凝日久，使血行受阻而产生血行瘀滞；病久则阴亏气耗，气阴两虚。其病位在颈前，与肝关系最为密切，与心、脾、肾三脏有关。治以益气养阴，滋阴降火。方用生脉散合小柴胡汤，加生地黄、玄参"滋水涵木"以滋阴降火。高老认为辨证准确是治疗的关键所在。瘿瘤的辨证首先要明确标本，即紧抓阴虚为本，气、火、痰、瘀为标这个基本病机；其次，要辨病情轻重、病程长短、脏腑偏重。从我们诊治的大量瘿病患者来看，多见阴虚燥热、痰郁互结之证，故养阴清热、解郁化痰是治疗本病的基本治则，临证时随症加减。

案 2 瘿病——肝肾阴虚案

王某，55 岁，女，退休。2018 年 9 月 10 日初诊。

患者以"双侧颈前肿大半年"为主诉就诊。患者半年前发现双侧颈前肿大，手抖，急躁易怒，体重减轻，被外院诊断为"甲亢"，治疗期间出现白细胞减少，慕名而来就诊。症见：双侧颈前肿大，手抖，急躁易怒，食纳可，夜眠可，二便正常。舌尖红，苔薄白，脉沉弦。西医诊断：甲状腺功能亢进症；中医诊断：瘿病。辨证为肝肾阴虚证，法当补益肝肾、滋阴降火，方选六味地黄汤化裁。

处方：生地黄 15g，山药 15g，山茱萸 15g，茯苓 15g，泽泻 10g，牡丹皮 15g，白芍 15g，甘草 6g，黄芩 6g，柴胡 6g，香附 12g，焦栀子 6g。6 剂，每日 1 剂，水煎取 400ml，分早餐后 30 分钟和晚睡前温服。禁忌：外感发热停用此药，及时就诊。嘱其慎起居，避风寒，畅情志，饮食有节，适度运动。

二诊（2018 年 9 月 17 日）：上方服用 6 剂后诸症减轻，效不更方，继服原方 12 剂。

三诊（2018 年 9 月 24 日）：服上药后手抖明显减轻，情绪稳定，颈前肿大改善，改为口服加味逍遥丸巩固疗效。

按： 本病因肝气失于疏泄，气机滞阻不畅，气滞则津停，久之凝聚成痰，痰气阻结则颈前肿胀，痰气热结，内干心神则心烦易怒，舌质红，脉弦细均为肝郁痰结化热之证。但患者年过半百，肝肾阴虚，单以疏肝理气施治难以见效，裴老师认为本病以肾虚为本，肝郁为标，虚实夹杂，寒热兼见。治疗的关键是从肝肾着手，以肝肾并治为佳。从肝肾论治，立足于燮理阴阳，调和营卫。方中六味地黄汤滋补肝肾，强体增精。生地黄养阴补血之品，使精血充沛，以抑虚火，黄芩、焦栀子清泻肝火，以保肾阴，白芍、柴胡、香附柔肝理气、解郁，达到"以通为用"之效。全方具有滋补肝肾、疏肝解郁、清热除烦之功，获得良好效果。

海某，女，52岁。2019年2月21日初诊。

患者以"发现甲状腺功能异常2个月"为主诉来诊。患者2个月前体检时查甲状腺功能示：促甲状腺素（TSH）8.69μIU/ml。症见：潮热，自汗、盗汗，烦躁易怒，容易感冒，夜眠差、入睡困难、易醒，纳可，二便调。舌暗红，苔白腻，脉弦滑。西医诊断：亚临床甲状腺功能减退，更年期综合征；中医诊断：瘿病，绝经前后诸证。此由肝郁化火所致，治疗当以疏肝解郁、清热泻火为主，方选丹栀逍遥散加减。

处方：醋柴胡10g，当归15g，白芍15g，炒白术15g，茯苓15g，甘草10g，牡丹皮15g，焦栀子6g，醋郁金15g，盐知母20g，川芎10g。12剂，水煎400ml，分早晚饭后30分钟服用。嘱患者畅情志，调饮食，勿劳累。

二诊（2019年3月7日）：潮热、自汗、盗汗减轻，烦躁易怒稍缓解，夜眠转佳，纳可，二便调。舌暗红，苔白腻，脉弦滑。效不更方，上方加佛手、黄芩，继服12剂。

三诊（2019年3月21日）：上述症状均较前明显减轻。舌暗红，苔薄白，脉弦滑。复查甲状腺功能示：TSH 5.79μIU/ml。效不更方，继服12剂，以巩固疗效。

2个月后随诊患者精神佳，上述症状基本消失，复查甲状腺功能示：TSH 4.66μIU/ml。

按： 瘿病，多因情志不舒，肝失疏泄，气机失调，郁而化火，火郁而发，同时甲状腺位于咽喉部，为肝经循行之处。该患者为女性，女子

以肝为先天,以阴血为本,以气为用。患者正值七七,月事已乱,任冲二脉气血亏虚,肾气渐衰,精血不足,因肝肾同源,肝血亦不足,肝阴血亏,不足以用,则疏泄失调,肝气郁结,气机不畅,易致情志无法畅达,故出现烦躁易怒;肝郁日久化火伤阴,阴虚则潮热汗出;肾为肝之母,肝为肾之子,子病及母,肝阴亏虚,可致肾阴亏虚,肾阴不足,则肾水无法克制心火,导致心肾不交,故出现夜眠差、入睡困难、易醒。辨证为肝郁化火证,治疗当以疏肝解郁、清热泻火为主,方用丹栀逍遥散加减。方中醋柴胡疏肝解郁,以和肝用;当归、白芍养血活血,以养肝体,共为君药。其中醋柴胡乃治肝气郁结胁痛之要药,当归味甘,入肝、心、脾经,能养血活血,更有调经、止痛之功以助柴胡。白芍味苦、酸、微寒,入肝、脾经,养血敛阴柔肝,缓急止痛,平抑肝阳以补肝体之功用;二药合用,既能养肝体以助肝用,又可防柴胡暗耗肝阴。臣以牡丹皮、焦栀子、白术、茯苓,其中牡丹皮微寒,清热凉血而不滋腻;栀子苦寒质轻,屈曲下行,通达三焦,焦炙可减轻其苦寒之性,防止败胃;炒白术、茯苓助土以培本,使气血有源,还可防肝气乘脾;川芎、醋郁金透达木郁,加之醋柴胡能调达肝胆,升发火郁,相合成方,符合"木郁达之"之法。盐知母苦寒,入肾经,滋肾阴而清热。诸药合用共奏疏肝解郁、清热泻火之功。二诊时加入佛手、黄芩,增强疏肝气清郁火的作用。选用丹栀逍遥散加减,符合本案病机,使得肝气调畅,脾得健运,郁火得泻,则诸症可除。

案 4 瘿病——肝郁化火案

钱某,女,56 岁。2019 年 4 月 25 日初诊。

患者以"颈前肿大疼痛 2 个月余"为主诉就诊。症见:颈前肿大疼痛,潮热,汗出,纳眠可,大便偏干,日 1 次,小便调。舌红,苔白厚,脉弦数。颈前甲状腺触诊:甲状腺Ⅱ度肿大,质稍硬,压痛（＋）。辅助检查：红细胞沉降率 23mm/h。甲状腺功能示：TSH 0.01μIU/ml；甲状腺彩超示：甲状腺双侧叶可见数个囊实性结节，右侧较大，约 42mm×29mm，左侧较小，约 23mm×15mm，边界清。结论：①甲状腺双侧叶囊实性结节，TI-RADS 3 类，考虑囊腺瘤；②双侧颈部淋巴结可见。西医诊断：亚急性甲状腺炎，甲状腺结节；中医诊断：瘿病。辨证为肝郁化火证，治以疏肝解郁、清热散结为主，方选加味逍遥散化裁。

处方：醋柴胡 10g，当归 15g，白芍 15g，炒白术 15g，茯苓 15g，甘草 10g，牡丹皮 15g，焦栀子 6g，醋郁金 15g，酒黄芩 10g，玄参 20g，厚朴 10g。12 剂，水煎 400ml，早晚饭后 30 分钟温服。

二诊（2019 年 5 月 6 日）：患者诉服药后颈前疼痛缓解，仍颈前肿大，潮热、出汗基本消失，纳眠可，大便质软，日 3～4 次，小便调。舌红，苔白厚，脉弦数。效不更方，上方去牡丹皮、焦栀子，加生姜、砂仁，继服 6 剂。

三诊（2019 年 5 月 13 日）：患者诉服药后颈前疼痛消失，颈前肿大较前减轻，纳眠可，大便质软，日 1～2 次，小便调。舌红，苔白厚，脉弦数。效不更方，上方去生姜、黄芩，加香附、广藿香，继服 6 剂。

患者依从性良好，坚持每 1～2 周复诊，服中药治疗 1 年余，期间多次复查甲状腺彩超，最新彩超报告提示：甲状腺双侧叶结节较前明显缩小，红细胞沉降率、甲状腺功能等生化指标均正常，嘱患者继续巩固治疗。

按：本案患者平素性情急躁，导致肝气郁滞。《素问·五运行大论》云："气有余，则制己所胜，而侮所不胜。其不及，则己所不胜，侮而乘之，己所胜，轻而侮之。"肝气郁滞，"气有余便是火"，火气横逆，耗伤阴血，致使肝阴血亏耗，阴虚火旺，则出现潮热、出汗；肝木横克脾土，脾失健运，痰湿内生，气郁痰结，循足厥阴肝经、足太阴脾经上犯咽喉颈部，气郁浊痰内停，则见颈部肿大伴疼痛；舌红，苔白厚，脉弦数均属于肝郁化火之证候。故治疗以疏肝解郁、清热散结为主。方中牡丹皮、焦栀子均入肝经，可清肝经郁火；醋柴胡、郁金、白芍、当归养血柔肝，理气解郁；炒白术、茯苓、厚朴、甘草健运脾胃，运化痰湿，滋气血之源，气血充沛，滋养肝体，肝火自降；酒黄芩、玄参清热泻火解毒。二诊时患者诸症均减轻，但大便次数多，去寒凉之牡丹皮、焦栀子，加入生姜、砂仁以顾护脾胃。三诊时患者颈前疼痛消失，颈前肿大较前减轻，于方中加入香附、广藿香以增芳香化湿、理气化痰散结之力，继服以巩固治疗。

案5 瘿病——肝郁脾虚兼阴虚案

高某，女，44岁。2019年1月24日初诊。

患者以"甲状腺功能异常2年"为主诉就诊。2年前患者于某医院查甲状腺功能示：TSH 5.31μIU/ml，抗甲状腺球蛋白抗体（TGAb）482.70IU/ml，抗甲状腺过氧化物酶抗体（TPOAb）226.80IU/ml；甲状腺B超：提示桥本氏甲状腺炎。诊断：桥本甲状腺炎、亚临床甲状腺功能减退，给予左甲状腺素钠片25μg，每日1次，用药3个月后自行停药。2018年6月患者出现汗出、脱发的症状，未予重视。2018年10月26日复查甲状腺功能：TSH<0.07μIU/ml，游离甲状腺素（FT4）32.7pmol/L，血清游离三碘甲腺原氨酸（FT3）11.70pmol/L，TPOAb>3 000.0IU/ml；查血常规：白细胞（WBC）3.6×10^9/L，血红蛋白（HGB）85g/L，平均红细胞体积（MCV）66.7fl，甲状腺吸碘率升高。被诊断为"桥本甲状腺炎""甲状腺功能亢进症""白细胞减少症""缺铁性贫血"，遂予口服甲巯咪唑片5mg，每日1次。2018年11月13日复查，血常规：WBC 2.87×10⁹/L，HGB 88g/L，MCV 65.3fl；肝功能：血清碱性磷酸酶（ALP）146U/L，谷氨酸转移酶（GGT）106U/L，因白细胞显著下降、肝功转氨酶升高，故停用甲巯咪唑片。既往患有"缺铁性贫血""脾大""白细胞减少症"，为求中医治疗，2019年1月24日遂至裴瑞霞主任门诊就诊。症见：自觉颈前肿大，心慌，心率123次/min，胃脘部隐痛，耳鸣，晨起咯痰，色黄，纳食尚可，夜眠差，二便调。末次月经：2019年1月8日，量少，色红，周期规律。舌红，苔白，脉弦细。西医诊断：桥本甲状腺炎、甲状腺功能亢进症、窦性心动过速、缺铁性贫血、白细胞减少症；中医诊断：瘿病，证属肝郁脾虚兼阴虚证。西医治疗以稳定心率、升白细胞、补铁等对症治疗为主，予普萘洛尔片10mg，每日3次；地榆升白片4粒，每日3次；多糖铁复合物胶囊2粒，每日1次，暂停服用甲巯咪唑片，密切观察血常规、甲状腺功能、肝功能。中医以疏肝健脾、养阴清热为治则，方选逍遥散加减。

处方：醋柴胡6g，当归12g，炒白术15g，茯苓15g，白芍15g，炙甘草6g，醋郁金15g，玄参20g，麦冬15g，五味子6g，厚朴10g，麸炒枳壳12g。6剂，每日1剂，水煎取400ml，分早餐后30分钟和晚睡前温服。嘱其慎起居，避风寒，畅情志，饮食有节，适度运动。

二诊（2019年1月31日）：患者诉颈前不适、心慌较前有所减轻，心率约100次/min，胃脘部疼痛较前减轻，仍耳鸣，全身乏困明显，疲倦懒动，纳食尚可，夜眠较前好转。舌红，苔薄白，脉弦细。辨为肝郁脾虚兼气阴两虚证，故于上方去玄参，加用太子参，与麦冬、五味子为伍，取"生脉散"之义，旨在益气养阴，再服12剂。

三诊（2019年2月14日）：患者诉全身乏困减轻，睡眠差，仍心慌，怕热，舌红，苔薄白，脉弦细。根据患者目前情况，考虑肝郁化火，选方仍为逍遥散加减，上方去太子参、麦冬、五味子，加黄芩、薄荷以清泻肝火，加用玄参、知母以清热养阴，少许厚朴用来调畅气机。6剂，水煎400ml，分早晚饭后30分钟服用。至2月25日复诊时，患者上述症状明显改善，但心率仍约100次/min，裴老师建议患者行 ^{131}I 治疗，患者拒绝，并停普萘洛尔片，坚持中药治疗，故每周复诊。4月29日复诊时患者已无心慌，心率约90次/min。至2019年5月17日，患者上症悉除。

2019年9月20日复诊，患者未诉不适。血常规：HGB 97g/L，WBC 4.86×10^9/L，MCV 70.6fl；甲状腺功能：TSH<0.005μIU/ml，血清总甲状腺素（TT$_4$）107nmol/L，总三碘甲状腺原氨酸（TT$_3$）2.25nmol/L，FT$_4$ 19.20pmol/L，FT$_3$ 5.89pmol/L，TPOAb 247IU/ml（WBC、T$_3$、T$_4$、FT$_3$、FT$_4$均在正常范围）。

按： 本案患者为中年女性，年逾四十，素体肝火旺盛，加之生活、工作压力大，平素脾气急躁，影响肝脏疏泄功能。肝为木，喜条达，恶抑郁，情志不畅，则会导致肝郁气滞，肝郁日久，化火化热，正如《灵枢·经脉》中载："肝足厥阴之脉……循股阴，入毛中，环阴器，抵小腹，挟胃，属肝，络胆，上贯膈，布胁肋，循喉咙。"故而肝经郁火循经而行，抵小腹时，因肝火旺盛、疏泄失宜，肝司血海功能失常，故出现经血量少；挟胃脘时，横逆犯胃，则出现胃脘隐痛；循喉咙时，导致颈前以及咽部经络不通，故而出现咯痰以及颈前肿大的症状，故发为瘿病。又因火热日久，耗气伤阴，心为肝之子，故尤以心气阴两虚为主，心神无以濡养，因而出现心慌、气短、夜眠差的症状。肝郁影响脾胃运化，故而出现纳差的表现。总而言之，本案患者因情绪不佳，导致肝脏失疏泄，气机紊乱，阴阳失衡，主要病机为"肝脏气机紊乱"。因此，裴瑞霞主任医师运用秦晋高氏内科学术流派的"和法"核心思想，通过调畅气机、调和阴阳之原则，遣方用药，运用逍遥散、小柴胡汤二方加减辨治，收获良效，为此案中的敏感体质患者（服用西医抗甲状腺药物

出现严重不良反应）寻找到了新的治疗途径。

裴老师主要选择了两个方剂，一是逍遥散，二是小柴胡汤。逍遥散源自《太平惠民和剂局方》，一诊时，方中的醋柴胡可疏肝解郁，兼能疏散肝火；炒白术、茯苓联合可健脾化湿；白芍、当归可养阴柔肝；醋郁金不仅可辅助柴胡疏肝解郁，还可清心凉血，改善睡眠；厚朴、麸炒枳壳为裴老师常用药对，用以调和五脏气机，尤以肝脾（胃）气机为主；患者因郁久耗伤阴津，因而加用玄参以养阴清热，麦冬、五味子以养阴、敛阴，三药合用旨在滋养阴液以清虚热。炙甘草与上述醋炙药物联用，取"酸甘化阴"之义，全方重在疏肝健脾，养阴清热。

此后裴老师坚持以"逍遥散"为主方加减辨治，直至2019年6月21日。患者肝郁日久，阴虚生内热，故舌红苔黄，脾虚生湿热，故带下色黄，裴老师辨证为瘿病（阴虚内热兼脾虚湿热证），治法以滋阴清热、健脾化湿为主，及时调整方剂为小柴胡汤加减，方中醋柴胡入肝经，用以疏肝解郁、清泻肝火，黄芩、连翘联用以增清热泻火之功，以北沙参代替原方中的人参并与炙甘草为伍，以滋养肝阴。方中重用炒山药以补益脾气，配合厚朴、砂仁行气化湿，姜半夏燥湿化痰。裴老师组方选药时，往往注重气机的通畅，因此善用醋郁金、川芎，二者均入肝经，联用可增强调畅气机之功。全方以滋阴清热为主，健脾化湿为辅，兼以调畅气机。裴老师认为若阴阳平衡，气机调和，脏腑功能正常，气血津液各司其职，人体则"和"。

案6　瘿病——肝郁脾虚案

周某，女，15岁，学生，居住湖北。2019年9月9日初诊。

患者以发现颈前肿大1个月为主诉就诊（家属代诉）。1个月前发现颈前肿大，于当地医院查甲状腺功能示：TSH 12.5μIU/ml，TPO-Ab 149.5IU/ml，TG-Ab 330.2IU/ml，TT_4、TT_3、FT_4、FT_3均未见明显异常。

于该院诊断为：亚临床甲状腺功能减退，予口服"左甲状腺素钠片25/50μg，隔日交替服用"。症见：颈前肿胀不适，急躁易怒，食欲欠佳，注意力不集中，眠可，小便正常，大便偏稀，舌红，苔白（患者家属提供照片所得）。西医诊断：亚临床甲状腺功能减退；中医诊断：瘿病。证属肝郁脾虚，治疗当以疏肝解郁、健脾和中为主，选方为逍遥散加减。并嘱其停服左甲状腺素纳片。

处方：醋柴胡6g，炒白术12g，茯苓12g，白芍12g，当归12g，炙甘草6g，醋郁金10g，薄荷（后下）3g，厚朴10g，玄参15g，姜半夏6g，知母10g。15剂，水煎400ml，每日1剂，分早晚饭后30分钟温服。嘱患者畅情志，调饮食，勿劳累。

二诊（2019年10月10日）：家属代诉服药后颈部肿大程度明显减轻，情绪明显改善，食欲见好，二便调。2019年10月2日于当地医院复查甲状腺功能显示：TSH 7.50μIU/ml，TPO-Ab 343.82IU/ml，FT_4、FT_3、TG-Ab等均未见明显异常，察舌红，苔薄白（由患者家属提供照片所得）。在上方基础上减姜半夏、知母，加熟地黄12g，香附12g，继服15剂，水煎服。

三诊（2019年11月4日）：家属代诉服药后颈部无明显肿胀，情绪佳，食纳可，学习成绩有进步，二便调。舌淡红，苔薄白。故在上方基础上去熟地黄，加用姜半夏10g，继服15剂。不适随诊。

2019年12月家属打来电话告诉裴主任，患者诉11月30日于当地复查甲状腺功能示：TSH 3.37μIU/ml，FT_4、FT_3均正常，上述诸症皆消。

按：《诸病源候论》有云"瘿者，由忧恚气结所生""动气增患"，表明本病以七情郁结为始因，继而引发一系列病理变化。裴老师认为瘿病的发生与情志密切相关，患者忧思忿郁，使肝气失于调达，全身之气郁而不散，人体津液不得正常输布，易酿湿生痰，痰气壅结，而

成本病。

本案患者为青少年女性，因日常学习压力较大，情志不舒，致使肝郁气结，气机不得畅通，痰湿内生，气滞痰凝，壅结颈前发而为瘿。肝属木，脾属土，木郁乘土，影响脾胃发挥其正常生理功能。因此，裴老师治疗本病多以肝为立足点，以疏肝、调肝为主，并辅以健脾和中。方选逍遥散加减。方中醋柴胡既可疏肝解郁，又能疏散肝火；炒白术、茯苓两者合用可健脾化湿，与姜半夏、厚朴同用以燥湿化痰散结，加醋郁金可增强柴胡疏肝解郁之功效，还可清心凉血除烦，少量薄荷可辛散达郁。患者郁久伤阴劫液，故加玄参、知母以清热养阴。诸药合用，共奏疏肝解郁，健脾和中之功效。全方肝脾并调，疏中有补，补中有散，三者结合，以达良效。

案7 瘿病——肝郁脾虚案

王某，女，32岁。2019年1月28日初诊。

患者以"发现甲状腺功能异常2年"为主诉就诊。现病史：患者2年前在妊娠期间查甲状腺功能示：TSH 2.60μIU/ml，TPO-Ab 1 300IU/ml，TG-Ab 95IU/ml，予口服"左甲状腺素钠片25μg，每日1次"。一直坚持服药，哺乳6个月后自行停药。10天前复查甲状腺功能示：TSH 7.94μIU/ml，TPO-Ab>1 000.0IU/ml，TG-Ab 63.48IU/ml；甲状腺彩超提示：甲状腺弥漫性病变。症见：易疲乏、颜面水肿，萎黄少华，脱发，腹胀，排便费力，大便不成形，2~3天1次，纳可，夜眠差、易醒、眠浅，小便调。末次月经2019年1月24日，行经2天干净，量少，色红，无血块，月经周期规律。舌质淡红，舌体胖大，苔白厚腻，脉沉弦。西医诊断：亚临床甲状腺功能减退；中医诊断：瘿病。证属肝郁脾虚，治疗当以养血疏肝、益气健脾为法，方选黑逍遥散加减。

处方：熟地黄12g，当归12g，醋柴胡6g，白芍15g，炒白术15g，茯苓15g，炙甘草6g，炙黄芪30g，玄参20g，郁金15g，厚朴10g，枳实12g。12剂，水煎400ml，分早晚饭后30分钟服用。暂时不予西药治疗。嘱患者低碘饮食，畅情志，勿劳累。

二诊（2019年2月28日）：患者诉上述症状均较前明显改善。舌质红，舌体胖大，苔白，脉沉弦。末次月经2019年2月24日，行经3天，量可，色红，无血块。效不更方，继服12剂，不适随诊。

2个月后随诊上述症状均消失，复查甲状腺功能：TSH 5.78μIU/ml，TPO-Ab>1 000.0IU/ml，TG-Ab 67.50IU/ml。

按： 本案患者西医病名为亚临床甲状腺功能减退，中医学对此没有明确的论述，但是根据其临床表现，可将其归属于"瘿病""虚劳""水肿"等范畴。裴老师认为亚临床甲减发生的主要病机为肝郁脾虚，病位主要在肝、脾，与肾有关。肝主升主动，喜条达而恶抑郁；脾气主升，主运化。《血证论》指出"木之性主于疏泄，食气入胃，全赖肝木之气以疏泄之"。表明在疾病的发生发展过程中，肝脾密切相关，脾之运化功能如常，有赖于肝气的条达。该患者因长期急躁易怒，致肝之疏泄功能失常，则肝气郁结，肝木乘脾，脾失健运，痰湿内生，津液疏布失司，则出现腹胀、大便秘结、黏液性水肿等；脾胃运化不畅，致气血亏虚，水谷精微无法充养机体，亦无法滋养肾中精气，且肾之华在发，故出现大便费力、脱发、月经量少等。故辨证为肝郁脾虚证，治疗当以养血疏肝、益气健脾为主，方选黑逍遥加减。方中醋柴胡、郁金善于疏肝解郁、畅情志；炒白术、茯苓、炙黄芪取四君子汤之意，旨在益气健脾；当归、白芍、熟地黄取四物汤之意，增强养血疏肝之功。且肝肾同源，病程日久会导致肾精不足，用熟地黄以补益肾精。厚朴功善下气除胀满，且能使全方补而不滞；玄参养阴清热，和郁金配伍除郁热；炙甘草健脾和胃、调和诸药。全方共奏养血疏肝，益气健脾之功。辨证准确，则诸症自除。

吴某，女，33岁。2019年9月30日初诊。

患者以"发现甲状腺功能异常20天"为主诉就诊。患者20天前于当地医院体检时发现甲状腺功能异常，查甲状腺功能示TSH 12.24μIU/ml，FT_3 4.33pmol/L，FT_4 12.61pmol/L，TG-Ab 584.5IU/ml，TPO-Ab 15.1IU/ml，查甲状腺无肿大，伴全身乏困，咽干，皮肤干燥，纳眠可，二便调，察舌质红赤，苔薄少，脉弦细。末次月经2019年9月13日，量少，色淡，周期规律。辨为瘿病（气阴两虚证），治以益气养阴为主，选方为小柴胡汤合生脉散加减。

处方：北沙参15g，醋柴胡10g，姜半夏10g，黄芩6g，甘草6g，麦冬15g，五味子6g，地骨皮15g，牡丹皮15g，郁金15g，厚朴10g，麸炒枳壳12g。12剂，每日1剂，分早晚饭后30分钟温服。嘱患者精神放松。

二诊（2019年10月14日）：全身乏困、咽干均减轻，皮肤干燥，纳眠可，二便调，舌红，苔少，脉弦细。患者阴虚热盛，故于上方基础上去牡丹皮、枳壳，加连翘10g，玄参20g，用以清热养阴，继服12剂。

三诊（2019年11月7日）：患者咽干消失，皮肤较前光滑润泽，精神可，舌红，苔白，脉弦细。复查甲状腺功能示TSH 3.53μIU/ml，TG-Ab 799.60IU/ml，FT_3、FT_4、TPO-Ab均正常。效不更方，上方继服12剂。

四诊（2019年12月2日）：患者未诉特殊不适，皮肤润泽，食纳可，二便调，舌红，苔薄白，脉细。再次复查甲状腺功能示：TSH 1.59μIU/ml，FT_3、FT_4、TPO-Ab、Tg-Ab均正常，效不更方，继服上方15剂，并嘱患者定期监测甲状腺功能，低碘饮食，调畅情志，不适随诊。

按： 本案例中患者为年轻女性，平素脾气急躁，《诸病源候论》中载"瘿者，由忧恚气结所生"。患者情志不遂，导致肝郁气结，郁久化火，火热耗气伤阴，加之肝郁脾虚失运，气血化生不足，气虚不能濡养四肢肌肉，故出现全身乏力，病久阴津耗伤，故不能滋养濡润全身皮肤，则出现皮肤干燥。患者阴虚生内热，故表现为舌红，苔少，脉弦细的一派气阴两虚之象。裴老师辨为瘿病（气阴两虚证），病机核心为"肝气不和"，又因肝气不和导致阴阳失衡，故而治疗总则为调畅气机、调整阴阳，治法为益气养阴、行气健脾，方选小柴胡汤合生脉散加减。小柴胡汤为和解方，生脉散为气阴两虚之代表方，二方合用以取"益气养阴、行气健脾"之功。方中以北沙参代替原方中人参，用以滋阴清热，与五味子、麦冬联用取"生脉散"之义，以求益气养阴。方中醋北柴胡苦辛微寒，可疏肝解郁散热；黄芩苦寒，功善清火泻热，二者相合，一散一清，相使为用，以增清热之功。牡丹皮苦辛微寒，入心、肝、肾经，既可清肝泻火，又可清营分、血分之内火；地骨皮甘寒，归肝、肾、肺经，善于清泻肝肾虚火，二者为裴老师常用药对，合用既可清实火，又能祛虚火，相使为用，全面兼顾。本病发病因肝郁而致，故多用醋郁金可疏肝解郁，郁解则气行。《金匮要略·脏腑经络先后病脉证》中载："见肝之病，知肝传脾，当先实脾。"可见，疏肝一定不忘健脾，故而联用厚朴、麸炒枳壳、姜半夏用以行气健脾化痰，以防脾胃虚弱，影响中焦气机运行，甘草用以调和诸药，全方以益气养阴、行气健脾为主。

二诊时患者症状较前有所好转，故方剂不变，用药稍做修正。关于连翘，《神农本草经》中云"主寒热，鼠瘘、瘰疬、痈肿、恶疮、瘿瘤、结热、蛊毒"，加之《珍珠囊》中载"连翘之用有三，泻心经客热，一也；去上焦诸热，二也；为疮家圣药，三也"，故去掉牡丹皮，加用连翘以清热散热。《医学心悟》中提到了玄参可以联用连翘、贝母、牡蛎等治疗痰火郁结之证，故玄参、连翘合用以求滋阴清热，解毒散结之功。患者三诊时全身乏困已消失，皮肤逐渐有光泽，考虑患者以阴虚内热为主，治则方药对症，重在益气养阴，清热凉血兼理气。四诊时患者临床症状消失，实验室指标恢复正常水平。故守方继服。

《诸病源候论·瘿候》曰："诸山水黑土中，出泉流者，不可久居，常食令人作瘿病，动气增患。"可见瘿病的发病与水土因素、情志因素密切相关。但是随着人们经济、生活水平不断提高，生活、工作环境发生巨大改变，情志已经成为瘿病发病的主要因素，尤其是本案中患者为年轻女性，工作压力较大，脾气急躁，情志不遂，容易发为本病。病机主要为肝失疏泄，郁久化火，耗气伤阴，或脾虚失运，气血痰凝阻滞颈前发为本病。主要病理产物为血瘀、痰凝。临床分型有肝郁气滞、阴虚火旺、气阴两虚、冲任失调四种，兼夹血瘀、痰凝阻滞，治疗方法以疏肝理气、滋阴降火、益气养阴、调摄冲任、活血化瘀、化痰软坚等为主。

裴老师继承高上林"和法"思想，并融合自身独特学术理念，提出"气机失和"为该病病机核心，认为情志不畅导致肝气失和，阴阳失衡，脾胃以及气血津液均运行失常，故发为本病。因而治疗时善于把握病机核心，总体原则为"调和"，以"调畅气机"为主，"调整阴阳"为辅，经治疗，人体气机调畅，阴平阳秘，脏腑功能正常，气血津液充足，运行如常，人体则和，疾病则愈。

案9　瘿痈——阴虚血热案

孟某，女，31岁。2018年4月20日初诊。

患者以"颈前疼痛3个月，低热4天"为主诉就诊，最高体温37.4℃，于外院就诊，被诊断为亚急性甲状腺炎，给予激素治疗，现已停用激素2个月，病情未彻底好转。症见：颈前疼痛不适，伴低热，纳眠可，二便调。舌红，苔薄黄，脉弦数。西医诊断：亚急性甲状腺炎；中医诊断：瘿痈。辨为阴虚血热证，治疗当以清热解毒、养阴凉血，方选小柴胡汤加减。

处方：板蓝根15g，醋柴胡10g，姜半夏10g，甘草10g，连翘10g，金银花20g，玄参20g，牡丹皮15g，地骨皮15g，黄芩6g，醋郁金15g，厚朴10g。6剂，水煎400ml，分早晚饭后30分钟服用。

二诊（2018年4月27日）：患者颈前疼痛明显减轻，仍有低热，纳眠可，大便每日3~4次，不成形，小便可。察舌质红，苔薄，脉弦细。服药后患者颈痛明显减轻，加之患者大便不成形，故去掉金银花、连翘等清热解毒之品，加北沙参以滋阴清热，再服6剂。

三诊（2018年5月4日）：患者诉颈痛基本消失，自测体温波动在36.3~36.9℃，大便每日1~2次，较前成形，纳眠可，小便可。察舌质红，苔薄少，脉弦细。服药后患者颈痛消失，但舌质红，苔薄少，脉弦细，乃一派阴虚之象，故去掉板蓝根，加知母滋阴润燥，再服12剂，以善其后。1个月后电话随访诉上述症状均消失。

按： 本病对应于西医学的亚急性甲状腺炎。对于瘿痈，古代文献并无记载，但是根据其临床症状，认为外因多由感受风温、风热之邪，内因多由内伤七情和情志不畅导致。本案患者病程较长，初期风热之邪未解，外邪入里，加之青年女性，情绪不畅，肝郁化火，灼津成痰，风热夹痰上攻于颈前，病久火热伤阴，阴虚生内热，故表现为低热，从而发为瘿痈。小柴胡汤具有和解表里的功效，故选方为小柴胡汤加减。方中板蓝根具有清热解毒、凉血利咽的功效，金银花、连翘合用不仅可以清热解毒，还能疏散风热，配合黄芩以清上焦之火，牡丹皮清热凉血活血，玄参清热养阴，泻火解毒，地骨皮用以清虚热，加用醋郁金可行

气活血止痛兼凉血，加用厚朴乃是顾护中焦脾胃之法。全方重在清热解毒、养阴凉血。当热毒已消，自当滋阴清热以善其后。

案 10 瘿痈——邪郁少阳、热毒壅盛案

王某，女，37 岁。2019 年 7 月 8 日初诊。

患者以"发热伴右颈部肿痛 20 天"为主诉就诊。患者 20 天前无明显诱因出现发热，体温最高达 38℃，伴右颈部疼痛不适，时有心慌、气短，于外院查甲状腺 B 超示：甲状腺弥漫性病变，考虑"亚急性甲状腺炎"，予以双氯芬酸钠及酒石酸美托洛尔片治疗，症状稍有改善。症见：精神差，低热，颈前右侧间断性疼痛，口干、口苦，活动后时有心慌、气短，平素脾气暴躁，烦躁易怒，纳呆眠差，二便调。既往否认甲状腺病史。查体：体温 37.3℃，右侧颈部甲状腺 I 度肿大，质硬，压痛（+），舌质红，苔薄黄，脉弦数。辅助检查：甲状腺功能示 TSH 0.01μIU/ml，TT_3、TT_4、FT_3、FT_4 均（-），TPOAb 77.02IU/ml，TgAb 285.19IU/ml；ESR 114mm/h，血常规基本正常。西医诊断：亚急性甲状腺炎；中医诊断：瘿痈。证属邪郁少阳、热毒壅盛，治宜和解少阳、清热解毒，方用小柴胡汤加减。

处方：醋柴胡 10g，姜半夏 10g，酒黄芩 10g，甘草 10g，金银花 20g，连翘 10g，白芍 15g，地骨皮 15g，牡丹皮 15g，醋郁金 15g，厚朴 10g，麸炒枳壳 12g。6 剂，水煎服，每日 1 剂，每剂 400ml，早晚饭后温服。嘱患者暂时停服西药并注意休息。

二诊（2019 年 7 月 15 日）：患者诉未再发热，颈部疼痛较前明显缓解，口干口苦不甚明显，精神好转，纳眠可，二便调，舌质红，苔

白腻，脉弦细。复查 ESR 64mm/h，上方去金银花、酒黄芩、牡丹皮，加薄荷、砂仁（后下）各 3g。6 剂，服法同上。

三诊（2019 年 7 月 22 日）：复查甲状腺功能示：TSH 5.55μIU/ml，FT₃ 1.06pg/ml，FT₄ 0.48ng/dl，TPOAb 97.86IU/ml。ESR 30mm/h。患者一般情况尚可，偶感颈部疼痛，神疲嗜睡，食欲欠佳，夜眠尚可，大便不成形，每日 2～3 次，小便调，舌质淡红，苔白，脉弦细。调整方药：醋柴胡、姜半夏、甘草、厚朴各 10g，白芍、炒白术、当归、茯苓、醋郁金、党参各 15g，熟地黄 12g，薄荷（后下）3g。继服 6 剂，服法同上。

四诊（2019 年 7 月 29 日）：诉精神佳，大便改善，日一行，小便调。诸症显著改善，效不更方，上方继服 18 剂。

五诊（2019 年 8 月 19 日）：未诉特殊不适。复查 ESR 18mm/h，甲状腺功能示：TSH 4.12μIU/ml。患者已无特殊不适，停服汤药。不适随诊。

3 个月后随访，甲状腺疾病未再复发。

按： 在传统医学中，并无"亚急性甲状腺炎"这一病名。裴老师认为，本病以颈前区肿痛为特征，根据其临床特点，应属中医学"瘿病"范畴，有"瘿瘤""瘿痈""瘿肿""结喉痈""痛瘿""瘿毒"等病名。《灵枢·经脉》中记载："肝足厥阴之脉……上贯膈，布胁肋，循喉咙之后，上入颃颡……胆足少阳之脉……下耳后，循颈……贯膈络肝属胆。"从经络循行上来看，肝胆经循行路线均过甲状腺处，瘿病总属气血失和，痰瘀交阻，而肝藏血，主疏泄，助血行津布，肝胆相表里，同属少阳，为气机之枢。裴老师认为，本病的病因不外乎外感与内伤两方面。外因系感受风温火热、疫毒之邪，因本病病位在颈前甲状腺处，少阳经脉循行所经，属清虚之地，易受外邪侵袭。少阳为枢，若邪客少阳则枢机不利，津血为之凝，与邪热搏结于咽喉部发为瘿病。内因多系情志失调。《诸病源候论·瘿候》曰："瘿者，由忧恚气结所生。"因长期情志不遂，肝气郁结，日久化火化热，煎熬津液为痰浊；或肝木横克脾

土，健运失司，水谷不化，痰湿内生，痰随气升，结聚于颈前，以致局部经络阻滞、气血不畅，终至痰瘀交阻，发为本病。

由此可见，甲状腺发病与少阳失疏密不可分。裴老师认为本病的主要病位在肝胆，后及脾胃，在本为少阳失疏，其标为热毒、气滞、痰凝、血瘀，治疗上总体以"和解少阳、调和肝脾"为大法，兼以清热解毒、行气化痰、活血消肿，常以小柴胡汤、逍遥散为基本方随证加减。本案为邪郁少阳、热毒壅盛证，故选方为小柴胡汤加减，以和解少阳，调畅少阳气机，通达上下，兼用清热解毒之品，邪祛则经络自通，疾病则愈。

第三节　脾胃系病

案 1　胃痛——肝胃不和案

杨某，女，40岁，干部。2013年4月12日初诊。

患者以"胃脘胀痛1个月余"为主诉就诊。患者近1个月出现胃脘胀痛，做胃镜检查示：浅表性胃炎，十二指肠溃疡。症见：胃脘胀痛，痛连两胁，胸闷嗳气，善太息，口黏，口臭，无反酸，心烦急躁，乏力，背凉，大便秘，小便调，舌质略暗，苔白厚，脉沉弦。诊为胃痛（肝胃不和），治以疏肝理气、和胃降逆，方用柴胡疏肝散加味。

处方：柴胡10g，白芍15g，枳壳15g，川芎15g，陈皮10g，香附6g，姜半夏10g，炙甘草10g。7剂，水煎服，每日1剂，分2次服，每服200ml。

二诊（2013年4月19日）：胃脘胀痛好转，口黏、口臭、心烦急躁均减轻，无反酸，精神好转，大便通畅，舌质略暗，苔白厚，脉沉弦。上方加厚朴10g、砂仁（后下）3g，继服7剂。

三诊（2013年4月30日）：患者胃脘胀痛，口黏，口臭等症均大减，纳可，二便调，舌质淡红，苔白稍厚，脉沉弦。效不更方，继服上方14剂，并嘱其调畅情志，节制饮食。

按： 高老认为肝胃之间木土相克，本病的发生多与情志不遂，肝失疏泄有关，其病机为肝气郁滞，疏泄失职，横逆犯胃而痛，临床多见胃脘胀痛、痛连两胁、胸闷嗳气、善太息等；另一方面，脾气的升发，胃气的通降，都有赖于肝气的疏泄条达，脾胃同居中焦，脾气主升，胃气主降，共奏受纳运化之力，然使脾胃之气升降自如者肝也。所以肝之疏泄失常，不仅出现肝郁之胁肋胀痛，而且还出现胃脘满闷、疼痛、嗳气、恶心、腹痛、腹泻等肝胃不和及肝脾失调的症状；若肝郁化火，灼伤胃阴，则胃阴不足，络脉失养，而致胃脘疼痛；或肝郁气滞，胃络瘀阻，还可导致血瘀气滞之证。故临床多应用疏肝理气药物，以柴胡疏肝散为基础方加减。方中柴胡苦辛之味，归肝、胆经，条达肝气，疏肝解郁，为君药。《滇南本草》言柴胡能"行肝经逆结之气"。《本草经百种录》曰："柴胡，肠胃之药也。观《经》中所言治效，皆主肠胃，以其气味轻清，能于顽土中疏理滞气，故其功如此。天下惟木能疏土。"香附能疏肝解郁，行气止痛，王好古曰"凡气郁血气必用之"。陈皮性温，味辛苦，入脾、肺经，具有理气、调中、燥湿、化痰的功效，常用于治疗胸腹胀满、不思饮食、呕吐呃逆、咳嗽痰多等症。两者共为臣药，助柴胡疏肝理气解郁。枳壳长于宽中除胀；川芎行气活血，《本草正义》称"其性善散，又走肝经，气中之血药也"；白芍柔肝止痛，与柴胡相伍，补肝之体，助肝之用，疏肝而不劫阴，养血以利疏肝，常加半夏、厚朴、砂仁等燥湿和胃之品。全方共达疏肝理气、和胃降逆之功。

案 2 胃痛——胃阴不足案

王某，女，56 岁。2013 年 7 月 15 日初诊。

患者以"反复胃脘灼痛半年"为主诉就诊。症见：胃脘隐隐灼痛，嘈杂似饥，口干咽燥，口渴喜饮，大便干燥，小便调。察其舌红少苔，脉细弦。诊为胃痛（胃阴不足），治以滋补胃阴、健脾和胃，方用小柴胡汤化裁。

处方：北沙参 15g，柴胡 10g，姜半夏 10g，甘草 10g，麦冬 15g，厚朴 10g，枳壳 12g，连翘 10g，郁金 10g，炒山药 30g。6 剂，水煎取 400ml，分早晚饭后 30 分钟温服。禁忌：辛辣刺激食物。

二诊（2013 年 7 月 22 日）：患者服上药后自觉胃脘部烧灼感减轻，大便成形，每日一行，但仍有口干、口渴，舌红苔薄白，脉细弦。此仍有阴虚之象。上方加玄参 15g，继服 6 剂。

三诊（2013 年 7 月 29 日）：患者胃脘烧灼感及口干不适症状基本消失，大便调，舌淡红，苔薄白，脉细，继服 6 剂，以善其后。

按： 本病发病与脾润不及、胃燥太过、肾亏肝旺、素体虚弱、正气不足有关，其病理多在脾、胃、肝、肾的阴阳失调，证属胃阴不足。治以滋补胃阴、健脾和胃，处方仍以小柴胡汤为主方。高老在诊治胃病的过程中始终着眼于"和"，时刻注重顾护脾胃之阳气，用药平和，平调脾胃之气血、阴阳、寒热、虚实，以恢复脾胃气机升降正常为目的，融补、泻、温、清、消、和、敛等诸法于一炉，执简驭繁，以适应脾胃的生理和病理特点。故用北沙参、麦冬、玄参以滋阴润燥，而又用柴胡、枳壳、厚朴疏理气机，炒山药健脾消胀，连翘清热健脾。姜半夏、郁金以化湿而醒脾，防止滋阴太过。

王某，女，61岁。2009年9月6日初诊。

患者以"胃脘部隐痛不适3年"为主诉就诊。3年前患者因胃脘部着凉后出现胃脘胀满，反复发作，当时在某医院做胃镜示：（胃窦）慢性萎缩性胃炎伴肠腺化生，胆汁反流性胃炎。症见：胃脘胀满、隐痛不适，嘈杂，痰多质稀色白，畏寒喜暖，四肢发冷，晨起呃逆甚，餐后好转，午后腹胀，食辛辣后腹痛腹泻，便溏，每日2~3次。查其舌体暗淡，边有齿痕，无苔，诊其脉细。诊为胃痛（中焦虚寒），法当健脾益气、温中和胃，方用黄芪建中汤加味。

处方：炙黄芪30g，桂枝10g，白芍15g，炙甘草15g，炒白术15g，姜半夏10g，砂仁（后下）5g，炒山药40g，生姜3片、大枣5枚同煎。6剂，水煎服，每日1剂，第一次煎煮20分钟，第二次煎煮30分钟，两煎混匀，早中晚饭后30~60分钟温服。嘱患者适当以稍硬的烤饼、干馍片为主食，少油，禁生冷及甜食，畅情志。

二诊（2009年9月13日）：胃隐痛胀满减轻，食欲渐好，晨起反酸，加枳壳12g，行气消痞。12剂，水煎服。

三诊（2009年9月27日）：无苔之症已见改善，反酸偶尔发作，午后腹胀减轻，加茯苓15g，继服12剂。之后以此方化裁，服3个月后诸症悉除。同一医院复查胃镜示：浅表性胃炎。肠腺化生已不复存在。嘱换季之时服汤剂3~5剂即可，坚持至今未反复。

按： 黄芪建中汤出自《金匮要略·血痹虚劳病脉证并治》，"虚劳里急，诸不足，黄芪建中汤主之"。主治中焦虚寒之虚劳里急证。该患者

有反复发作、久治不愈的特点，以脾虚为主证。脾胃为后天之本，全身的营养来源于脾胃的消化、转输。一旦脾胃受病，导致消化吸收功能下降，营养吸收不足，造成体质虚弱。此外，患者自身不知调养，加之用药不规律也是胃病日久迁延不愈的重要因素。故用黄芪建中汤加味，方中炙黄芪、炒白术、炙甘草补中益气，健脾和胃；砂仁、姜半夏温中化湿；芍药、甘草酸甘化阴，缓急止痛；炒山药平补肺脾肾，后加枳壳调节脾胃气机升降。中焦虚寒，纳谷少，生化乏源，得温补，则腹痛瘥，饮食自增，气血生化旺盛。脾胃之气健旺，运化复常，胃痛自止。益气健脾补中，功专力宏，全方健脾益气、温中和胃，以平为治，症当自除。

高老认为治疗胃脘痛，强调"谨守病机，各司其属"，脾胃虚弱之患者，用药时要"忌刚用柔"，避免辛燥太过。认清各种症状的所属关系，通过对临床现象的分析、总结、推演，寻求病理本质。他常说，抓住了病机，就抓住了病变的实质，治疗也就有了更强的针对性，能有效地指导临床实际。方中可重用炙黄芪，用量在 30 ~ 60g，亦可配伍党参；胃脘胀重者加厚朴 10g 理气健脾；口黏者加藿香 10g；泄泻者加重炒山药 30 ~ 60g，芡实 30g；纳差者鸡内金 15g，焦山楂 10g，白豆蔻10g；脘腹冷痛者加吴茱萸 3 ~ 6g；反酸甚者加海螵蛸 15g。

案4　泄泻——脾虚湿盛案

张某，女，64 岁。2018 年 7 月 7 日初诊。

患者以"反复泄泻 20 余年"为主诉就诊。患者 20 多年来反复泄泻，大便溏稀，无黏液无便血，大便次数最多时每日 10 次，最少每日 5 次，伴口干，困乏，精神疲倦，舌淡苔黄腻，脉沉细无力。察其舌淡苔黄腻，脉沉细无力。诊为泄泻（脾虚湿盛兼气阴两虚证），法当健脾化湿，方用二陈汤加减治之。

处方：陈皮15g，茯苓15g，姜半夏10g，炙甘草10g，党参15g，麦冬15g，五味子10g，炒薏苡仁30g，炒山药50g，芡实30g，泽泻10g，木香6g。6剂，每日1剂，水煎取400ml，分早餐后30分钟和晚睡前温服。

二诊（2018年7月14日）：诉精神较前好转，困乏减轻，口干有所改善，大便次数明显减少，每日3次，质稀，舌淡苔白，脉沉细，上方去掉麦冬、五味子，加炙黄芪、升麻以益气健脾，升阳止泻。

三诊（2018年7月21日）：诉困乏明显减轻，大便每日1~2次，稀溏，舌红苔薄腻，脉沉弦。继续予以上方加减治疗，后随访，未再反复，大便每日1~2次。

按： 泄泻是指因感受外邪，或被饮食所伤，或情志失调，或脾胃虚弱，或脾肾阳虚等原因引起的以排便次数增多，粪便稀溏，甚至泄如水样为主的病证。一般根据病因病机运用淡渗，升提，清凉，疏利，甘缓，酸收，燥脾，温肾，固涩等方法治疗。泄泻的病位主要在脾、胃、大、小肠，其中主脏在脾，其主要致病因素为湿，即《难经》所谓"湿多成五泄"。本案患者素禀脾虚，运化功能失司，水液布散失司，加之小肠无以分清泌浊，则发生泄泻，泄泻日久耗气伤阴，故出现困乏、口干、精神疲倦，治疗当以健脾化湿为主，益气养阴为辅，方选二陈汤合生脉散加减。二陈汤重在健脾燥湿，方中山药、芡实、薏苡仁、泽泻共奏健脾补肾、化湿止泻之功，党参、麦冬、五味子取"生脉散"之义，用以益气养阴。少佐木香以行气止泻。二诊时大便次数有所减少，困乏减轻，精神好转，口干改善，气阴渐复，但泄泻日久，脾胃虚弱尤甚，当加强益气健脾之功，故去掉麦冬、五味子，加炙黄芪以益气健脾，升麻辛甘，性能升散，可升举阳气而止泻。三诊时，患者病情明显好转，效不更方，守方继服。

裴老师认为本病乃"脾胃气机失和"，治疗则以调和脾胃气机为主，气机通畅，脏腑功能如常，津液方能正常布散全身，选方用药补脾不忘行气，皆体现"调和、温和"，突出了"和而止泻"的流派学术特色。

案 5　泄泻——寒热错杂案

杨某，男，58岁。2012年8月15日初诊。

患者以"大便不成形半年"为主诉就诊。患者半年前出现大便不成形，每日3~4次，饭后明显，肠鸣下利，干呕，伴见心下痞满，口渴喜饮，心中烦闷，小腹喜温，纳欠佳，眠安。察其舌红苔白腻，脉细滑。诊为泄泻（寒热错杂证），治宜和胃开脾止泻，方以半夏泻心汤加减化裁。

处方：姜半夏10g，干姜3g，黄芩6g，黄连6g，党参15g，炙甘草10g，厚朴10g，炒山药30g，炒薏苡仁30g。6剂，水煎取400ml，分早晚饭后30分钟温服。禁忌：外感发热。嘱其忌食生冷、油腻之品，适度运动。

二诊（2012年8月22日）：患者大便次数较前减少，胃脘部不适症状改善。舌红苔白厚，脉细滑。加炒白术15g、茯苓15g以健脾祛湿。连服6剂，以善其后。

按：泄泻的病位主要在脾胃和大、小肠，其中主脏在脾，其致病原因包括感受外邪，饮食所伤，情志失调，脾胃虚弱，脾肾阳虚等。其主要致病因素为湿，即《难经》所谓"湿多成五泄"。本例患者中气受伤，脾胃及大、小肠功能失调，因寒热互结其中，清浊升降失常，故见心下痞满、干呕、肠鸣下利。此属寒热错杂证，治宜和胃开脾止泻，方以半夏泻心汤加减化裁。本方是由小柴胡汤化裁得到，即去柴胡、生姜，而加川黄连、干姜为散结除痞辛开苦降的代表方。君药姜半夏辛温，散结除痞，降逆和胃；臣药干姜辛热，温中散寒除痞；黄芩、黄连苦寒清降泻热开痞；佐以党参甘温补脾气以和中，生津液，既可防黄芩、黄连之苦寒伤阳，又可制约半夏、干姜之辛热伤阴；使药炙甘草补脾和中，调和诸药；炒白术、炒山药、炒薏苡仁均为健脾益气，渗湿止泻之品，增强此方之固大便效果。

案 6　便秘——气阴两虚案

解某，女，57岁。2013年8月25日初诊。

患者以"便秘3年余"为主诉就诊。患者近3年大便干，3~5天一行，解时不畅，有时有便意，解时努争无力，即使解一点，仍有未完之感觉，伴心悸，胸闷，眠差多梦，舌质暗红、苔白，脉细弱。停经10年。诊为便秘、心悸。证属气阴两虚、肠道失润，治以宣通气机、滋阴润燥，方用小柴胡汤加味。

处方：北沙参15g，柴胡10g，姜半夏10g，牡丹皮15g，白芍15g，玄参30g，厚朴10g，枳实15g，煅牡蛎（先煎）30g，山药30g，甘草10g。6剂，水煎服，每日1剂，早晚分服。

　　二诊（2013年9月1日）：服药后大便2天一行，腹部有轻度胀感，心悸减轻，胸闷气短，舌质暗红、苔白，脉弦细。前方加麦冬15g、五味子6g。6剂，水煎服。
　　三诊（2013年9月8日）：大便每日一行，有时2天一行，心悸消失，时有胸闷气短。前方继服6剂，以巩固疗效。

按：高老认为慢性便秘以脏腑功能虚损为本，五脏虚损，脾胃为先，中焦气机不畅是便秘的根本病机。慢性便秘的治疗应将调理脾胃和调畅气机贯穿于始终。脾胃为气机升降之枢，脾气宜升则健，胃气宜降则通，脾升胃降，气机调和，腑气通下，传输有常，则糟粕按时而下无所苦。临证时立足于和法，以治病求本，注重宣通气机，滋阴润燥为基本大法。高老擅长以小柴胡汤和解少阳枢机，以"达土中之木而顺其性，使上焦得通"，少阳胆气得小柴胡汤之和解，则脾胃自无戕害，配合玄参、麦冬等滋阴之品，启肾水之源以滋肠燥，使脾胃气机得治而津液自能布于肠间。

当今之人，饮食过于精细，嗜食肥甘厚味，起居不适，久坐少动，工作节奏快，精神压力大，所以易致气机郁结，枢转不利，肺气不降，腑气不通，脾胃气机升降失常，大肠传导失职，遂成便秘。

长时间服用泻药亦会伤脾碍胃，损伤中阳。便秘日久，糟粕存积，也会影响饮食物的摄入。长此以往，脾失健运之职，气血生化乏源，气虚则推动无力，血虚则肠道失于濡润，致大肠传导迟滞而致便秘。临床上往往虚实错杂，寒热并见。因此，在治疗上不能过用泻热通便之药，以防损伤脾胃，也不能过用补虚之药，以防加重气滞。

案 7　便秘——肝气犯胃案

崔某，女，46岁。2009年5月2日初诊。

患者以"便秘4年"为主诉就诊。患者经常6~7天大便1次，靠肠清茶、大黄粉、番泻叶、桃花水等缓解症状。曾做肠镜检查示：结肠、直肠未见异常。症见：胃胀痛，牵及两胁，不反酸，纳可，夜眠难安，便秘，数日1次，小便可。舌淡暗苔薄白，脉弦。诊为便秘（肝气犯胃），法当疏肝和胃、透达郁阳，方用四逆散合枳术丸加味。

处方：柴胡 10g，白芍 30g，枳实 10g，甘草 10g，厚朴 12g，姜半夏 10g，枳壳 15g，生白术 30g，当归 30g。6 剂，每日 1 剂，水煎服，第一次煎煮 15 分钟，第二次煎煮 25 分钟。合并煎液，分早饭前 20 分钟及睡前 30 分钟服下。

二诊（2009 年 5 月 9 日）：服药后，诸症减轻，大便 2～3 天一行；查其舌淡苔薄白，诊其脉细弦。效不更方，继服 12 剂。

三诊（2009 年 5 月 23 日）：大便每日一行，量少不成形，在此期间患者月经来潮，未停药，经血较前通畅且血块减少，舌淡红苔薄白，脉细稍弦。上方减枳实加生山药 30g，治疗 4 个月，随访 1 年，未再复发。

按：便秘的基本病机是大肠传导失常，病位在肠，与肺、脾、胃、肝等脏腑功能失调有关。便秘的发病与肝关系密切，因肝郁气滞，气机不畅，腑气不通而致秘，临床可见因气致郁、因血致郁、湿热致郁、因火致郁等，故治疗以开郁为先。疏肝理气之法亦应贯穿始终。肝与脾胃在生理上相互为用，如《素问·宝命全形论》云："土得木而达。"故肝、脾、胃三脏共调不分，兼顾他脏，以达"通而和之"的效果。

高老认为此患者之证属肝郁气滞犯胃，肠道传化失职，源于情绪抑郁，故疏肝解郁为其治则。大肠为腑，以通为顺，疏肝和胃降逆，气机通畅，则生理功能恢复正常。若情志不舒，肝郁气滞，横逆而犯胃，致胃气不和，通降失司，肠道传化无权致糟粕滞留肠间。肝气的升发调节着脾胃的升降，肝疏泄正常，则脾气能升，胃气得降，肠道得司，升降协调，便秘之苦得解。方中柴胡疏肝解郁为君，白芍敛阴养血柔肝为臣，与柴胡合用以敛阴和阳，条达肝气，且可使柴胡升散而无耗阴伤血之弊；佐以枳实行气解郁，泻热破结，与柴胡为伍一升一降，更有枳壳加强调畅气机之功，并奏升清降浊之效；白芍与当归相配，又能理气和血，使气血调和；使以甘草，调和诸药，益脾和中；姜半夏与厚朴归肝、脾，既能疏理脾胃气滞，又可疏肝解郁、行气止痛，二者合用配合柴胡、枳实增强调畅之力，可治疗肝郁气滞所致的胁肋胀满，及脾胃气滞所致的胃胀痛症；生白术甘缓苦燥，功善补气健脾，扶植脾胃以消食除痞。土虚木旺，白术健脾培土抑木，正如《金匮要略》所言"见肝之病，知肝传脾，当先实脾"。生白术本有通便之效，生山药平补肺、脾、肾且通便。全方共奏疏肝健脾，透达郁阳，润肠通便之功。

案8 便秘——肝郁脾虚案

李某，女，26岁。2019年7月22日初诊。

患者以"间断大便秘结4年"为主诉就诊。患者4年前同家人吵架后出现脘腹胀满、大便秘结不通，2～3天一行，曾于外院服用中汤药治疗，仍反复发作。近半年来，症状加重，大便4～5天一行，腹胀，进食生冷食物后则腹泻不止，纳眠可，小便调。舌红，苔白厚，脉沉细。诊为便秘（肝郁脾虚证），治疗上以疏肝健脾为法，选方以逍遥散加减。

处方：醋柴胡10g，当归15g，茯苓15g，炒白术15g，白芍15g，甘草6g，麸炒枳实15g，苍术10g，砂仁（后下）3g，厚朴10g，酒大黄（后下）6g。6剂，每日1剂，水煎400ml，分早晚饭后温服，嘱患者畅情志，调饮食，勿劳累。

二诊（2019年7月29日）：服药后大便偏稀，每日2～3次，食欲旺盛，夜眠可，小便正常。舌淡红，苔白，脉沉细。上方去苍术、大黄，加郁金、知母各15g，继服6剂。

三诊（2019年8月5日）：患者诉大便基本正常，质可，每日

1~2次，纳眠可，小便调。舌质淡红，苔薄白，脉沉。效不更方，上方加党参15g，嘱其继服12剂。

半年后电话随访诉大便一切正常，上症诸消。

按： 患者为年轻女性，平素肝气郁结，《症因脉治·大便秘结论》载"诸气怫郁，则气壅大肠，而大便乃结"。肝主疏泄，性喜条达恶抑郁，一旦肝郁，则气机不畅，郁久化热，灼伤阴津。津液亏虚，肠失濡润，则糟粕难以下行，加之脾胃为气机升降之枢，肝郁日久必克脾土，脾土虚弱无力运化水谷精微物质，致气血化生乏源，无力行舟而出现大便秘结不通。裴老师认为气机不畅是影响脏腑功能的主要因素。气机调畅，则气血津液正常运行，故认为治疗此病当以调畅肝脾气机为主，泻下通便为辅，因此关键在于疏肝解郁，肝喜条达而恶抑郁，即"木郁达之"，故以逍遥散为主方随症加减。方中逍遥散调畅中焦气机，使得肝脾协调，气血生化有源，津液输布有条不紊。白芍、柴胡、枳实、甘草取"四逆散"之意，以调和肝脾，畅达中焦气机，养肝体而助肝用，此外柴胡还有消食通便的作用；当归养血柔肝，润肠通便；茯苓、炒白术、苍术健脾和中；厚朴、砂仁行气化湿，顾护中焦脾胃，防止邪从中生；生大黄泻下作用峻烈，具有攻积导滞、泻火解毒的功能以泻热通腑，酒炙大黄其苦寒泻下作用稍缓；甘草调和诸药。二诊时，患者食欲大增，大便偏稀，故去掉苍术、大黄，加知母以养胃阴清胃热，加郁金以行气解郁，调和肝脾。三诊时，加党参以健脾益气生津，扶助后天之本。本方疏肝行气与柔肝养血并用，彰显疏肝不忘养肝之理，健脾益气与通腑泻下并行，一补一通，诸症可解。

案9 痞满——脾胃虚寒案

叶某，女，67岁。

患者以"上腹部不适半年"为主诉,于 2019 年 11 月 16 日在西安市某医院普外科住院治疗。入院诊断:①腹膜后肿瘤;②胆囊结石。于 2019 年 11 月 19 日行腹膜后占位病变切除、胆囊切除术,术后病理示:符合原发性 CD5 阳性弥漫大 B 细胞性淋巴瘤,局部坏死。术后诊断:①淋巴瘤;②胆囊结石伴慢性胆囊炎。患者于术后出现恶心、呕吐,呕吐物为胆汁及消化液。复查腹部 CT:系膜后肿瘤术后改变:①胰腺尾部、左肾、胆囊及脾脏术后缺如,术区脂肪间隙模糊,少许渗出;②左肾局限性积液,腹主动脉左旁包裹性灶;③盆腔积液;④肝右叶 S8 段可疑稍低密度影,必要时上腹部 CT 增强扫描进一步检查;⑤肝顶叶小囊肿;⑥左肺下叶炎症并肺不张,双侧胸腔积液,左侧为著。外科给予留置胃肠减压,同时加强营养支持治疗,但患者恶心、呕吐症状 10 余天仍无缓解,遂请中医科会诊。症见:腹部胀满,纳差,自觉胃脘部发凉,恶心,呕吐,午后为甚,整日热水袋外敷,口干不欲饮,倦怠乏力,双腿肿胀,大便溏泄,每日 3~4 次,小便正常。舌质淡,苔白,脉沉细。本病由脾胃虚寒而致,治疗当以温中健脾、降逆止呕,方选吴茱萸汤合小半夏汤加减。

处方:吴茱萸 9g,清半夏 20g,生姜 20g,党参 20g,大枣 15g,厚朴 20g,麦冬 9g,茯苓 20g,炒白术 15g。4 剂,每日 1 剂,水煎频服。嘱患者第一剂少量频服,服 2 剂后,腹胀明显减轻,恶心、呕吐明显好转。服上方 3 剂则诸症皆轻,恶心、呕吐消失,自觉胃脘发凉较前好转,大便成形,去除胃肠减压,好转出院。

按:痞满多认为由感受外邪、内伤饮食、情志失调等引起中焦气机不利,脾胃升降失司而致。临证时不外虚实两端,分为实邪内阻以及脏腑虚弱(脾胃)。《普济方·虚劳心腹痞满》中载:"夫虚劳之人,气弱血虚,荣卫不足,复为寒邪所乘,饮食入胃,不能传化,停积于内,故中气痞塞,胃胀不通,故心腹痞满也。"

冯蕾副主任医师认为本案为癌病患者，又行外科手术治疗，耗伤气血，致脏腑功能减退，无以温煦、濡养中焦，导致脾胃虚寒，健运失职，胃气上逆，故胃胀、恶心、呕吐，津液不能布散全身，故出现无以上承口舌而口干不欲饮。中焦因湿邪下入肠道致大便溏泄，双下肢因水液内停致肿胀的表现。气血化生乏源，故患者乏力、纳差，皆为一派脾胃虚寒之象。通过学习秦晋高氏流派"和法"思想，认为总的治疗原则为调畅脾胃中焦气机，治法则以温中健脾、降逆止呕，选方为经方吴茱萸汤和小半夏汤加减。吴茱萸汤主治肝胃虚寒，浊阴上逆证，取其温中补虚、降逆止呕之义作为基础方，但将原方中的人参替换为党参补气健脾。患者病久脾胃虚寒，痰饮内停，故配合小半夏汤以化痰散饮、和胃降逆。炒白术归脾、胃经，可益气健脾，燥湿利水，被誉为"脾脏补气健脾第一要药"。厚朴、茯苓配伍用以行气健脾化湿。患者病久，损及阴液，恐内有虚热，故加用少量的麦冬以清热养阴。全方温利并行，调脏腑，祛痰湿，内外兼顾，病证自除。

案 10　痢疾——湿热内蕴案

任某，女，38 岁。2019 年 11 月 7 日初诊。

患者以"发作性脓血便 5 年，加重 3 天"为主诉就诊。患者 5 年前出现脓血便，伴腹痛、消瘦、乏力，于当地医院就诊，被确诊为溃疡性结肠炎，口服"美沙拉嗪""泼尼松"（具体用法用量不详）等，治疗后症状减轻，用药半年停药。此后病情反复发作，时轻时重，3 天前再次出现脓血便，临厕时腹痛里急，大便夹有脓血，每日 1～3 次，口气臭秽，乏困无力，纳眠可，小便色黄，舌红，苔黄厚腻，脉弦滑。西医诊断：溃疡性结肠炎；中医诊断：痢疾（湿热内蕴证）。治以清肠化湿、调气和血为主，方选葛根黄芩黄连汤加减。

处方：葛根 15g，黄芩 6g，黄连 10g，北沙参 15g，炒白术 15g，甘草 6g，白头翁 15g，砂仁（后下）6g，地榆炭 15g，郁金 10g，白芍 10g，金钱草 15g。6 剂，水煎服 400ml，分早、晚饭后 30 分钟温服。

二诊（2019 年 11 月 14 日）：服药后脓血便明显减少，口臭减轻，纳眠可，小便正常，舌红苔黄腻，脉弦细。效不更方，继服 12 剂。

三诊（2019 年 11 月 30 日）：症状明显缓解，未见脓血便，精神佳，在上方基础上去金钱草，加生地黄 15g，继服 6 剂。后患者一直在门诊调理治疗半年余，偶有少许黏液，但未再加重和复发。

按：本病属中医学"痢疾"之范畴。裴瑞霞主任认为本病发生乃邪蕴肠腑，气机阻滞，气血凝滞，脏腑功能失司，血络受损所致。本案患者病程日久，素体虚弱，脾为湿困，蕴而化热，湿热蕴于肠腑，腑气不通故而可见腹痛，里急后重；气机不畅，气血运行失常，肠道传导功能失常，脂络受伤，气血凝结，腐败化为脓血而痢下。古语有云"行血则便脓自愈，调气则后重自除"，故治疗以清利肠道湿热为主，并兼以调气和血，方用葛根黄芩黄连汤加减。该方出自《伤寒论》，为太阳病误下、表证未罢、里热下利之证，表里同治。本案患者在慢性病基础上，突感外邪而发病。方中葛根升清阳，止泻利；黄芩、黄连清热燥湿，甘草调和诸药；白头翁苦寒，有清热凉血解毒之功，走大肠专清血分湿热，为治赤痢要药，与金钱草合用以加强清热解毒之功；湿热内蕴，易化火伤阴，故加北沙参以防阴液耗伤；地榆炭凉血止血；另外，治痢要重视调气和血，故用白芍养血和营缓急止痛，诸药合用湿祛热清，气血调和，故下痢可愈。裴瑞霞主任临证善用经方，辨证准确，药简价廉，疗效极佳。

第四节　肝胆系病

案 1　胁痛——肝脾不和案

冯某，女，44岁。2012年4月16日初诊。

患者以"右胁胀满疼痛数日"为主诉就诊。症见：右胁胀满疼痛，走窜不定，情绪紧张抑郁，伴胃胀，偶有恶心感，饮食减少，双目干涩，大便排出不畅，矢气少。查其舌红，苔白，诊其脉弦细。诊为胁痛（肝脾不和证），治当疏肝解郁、理气健脾，方用四逆散加减。

处方：柴胡10g，白芍10g，枳壳12g，甘草10g，姜半夏10g，厚朴10g，陈皮15g，茯苓15g，炒白术15g，炒薏苡仁30g，炒山药30g。12剂，水煎取400ml，分早餐后30分钟、晚睡前温服。禁忌：若外感发热则停用。嘱其畅情志，慎起居，规律饮食，适度运动，及时复诊。

二诊（2012年4月28日）：服前方后胁痛、胃胀明显改善，二便调，舌红，苔白，脉弦细。守方继服6剂。

按：《金匮翼·胁痛统论·肝郁胁痛》说："肝郁胁痛者，悲哀恼怒，郁伤肝气。"高老认为本病多与肝胆有关。凡情志抑郁，肝气郁结，或过食肥甘，嗜酒无度，或久病体虚，忧思劳倦，或跌仆外伤等皆可导致胁痛。该患者情绪紧张抑郁，肝失调达，疏泄不利，气阻络痹，而致胁痛。肝气失于调达，阻于胁络，故右胁胀痛；气属无形，时聚时散，聚散无常，故疼痛走窜不定；肝气横逆，易犯脾胃，脾胃气机不畅，故胃胀，食少；胃失和降，故偶有恶心感；脾运失常，则大便排出不畅，矢气少；肝开窍于目，气郁化火，肝火上炎，则双目干涩；脉弦为肝郁之象。故从疏肝解郁，理气健脾入手，方以四逆散加味。柴胡入肝、胆经，升发阳气，疏肝解郁，透邪外出；白芍敛阴养血柔肝，合甘草缓急止痛，枳壳理气解郁，与柴胡为伍，一升一降，加强疏畅气机之功，陈皮、姜半夏和胃降逆，厚朴行气燥湿消积，消除胀满，茯苓、炒白术、炒薏苡仁、炒山药健脾行气。诸药合用，共奏疏肝解郁，理气健脾之效。

案 2 胁痛——肝郁脾虚、肝经湿热兼血瘀案

阎某，女，49 岁。2011 年 10 月 10 日初诊。

患者以右胁胀痛数月为主诉就诊。症见：口干口苦，右胁胀痛，情绪不佳则加重，伴肩及背部酸沉不适，胃胀，纳差，头晕乏力，便溏不爽。查其舌暗红，苔微黄腻，脉弦滑。B 超提示：胆囊壁毛糙。诊为胁痛（肝郁脾虚、肝经湿热兼血瘀证），法当疏肝健脾、理气化湿、化瘀利胆，方用胆宁汤（高老经验方）加味。

处方：柴胡 10g，姜半夏 10g，生甘草 10g，郁金 10g，金钱草30g，牡丹皮 15g，赤芍 15g，陈皮 15g，枳壳 15g，厚朴 10g，炒薏苡仁 30g。6 剂，水煎取 400ml，分早餐后 30 分钟、晚睡前温服。禁忌：外感发热、咳嗽停用此药，及时就诊。

二诊（2011 年 10 月 17 日）：服前方后口苦口干缓解，便溏，乏困减轻，舌暗红，苔微黄，脉弦滑。此乃脾气虚，故上方加炒白术20g，6 剂，水煎服。

三诊（2011年10月23日）：口苦明显减轻，偶感口干，右胁胀痛及胃胀纳差亦明显好转，大便成形，乏困，头晕诸症明显减轻。继服6剂，以巩固疗效。嘱其日常尤应重视调节情志及饮食。

按：患者七情郁结，内伤于肝，以致肝失疏泄，阻于胁络，而见右胁胀痛；气郁碍血，脉络瘀阻，日久伤及血分，不通则痛，则伴肩及背部酸沉不适；情志变化与气之郁结关系密切，故疼痛随情志变化而有所增减；肝气横逆，易犯脾胃，故纳差，胃胀；脾运失常则便溏不爽；肝郁气滞，日久郁而化热，湿邪内生，湿热蕴结于肝胆，见口干口苦；精血亏虚，不能荣养肌肤四肢，则头晕乏力；肝气郁滞，气郁化火，湿热内蕴，故舌暗红，苔微黄腻，脉弦滑。故本案从疏肝健脾，理气化湿入手以利胆止痛，予胆宁方疏肝健脾，理气化湿，化瘀利胆。柴胡、郁金疏肝解郁而止胁痛，姜半夏辛开散结以行气解郁，金钱草清肝胆之火，除下焦湿热，牡丹皮、赤芍活血养血，陈皮、厚朴行气和胃，炒薏苡仁、炒白术健脾利湿，生甘草调和诸药，疗效显著。

案3　胁痛——肝气郁结、湿热中阻案

蔡某，男，48岁。2019年1月20日初诊。

患者以右上腹胀痛2个月为主诉就诊。症见：右上腹胀痛，时发时止，饮酒后疼痛加重，胸闷，善太息，心烦易怒，纳眠可，小便黄热，大便黏。舌红，苔黄厚而腻，脉弦滑。B超提示：脂肪肝。诊为胁痛（肝气郁结、湿热中阻证），治当疏肝理气、清热利湿。方用柴胡疏肝散化裁治之。

处方：柴胡10g，白芍15g，枳壳15g，甘草6g，制香附10g，川芎6g，陈皮15g，苍术15g，郁金15g，知母10g，金钱草30g，

厚朴 10g。6 剂，每日 1 剂，水煎取 400ml，分早餐后 30 分钟和晚睡前温服。禁忌：外感发热停用此药，及时就诊。嘱其慎起居，避风寒，畅情志，饮食有节，适度运动。

二诊（2019 年 1 月 27 日）：上方服用 6 剂后诸症减轻，舌红，苔薄腻，脉弦。上方苍术减至 9g，继服 6 剂后，腹痛消失，未再发作。

按：本病因肝气失于疏泄，气机滞阻不畅，饮食不节，湿热内蕴，痰湿瘀滞。故右胁部疼痛，胸闷太息，心烦易怒，小便黄热，舌红、舌苔黄厚而腻，脉弦滑均为肝气郁结，湿热中阻之象。裴老师以柴胡疏肝散疏肝理气、活血止痛，苍术、厚朴与方中陈皮相伍取平胃散之行气化湿运脾之功，金钱草清热利湿。诸药合用，共奏疏肝理气、活血止痛、清利湿热之效，使气机畅、湿热除、疼痛消。

案4 胆胀——肝郁气滞、胆逆犯胃案

赵某，男，56 岁。2016 年 6 月 22 日初诊。

患者以发作性上腹部钝痛 1 年为主诉就诊。症见：发作性上腹部钝痛，进食油腻之品后加重，伴口苦、腹胀、嗳气，纳可，眠可，二便正常。察其舌淡红苔薄白，诊其脉弦。辅助检查：B 超检查提示慢性胆囊炎。查体：墨菲征阳性。诊为胆胀（胆逆犯胃证），治当疏肝利胆、和胃止呕。方用逍遥散化裁治之。

处方：柴胡 10g，白芍 15g，当归 10g，生白术 12g，茯苓 12g，炙甘草 6g，姜半夏 10g，薄荷 3g（后下），郁金 10g，竹茹 6g，厚朴 10g，山药 30g。6 剂，每日 1 剂，水煎取 400ml，分早餐后 30

分钟和晚睡前温服。禁忌：外感发热、咳嗽停用此药，及时就诊。嘱其慎起居，避风寒，畅情志，饮食有节，适度运动。

二诊（2016年6月29日）：诉服用前方后上腹部钝痛发作频率明显减少，口苦、腹胀、嗳气均减轻，余证同前。舌淡红苔薄白，脉弦细。守上方继续服用12剂，以善其后。3个月后电话回访，患者诉服用中药后上腹钝痛，近3个月未再发作，纳佳，无腹胀、嗳气。

按： 胆囊炎属中医"胆胀"范畴，《灵枢·胀论》："胆胀者，胁下痛胀，口中苦，善太息"。与现代医学中的胆囊炎临床症状相符。胆为六腑之一，肝胆相表里，胆汁的畅通，有赖于肝的疏泄。若肝气郁滞或湿阻中焦均可影响肝之疏泄功能，以致胆汁淤滞，胆腑不通，则为胆胀。胆胀发作，则上腹部疼痛，口苦，甚则出现黄疸，故治疗胆胀，宜疏肝利胆，方选逍遥散化裁治疗。方中柴胡配郁金疏肝行气解郁，白芍、当归以养血补肝，薄荷以增柴胡疏肝清热之效，四物合用，补肝而助肝用。生白术、茯苓合用体现"见肝之病""当先实脾"之理，姜半夏、厚朴、竹茹以降逆和胃止呕，山药以健脾益气，炙甘草以调和诸药，共奏疏肝利胆、和胃止呕之功。

案5 头痛——肝郁化火案

赵某，男，45岁。2012年1月2日初诊。

患者以头胀痛1周为主诉就诊。症见：头胀痛，尤以右太阳穴附近胀甚，有跳痛感，伴视物不清，面赤，心烦易怒，口苦，纳眠可，大便干，小便黄。舌红，苔薄黄，诊其脉弦。诊为头痛（肝郁化火证），治当疏肝解郁、清热泻火，方用丹栀逍遥散加减。

处方：柴胡 10g，牡丹皮 15g，栀子 6g，白芍 10g，茯苓 15g，当归 10g，黄芩 6g，川楝子 10g，龙胆草 10g，甘草 6g，薄荷 3g（后下）。7 剂，水煎取 400ml，分早餐后 30 分钟和晚睡前温服。禁忌：外感发热、咳嗽停用此药，及时就诊。嘱其畅情志，慎起居，饮食有度，适度活动。

二诊（2012 年 1 月 10 日）：服前方后头痛好转，心烦易怒明显减轻，偶有口苦，大便稍干，小便调。舌红苔薄黄，脉弦。此乃肝气条达、郁火渐消，故上方去龙胆草，6 剂，水煎服。

按：头痛病是指由于外感与内伤，致使脉络拘急或失养，清窍不利所引起的，以头部疼痛为主要临床特征的疾病。头痛是临床常见的自觉症状，可见于许多疾病中。"头为诸阳之会""清阳之府"，五脏精华之血，六腑清阳之气，皆上会于头，外感诸邪，上犯颠，清阳之气不得舒展，可导致头痛。内伤的病证，或气血虚弱无以上荣于脑，或瘀血痰浊，阻塞经络，或情志不遂，肝阳上扰，均可发生头痛。"伤于风者，上先受之""高巅之上，唯风可到"。所以内伤头痛，多与肝、脾、肾三脏功能失调有关。

高老认为，本病系肝郁化火，失其条达，阳气怫郁，循经上扰清窍而致。《内经》云："诸风掉眩，皆属于肝。"《证治准绳·头痛》云："郁而成热则满，满则痛。"故从疏肝解郁降火入手，方以丹栀逍遥散加味，以柴胡、薄荷辛散以顺肝之性；当归、白芍养血柔肝；黄芩、栀子、龙胆草苦寒泻火；川楝子、牡丹皮行气泻火；甘草、茯苓健脾固本。诸药合用，共奏疏肝解郁、清热泻火之功。

黄某，女，48岁。2018年4月10日初诊。

患者以"反复头痛10余年，加重伴恶心呕吐半年"为主诉就诊。患者诉10余年来头痛反复发作，多方服药乏效，近半年来症状逐渐加重，痛甚而夜寐不佳，神疲乏力，痛苦焦虑不堪，服用止痛片可勉强缓解。现症见：头痛不适，以颠顶、颞侧为甚，伴头晕，口苦咽干，神疲乏力，纳差，夜寐多梦，二便尚调。舌暗红，苔白厚，脉弦滑。头颅MRI未见异常。无高血压病史。裴老师认为该患者西医诊断为神经性头痛，中医诊断当为头痛病，证属少阳不利，血瘀阻络，治疗当以和解少阳、活血通络，方用小柴胡汤加减。

处方：北沙参15g，柴胡10g，炙甘草6g，黄芩6g，姜半夏10g，川芎10g，知母15g，郁金15g，丹参20g，石决明30g，远志6g，香附15g。6剂，水煎400ml，分早、晚饭后服用。嘱患者注意休息，畅情志，勿劳累。

二诊（2018年4月17日）：患者诉头痛诸症全消，无头晕，口苦、咽干减轻，精神好转，纳食一般，夜寐较前好转，舌暗红，苔白略厚，脉弦。效不更方，继进12剂。

三诊（2018年4月24日）：近半月头痛未再发生，无口苦咽干，夜寐转佳，精神可，纳食尚可，二便尚调，舌暗红，苔白厚，脉弦。上方去远志、香附，加鸡内金15g，炒麦芽15g，继服6剂以巩固疗效。

1个月后电话随访，诉无特殊不适。

按：《伤寒论》曰"少阳之为病，口苦，咽干，目眩也""有柴胡证，但见一证便是，不必悉具"。裴老师认为此乃少阳枢机不利，影响

气机运行，气机不畅则血脉不畅，加之久病成瘀，瘀血阻络，不通则痛，发为本病。故以小柴胡和解少阳，清利头目；方中川芎乃血中气药，可行气活血止痛，又可引药上行；丹参长于活血化瘀，二药配伍相使为用，共奏行气活血、通络止痛之功。郁金、香附皆可行气解郁，使气机调和，升降有司。患者病久，情志不畅，恐肝阳妄动，故加石决明以清肝平肝，远志安神助眠，阳亢日久，易致阴虚内热，故加知母、北沙参以滋阴清热。二诊症状明显减轻，故效不更方。三诊病情明显好转，舌苔略厚，考虑枢机不利影响脾胃运化，故加鸡内金、炒麦芽以健脾和胃。

　　裴老师诊病善与经典结合，治疗善用经方。她认为，少阳枢机不利为本案的主要病机，久病成瘀，故瘀血阻络为其病理结果，同时影响心、肝、脾三脏，因此在和解少阳的同时，兼顾脏腑治疗，把握疾病发病机理，明确病因病机，遣方派药，从而获得良效。

案7　头痛——肝脾不和、带脉失约案

蔡某，女，60岁。2000年8月16日初诊。

患者以"间断头痛10年"为主诉就诊。患者自诉间断头痛，10年来经本省（甘肃）和北京等多所医院行CT及MR等相关检查，均未发现器质性病变，先后服用多种中西药，均未能取得良效，经人介绍，慕名前来就诊。现症见：头痛右侧顶枕部为甚，急躁易怒，焦虑不安，失眠多梦，恶梦频频，二便调。查舌质淡红体胖，苔薄黄，诊其脉细弦。诊为头痛（肝郁脾虚、气滞化火证），治当疏肝健脾、解郁清热，方用丹栀逍遥散加味。

处方：牡丹皮15g，栀子6g，白芍15g，茯苓15g，当归10g，柴胡10g，龙胆草6g，薄荷3g（后下），川芎10g，甘草6g。7剂，

水煎取 400ml，分早餐后 30 分钟和晚睡前温服。禁忌：外感发热、咳嗽停用此药，及时就诊。嘱其畅情志，慎起居，饮食有度，适度活动。

二诊（2000 年 8 月 23 日）：6 剂药后症状改善无几，再细问诊时，患者诉自闭经以来，一直阴道有少量黄色分泌物，曾每半年做一次妇科检查，诊断"老年性阴道炎"，患者初次求诊时羞于陈述。结合此病史，辨证为肝脾不和、带脉失约，法当补脾疏肝、化湿止带，方用完带汤加味。

处方：炒白术 20g，炒山药 30g，党参 15g，白芍 10g，车前子 10g，苍术 10g，甘草 10g，陈皮 15g，黑芥穗 6g，柴胡 6g，牡丹皮 15g。6 剂，水煎服，每日 1 剂，第一次煎煮 20 分钟左右，第二次煎煮 30 分钟左右，两煎混匀，每日 2 次，于早晚饭后 30～60 分钟温服。嘱：近期少食生冷、瓜果以杜外源性湿邪侵入；畅情志。

三诊（2000 年 9 月 2 日）：服前方头痛大减，大便偏稀，一日 1～2 次。上方加芡实 30g，24 剂后，头痛缓解，情绪转佳，夜眠尚可，恶梦明显减少。为巩固疗效，嘱其回原籍后，在每月末 10 天服药 1 周，连续治疗 4 个疗程。一年后患者邮明信片致谢，方知痊愈如常人。

按： 初诊此病例头痛日久，气机郁滞，肝经脉络失畅，瘀阻头部经脉，不通则痛，初用逍遥散加味不效。二诊时患者始述带下之患，带下病为已婚妇女常见病且多发，多与结气和感受湿热之邪有关。对于绝经后妇女带下病较少见，未考虑此方面。《傅青主女科》："夫带下俱是湿证，而以带名者，因带脉不能约束，而有此病，故以名之，盖带脉通于任督，任督病而带脉始病……况加以脾气之虚，肝气之郁，湿气之侵，热气之逼，安得不成带下之病哉？故妇人有终年累月下流白物，如涕如唾，不能禁止，甚则臭秽者，所谓白带也。夫白带乃湿盛而火衰，

肝郁而气弱，则脾土受伤，湿土之气下陷，是以脾精不守，不能化荣血以为经水，反变成白滑之物，由阴门直下，欲自禁而不可得也。治法宜大补脾胃之气，稍佐以疏肝之品，使风木不闭塞于地中，则地气自升腾于天上，脾气健而湿气消，自无白带之患矣。"故调整用方为完带汤加减。方中重用炒白术、炒山药为君，意在补脾祛湿，使脾气健运，湿浊得消；炒山药补肾以固带脉，使带脉约束有权，带下可止。陈皮、柴胡、黑芥穗用量小。大者补养，小者消散，寓补于散，寄消于升，消补兼施，用量轻而可法，不失古人君臣佐使制方之义，由此可知傅氏组方配伍之心思巧妙。诸药相伍，培土抑木，祛湿化浊，使脾气健旺，肝气条达，湿浊得化，则带下止而经脉通畅则头痛愈。

案8 头痛（目痛）——肝阴不足、肝阳上亢案

赵某，男，52岁。2011年4月15日初诊。

患者以双侧眼眶疼痛1个月余为主诉就诊。症见：眼眶疼痛，双目刺痛，整日畏光持续不解，遇劳甚，胸部满闷，偶觉胀痛，咽干口燥，饮水不解，时时吞酸，晨起口苦，纳差，夜寐难安，大便干燥，1日1次，小便短少，舌红少津，脉细弦。眼科专科检查无异常。既往有高血压病史，平时维持在140/90mmHg左右，因惧怕终身服药，故一直未服任何西药降压药。诊为头痛（目痛），辨证为肝阴不足、肝阳上亢，治当滋阴疏肝、镇肝潜阳，方用一贯煎加味。

处方：生地黄20g，北沙参15g，当归10g，枸杞子15g，麦冬15g，川楝子6g，黄精15g，天麻10g，钩藤15g（后下），川牛膝10g，白芍10g。6剂，水煎服，每日1剂，早、晚饭后30分钟温服。嘱：畅情志，勿劳累。

二诊（2011年4月22日）：药后眼眶疼痛，双目刺痛减轻，血压135/85mmHg，大便较前顺畅。继服前方，加姜半夏10g以达燥湿和胃之效。12剂，水煎服，每日1剂，早晚饭后温服。

三诊（2011年4月29日）：近一周血压波动在130/80mmHg左右，眼眶疼痛，双目刺痛偶尔发作，余症皆减轻，欲巩固治疗，舌淡红苔白，脉沉细。上方生地黄改为15g，加生山药30g以平补肺脾肾之阴，继服12剂，水煎服。

按： 眼眶疼痛、眼部刺痛是眼科常见症状，如《灵枢·经脉》曰："肝足厥阴之脉，起于大趾丛毛之际……连目系，上出额，与督脉会于巅。"所以，肝的经脉上联目系，双目的视力有赖于肝气的疏泄和肝血之营养，五脏六腑之精气皆上注于目，故全身气血和顺则目睛清明。如《素问·五脏生成》曰："肝受血而能视。"故高老认为本病的主要病因病机是肝阴不足、肝阳上亢，须从滋阴疏肝、镇肝潜阳为着眼点论治，方用一贯煎加味而收功。

本案所用方出自清代魏玉璜《续名医类案》，本书卷十八曰："胁痛，吞酸，吐酸，疝瘕，一切肝病"。方中生地黄、枸杞子滋水，以育肝体；沙参、麦冬养金，以制肝用；当归辛香善走，养血活血；川楝子泄肝通络，调达气机。肺虚不能生水，肾虚不足涵木，肝失疏泄条达，肝气横逆犯胃，而致胁肋攻痛，胸腹胀满，咽喉干燥，吞酸口苦，疝气瘕聚，舌红无苔，脉象细数或虚弦等。全方总以肾为肝母，滋水即能生木，以柔其刚悍之性；肺能克肝而本主制节，养金所以制木，以平其逆动作乱。药简效宏，能养阴清肺，滋肾柔肝。高老认为该方在临床运用时要注意防滋腻太过，常伍姜半夏达燥湿和胃之效。川楝子性苦味寒，入肝、胃、小肠、膀胱经，取其反佐之功，量在6~10g为宜。治疗慢性胃炎、胃溃疡、肋间神经痛、神经症、高血压病、肺结核、月经病等病的任何阶段而具有"肝阴虚"证候，疗效皆著。

案9 眩晕——肝阳上亢案

姚某，男，59岁。2011年8月2日初诊。

患者以头晕7日为主诉就诊。7日前患者无诱因出现头晕，耳塞目胀，面色较红，心烦易怒，时胃脘部胀满，纳差，夜眠差，多梦易醒，大便干结，平素4~5日一行，须用通便药才可保持一日一行，夜尿2~3次，查其舌紫暗有瘀点，苔黄，诊其脉弦紧而长。行头颅CT扫描未见明显异常。既往有高血压病史2年，血压波动在150~160/85~95mmHg，现口服非洛地平缓释片。诊为眩晕，辨证为肝阳上亢证，法当柔肝息风、滋阴潜阳，方用建瓴汤加味。

处方：生山药30g，生地黄30g，生白芍15g，柏子仁15g，代赭石30g（先煎），怀牛膝15g，生龙骨30g（先煎），生牡蛎30g（先煎），牡丹皮15g，姜半夏10g。6剂，水煎服，每日1剂，早、晚饭后30~60分钟温服。嘱患者低盐低脂饮食。

二诊（2011年8月9日）：头晕减轻，夜眠可，梦少，未服用通便药，大便2~3天一行，舒张压在90mmHg左右，查其苔薄黄，诊其脉弦数。于上方加厚朴10g以通腑气。12剂，水煎服。

三诊（2011年8月22日）：患者血压维持在140/70mmHg左右，头晕消失，大便稍干，2日一行，查其苔薄白，诊其脉弦。效不更方，仍处以二诊处方12剂善后。

半年后因感冒而就诊时，患者诉血压平稳，无不适。

按： 临床上高血压病多属于中医"眩晕"范畴，以肝阳上亢、肝肾阴虚、气血亏虚、痰浊壅滞和瘀血内阻等较为多见。肝为风木之脏，其邪气入侵和五志过极易化火生风，有动风趋势，故滋补肝肾之不足为

治疗之本，潜镇上亢之风阳为权宜之计。《景岳全书·眩晕》所载"丹溪则曰无痰不能作眩，当以治痰为主，而兼用他药。余则曰无虚不能作眩，当以治虚为主，而酌兼其标"则为后世滋肝阴以潜肝阳开启了思路。

高老认为本病的病性以虚实夹杂多见，肝肾阴虚、肝风内动，气血亏虚、清窍失养，肾精亏虚、脑髓失充，与肝、脾、肾三脏关系密切，由痰浊阻遏，升降失常，痰火气逆，上犯清窍，瘀血停着，痹阻清窍而成。

而本案为肝阳上亢证，治宜柔肝息风，滋阴潜阳，所用建瓴汤由生山药、怀牛膝、生赭石、生龙骨、生牡蛎、生地黄、生白芍、柏子仁等诸药组成，方中生地黄、生山药、生白芍、柏子仁滋补肝肾，涵养肝木；代赭石、生龙骨、生牡蛎潜镇风阳，降逆平冲；怀牛膝引血下行。加牡丹皮、姜半夏、厚朴，旨在凉血和胃。方中重用滋养阴液、柔肝息风之品，辅以重镇潜阳、养血安神之药，既能平肝潜阳，又能宁心安神，使肝阳得平，内风息除，心神安守，胃气和降，诸症自解。

该方镇肝息风之效显。张锡纯认为服该方后能使脑中之血如建瓴之水下行，脑充血之症自愈，故得此名。高老认为运用该方应注意三点：其一，阳上浮，阴必亏于下，如《素问·上古天真论》曰男子"五八肾气衰，发堕齿槁"，说明古人自然寿命四十岁之后肾之阴阳开始虚衰。其二，此方标本兼顾，滋肝肾不忘交通心肾，柏子仁功不可没，且不可替换，水火既济，一身之元阳回潜于肾而风木不为怪矣。其三，《医林改错》说："血受热，则煎熬成块。"故在原方中加入牡丹皮与已有的白芍相伍，达凉血祛瘀之效。

案 10 眩晕——痰瘀交阻案

岳某，男，63岁。2010年12月5日初诊。

患者以突发头晕2个月为主诉就诊。既往有高血压病史5年。现口服氨氯地平片和厄贝沙坦片。2个月前突发头晕，面目浮肿，口干口臭，时呕吐黄黏痰涎，耳鸣夜间尤甚，气短时发，下肢乏力，纳差，夜眠差、易醒，夜尿3次，大便干，2日一次。查其舌体大有齿痕，舌质紫暗，苔黄厚腻，诊其脉弦滑。查心电图：心率68次/min，心电图示：ST-T改变，既往有心肌缺血史。诊为眩晕，辨证为痰瘀交阻证，法当清胆和胃、理气化痰、化瘀泻热，方用黄连温胆汤加减。

处方：黄连6g，姜半夏10g，陈皮20g，茯苓20g，杏仁10g，竹茹10g，薏苡仁30g，甘草10g，郁金15g，天麻10g，枳壳15g，厚朴10g。6剂，水煎服，每日1剂，第一次煎煮20分钟左右，第二次煎煮25分钟左右，两煎混匀，早、晚饭后30~60分钟温服。

二诊（2010年12月12日）：头晕减轻，夜眠转佳，口干口苦较前减轻，困乏缓解，大便稍干，1~2天一行，舒张压控制在90mmHg左右，查其苔薄黄，诊其脉弦数。于上方加牡丹皮15g。12剂，水煎服。

三诊（2010年12月26日）：近一周患者血压控制在140/70mmHg左右，头晕消失，诸症悉愈，大便不干，1~2日一次，查其苔薄白，诊其脉弦。效不更方，仍处以二诊处方12剂，服药半年后，复查心电图未见明显异常。

按：高老认为胆为清净之府，心中有神明所藏，亦喜清净，不能为痰瘀之浊相扰；胆欲不寒不燥，其性平和，可温和胆腑，亦不能受肝气横逆之牵连。如张景岳云："少阳属木，木以生火，故邪之盛者，其本在胆，其表在心，表者，标也。"本案以黄连温胆汤加味，清胆和胃、理气化痰、化瘀泻热而眩晕止。温胆汤载于陈无择之《三因极一病证方

论》，方中黄连、姜半夏清胆和胃，化痰通络；郁金行气解郁，凉血破瘀；因痰涎上扰，蒙蔽清窍发头晕耳鸣，故用姜半夏伍天麻燥湿化痰，理气和胃；杏仁宣肺通便；枳壳配厚朴宽肠下气；后配牡丹皮以清热凉血化瘀。诸药合用，达热清痰散，瘀化胆安晕止之效。

高老认为将黄连温胆汤及其化裁方，广泛应用于临床各科的多种病症，如中风、胸痹、胁痛、失眠、胃痛、脏躁、闭经、厌食、心痛、惊悸、神经性呕吐、耳鸣、眩晕、癫痫缓解期等，均获满意疗效。该方有三大主症运用特点：一是精神情志病症状，如惊悸或胆怯、眩晕、头痛、失眠、健忘等；二是脾胃病症状，如纳差、厌食、痰涎不化、脘腹胀满、大便溏薄不爽或干结便秘等；三是脉象弦或滑或弦滑，舌苔腻滞。临证时，若上述某一病症出见或诸症兼见，皆可采取"异病同治"的原则，病机胆郁痰热、交阻中焦为选用该方之关键。

第五节　心系病

案1　心悸——痰火扰心案

张某，男，58岁。2012年9月5日初诊。

患者以心中悸动不安3天为主诉就诊。症见：心悸失眠，头重头昏，口苦咽干，胸闷纳呆，脘腹胀满，恶心欲吐，夜眠可，大便干，小便黄赤，舌暗红、苔黄腻，脉代。心电图提示：频发室性早搏。脉证合参，辨证为痰湿内盛，痰火扰心所致心悸病，法当清热化痰、宁心安神，方用黄连温胆汤加减。

处方：黄连6g，陈皮10g，枳实12g，云苓15g，姜半夏10g，竹茹6g，丹参20g，生白术15g，胆南星10g，生薏苡仁20g，生姜

6g，甘草 6g。12 剂，每日 1 剂，水煎取 400ml，分早餐后 30 分钟和晚睡前温服。嘱患者避风寒，畅情志，禁烟酒，忌油腻，免过劳，不适随诊。

二诊（2012 年 9 月 18 日）：服药 12 剂后，脘腹胀满，口苦咽干，恶心，头重头昏等诸症消失，心悸、胸闷减轻，察其舌暗红，苔白厚，诊其脉代。患者痰火已清，治当以益气健脾为主，方选生脉散合二陈汤加味。

处方：党参 12g，麦冬 10g，五味子 10g，陈皮 12g，姜半夏 10g，茯苓 15g，炒白术 15g，远志 10g，菖蒲 10g，厚朴 10g，丹参 20g，甘草 10g。守上方加减服 10 余剂症状消除，心电图提示窦性心律。

按：高老认为心悸病可分为虚实两类：实证多由痰饮内停、气滞血瘀所致，因痰热扰心，水饮凌心及气血瘀阻，气血运行不畅引起。虚证因气血阴阳亏损，心神失养而致，多与气血阴阳亏虚不足有关。其临床特点：心悸，胸闷，胸痛，短气，乏力，脉结或代或疾或迟等，临床诊治时可循此而辨证处方用药。

另外，高老亦强调，临床诊治过程中虚实之间可以相互夹杂或转化。如实证日久，正气亏耗，可分别兼气、血、阴、阳之亏损。而虚证也可因虚致实，往往兼见瘀血阻滞等实证表现。诊治心律失常时，高老在临床分型后，使用成方时常因人而异使用不同的药味和剂量，在加减用药时也应根据症状和分型决定。瘀血明显者，用桃仁、红花、丹参、赤芍、川芎；疼痛明显者，加用延胡索、三七粉；养心安神，可用酸枣仁、柏子仁、党参、五味子、麦冬、山萸肉；神志不安严重者，可用龙骨、牡蛎、石菖蒲、胆南星。人参、丹参、炙甘草、麦冬等益气养阴、活血化瘀药物，都是高老常用的治疗心律失常药物。

付某，女，60岁。2020年3月12日初诊。

患者以"间断心慌发作1年余"为主诉来诊。现病史：患者1年前无明显诱因出现心慌，伴胸闷胸痛，气短乏力，心烦失眠，于外院行心脏彩超、动态心电图以及冠脉CT等检查，未发现明显异常，并在心血管病专科中西医结合治疗1年多，未见明显疗效。既往史：有甲状腺切除手术史。现症见：心慌，伴胸闷胸痛，气短乏力，口苦心烦，纳差，眠差，入睡困难，二便调，舌红，苔黄厚，脉弦滑。诊为心悸、胸痹、绝经前后诸证，证属肝郁化火，治疗当以疏肝解郁、泻火安神为主，方选丹栀逍遥散化裁。

处方：牡丹皮15g，焦栀子6g，柴胡10g，当归15g，白芍15g，炒白术15g，茯苓15g，甘草6g，郁金15g，盐知母20g，川芎10g，酒黄芩10g，6剂，水煎400ml，分早、晚饭后半小时服用。嘱患者畅情志，调饮食，勿劳累。

1周后随诊患者诉上述症状明显减轻。嘱患者继服6剂，以巩固治疗，不适随诊。患者一直坚持门诊治疗3个月，已无心悸胸闷等症，心情大好，睡眠亦明显好转。

按： 心悸是心血管系统常见病多发病，以心中悸动不宁、心神不安，伴或不伴心律失常为主的一种病症。心悸虽病位在心，但与肝脏关系密切，尤其现代社会生活节奏越来越快，人们的心理压力也越来越大，肝气郁滞、气机紊乱的发生较为普遍，常变生多种疾患。肝在五行属木，心在五行属火。《素问·阴阳应象大论》中说："肝生筋，筋生心。"木能生火，可令子壮，子能奉母，可令母实。《薛氏医案》曰：

"肝气通则心气和，肝气滞则心气乏。"若肝气失调可致心病。肝为风木之脏，喜条达而主疏泄，肝木条达不致瘀遏则血脉得畅，若肝郁气机不畅无力运行血液，气结则血结，气滞则致血液运行不畅而成瘀滞，心脏得不到正常的濡养而发为心悸；肝气瘀滞，滞久则易生火，肝火扰心，气血上涌，心神不安而心悸。

　　本案患者为绝经后女性，情绪波动较大，长期情志变化，导致肝郁化火，上扰心神，而出现心慌、眠差、入睡困难；火邪循经上炎于口，则口苦。辨证为肝郁化火证，治疗当以疏肝解郁、清泻肝火、养心安神为主，方选丹栀逍遥散化裁。方中柴胡、郁金疏肝理气，解郁安神；茯苓、炒白术健脾益气；牡丹皮、焦栀子清泻肝火，解郁清热凉血；酒黄芩、盐知母清热泻火，滋阴润燥；川芎行气活血，以助脾气之运化。诸药合用，可使肝气疏，肝火清，心神安，故心悸可除。

案3　胸痹——气阴两虚案

蒋某，男，72岁。2013年4月18日初诊。

患者以胸闷、气短3年余，加重1周为主诉就诊。患者3年前因劳累后出现胸闷、气短及胸闷不适，在当地医院被诊断为"冠心病"，予口服"单硝酸异山梨酯缓释片、阿司匹林肠溶片、阿托伐他汀钙片"等药物治疗。1周前患者劳累后自觉上述症状加重，现症见：胸闷气短，动则益甚，时心前区疼痛，伴倦怠无力，食纳可，眠差，易醒，二便调，舌质淡红，苔少，苔薄白，脉虚细。诊为胸痹，辨证属气阴两虚证，法当益气养阴，方用生脉散加减。

处方：党参15g，麦冬15g，五味子10g，柴胡10g，姜半夏10g，甘草10g，白芍10g，枳壳15g，厚朴10g，炒山药30g。水煎取

400ml，分早、晚饭后 30 分钟温服，服 6 剂。禁忌：外感发热。嘱其规律饮食，适度运动。

二诊（2013 年 4 月 25 日）：患者服上药后胸闷症状较前减轻，活动后仍有气短，乏力症状明显改善，夜眠转佳。舌淡红，边有齿痕，苔薄白，脉沉细。加以瓜蒌 12g 以宽胸理气，再服 6 剂。

按：高老认为根据患者舌脉和临床症状，辨证属气阴两虚证。气阴两虚致心脉失养而见胸闷气短，动则益甚，倦怠乏力等，治宜益气养阴，方以生脉散加减化裁。方中生脉散可益气养阴，敛汗生脉。党参、麦冬、五味子三药合用，一补一润一敛，益气养阴，生津止渴，敛阴止汗，使气复津生，汗止阴存，气充脉复，故名"生脉"。《医方集解》说："人有将死脉绝者，服此能复生之，其功甚大。"柴胡可升清阳；白芍养血敛阴，与柴胡相配，一升一敛，佐以枳壳、瓜蒌宽胸行气，以增强疏畅气机之效；用炒山药补气健脾，炙甘草缓急和中，又能调和诸药为使。

案4 胸痹——气滞血瘀案

于某，男，56 岁。2011 年 1 月 26 日初诊。

患者以左侧胸部疼痛持续不解 3 个月为主诉就诊。3 个月前患者因其母离世，昼夜悲闷，心中愤郁，出现左侧胸部疼痛持续不解，于西安某医院做了各种检查，排除器质性疾病。症见：左胸部疼痛持续不解，心悸、气逆，口渴但欲漱水不欲咽，自诉覆被热，揭被凉，夜间辗转不能成寐，白日却心平身凉，纳可，二便调，舌红紫边有瘀斑，脉弦涩。诊为胸痹，辨证属气滞血瘀证，法当疏肝解郁、活血化瘀，方用血府逐瘀汤加味。

处方：柴胡 10g，赤芍 10g，枳壳 10g，桃仁 6g，红花 6g，生地黄 20g，当归 10g，川芎 10g，桔梗 10g，川牛膝 10g，甘草 10g。6 剂，水煎服，每日 1 剂，早、中、晚饭后 30~60 分钟温服。嘱：畅情志，适当进行户外活动，每日 30 分钟左右。

二诊（2011 年 2 月 3 日）：药后前症悉减，尤以气逆明显缓解，查舌红边有瘀斑，脉弦。前方加炒山药 30g。12 剂，水煎服。

3 个月后，患者欣然来告，服药后自感体舒，故自作主张加服上方 12 剂，现觉诸症均止。此次来门诊是请高老为其妻治疗失眠。

按：高老认为，胸痹多为上焦阳气不足，胸阳不振，下焦阴寒之邪上乘所致，胸痛胸闷、胸部憋闷、气短等诸症突现。患者左侧胸部疼痛持续不解，口渴但欲漱水不欲咽，属瘀血在胸。盖血为阴，夜亦属阴，夜间病邪禀助于自然阴气，故血病常发于此时。且肝藏血，司情志，主动主升。《临证指南医案》曰："肝体阴用阳，其性刚，全赖血液以濡之，则刚劲之质得为柔和之性。"瘀血内蕴，阴血失其畅达，影响肝用，故烦乱、气逆。或有言本案夜间懊恼烦热，理应栀子豉汤证也。然舌红紫边有瘀斑，则烦热，有外感史者，病在气分者，宜栀子豉汤；此案有情志悲伤甚史，加夜热不能覆被，舌红有瘀斑，脉弦，病在血分者，宜血府逐瘀汤。观其舌脉证，非气分之火胜，故用苦寒清凉之品，病邪反为凉遏，且药力不达病所，必效微，临床当用心分辨。二诊于病去四五分之际，加用炒山药顾护脾胃。诸药合用，既行血分瘀滞，又解气分郁结，活血而不耗血，祛瘀又能生新，使"血府"之瘀去而气机畅通，诸症悉除，达到行气活血、祛瘀止痛的功效。

冯某，男，63 岁。2008 年 11 月 24 日初诊。

患者以胸闷胸痛 6 年为主诉就诊。患者自诉 6 年前出现胸闷胸痛，在当地医院被诊断为"冠心病"，经治疗效不明显，胸闷胸痛时作，遇寒即发。近日天气较冷，加之劳累胸痛发作。症见：心胸憋闷作痛，痛引左侧肩背内侧，心悸气短，面色㿠白，畏寒肢冷，夜眠可，大便成形，小便调。查其舌淡暗体胖，苔白厚腻，诊其脉细涩而迟。查体：叩诊心界向左下扩大，心音低钝，心律整齐，心率74 次/min，二尖瓣听诊区可闻及少量吹风样杂音。心电图检查显示为窦性心律，Ⅱ、Ⅲ、AVF、V3 的 T 波低平或倒置。心脏彩超显示为左心室肥厚，二尖瓣轻度关闭不全，心室舒张功能下降。诊为胸痹，辨证属心阳亏虚，痰瘀阻络证，法当温阳益气、宽胸理气、化痰通络，方用瓜蒌薤白半夏汤加减。

处方：全瓜蒌 15g，薤白 10g，姜半夏 10g，炙甘草 10g，党参15g，桂枝 10g，枳壳 15g，厚朴 10g，牡丹皮 15g，赤芍 15g，川芎 10g，炒山药 30g。6 剂，每日 1 剂，水煎服，早、中、晚饭后 30～60 分钟温服。嘱：注意休息，忌劳累恼怒，慎起居。

二诊（2008 年 12 月 1 日）：药后心胸憋闷作痛较前缓解，气短乏力减轻，畏寒肢冷，仍心悸不宁时作，大便偏稀且每日两次。查其舌淡略暗，苔薄白，诊其脉细涩。因厚朴主要治疗腹满，恐气机下沉大便再稀，故上方减去厚朴，加五味子 6g，炒山药改为 40g，继服 12 剂。

三诊（2008 年 12 月 15 日）：药后胸闷胸痛、心悸气短、畏寒乏力诸症明显减轻，大便每日一次，成形，小便调，查其舌淡红，苔薄白，诊其脉细。心电图检查示：大致正常。舌象显示瘀滞已去，故前方去牡丹皮和赤芍，加茯苓 15g，陈皮 15g 以健脾益心气，达补子以益母之效果，继服 12 剂。

四诊（2008 年 12 月 29 日）：药后胸闷胸痛未发，心悸气短、畏寒肢冷、神疲乏力诸症消失，查其舌淡红，苔薄白，诊其脉细。口服通心络胶囊和血脂康胶囊善后。

按：胸痹为胸阳痹阻之证，尤在泾指出："痹者，闭也。"《类证治裁》："胸痹，胸中阳微不运，久则阴乘阳位，而为痹结也。"传统认为，本病多因素体阳虚，感受寒邪，寒凝心脉；或阳气久虚，无力运血，心脉瘀阻；或过食肥甘，损伤脾胃，聚湿生痰，闭阻心脉而致。高老认为，胸痹多为上焦阳气不足，胸阳不振，下焦阴寒之邪上乘所致，胸痛胸闷、胸部憋闷、气短等诸症突现。气行则血不瘀滞，气化则络通。

本例患者年老体衰，心阳素虚，加之外感寒邪，寒凝气滞，血行不畅，胸阳不振，而发本病。心主血脉，阳气不足，血行不畅，故而心胸憋闷作痛；手少阴心经之脉直行上出腋下，循内臂，故痛引肩背内臂；心气亏虚，鼓动无力，心动失常，故而心悸不宁；阳气亏虚，温煦失职，故面色㿠白，畏寒肢冷；舌淡暗，脉细涩而迟，均为心阳亏虚，痰瘀阻络之征象。治以温阳益气、宽胸理气、化痰通络之法，方用全瓜蒌、薤白、姜半夏、厚朴、枳壳豁痰通阳、宽胸理气；党参、桂枝温阳益气、振奋胸阳；牡丹皮、赤芍、川芎活血通络。诸药配伍，收获满意疗效。

案 6　不寐——心脾两虚案

王某，男，54 岁。2011 年 10 月 14 日初诊。

患者以眠差 5 年为主诉就诊。症见：眠差，多梦易醒，醒后难再入睡，头晕，面色少华，心悸健忘，倦怠乏力，腰背酸痛，纳食差，二便可。查其舌淡有齿痕，苔薄，诊其脉细。诊为不寐，辨证属心脾两虚证，法当益气补血、健脾养心，方用归脾汤加减。

处方：党参15g，炙黄芪30g，炒白术15g，当归15g，茯苓15g，远志6g，木香6g，炙甘草6g，炒酸枣仁20g，炒山药30g。6剂，水煎取400ml，分早餐后30分钟和晚睡前温服。禁忌：外感发热、咳嗽停用此药，及时就诊。嘱其畅情志，慎起居，饮食有度，适度活动。

二诊（2011年10月20日）：服前方后睡眠转佳，余不适皆有好转，二便可。舌淡红苔薄，脉细。此乃心血不足，故上方加五味子10g，白芍10g。6剂，水煎服。

按：高老认为劳倦太过，伤及心脾，心脾两虚为失眠常见致病机制之一。正如《景岳全书·不寐》所说："无邪而不寐者，必营气之不足也，营主血，血虚则无以养心，心虚则神不守舍。"又载："劳倦思虑太过，必致血液耗亡，神魂无主，所以不眠。"心伤则阴血暗耗，神不守舍；脾伤则食少纳呆，生化之源不足，营血亏虚，不能上奉于心，以致心神不安。心主血，脾为生血之源，心脾亏虚，血不养心，神不守舍，故见虚烦难寐，多梦易醒，醒后不能再寐，健忘心悸；气血亏虚，不能上奉于脑，清阳不升，则头晕；血虚不能上荣于面，故面色少华；脾失健运，则饮食无味；血少气虚，则倦怠乏力，神疲懒言；舌质淡，苔薄白，脉细。故从健脾养心入手以生气血，治当益气补血、健脾养心，方以归脾汤加味。方中党参、炙黄芪、炒白术、炙甘草补气健脾；远志、茯苓补心益脾，安神定志；当归滋阴养血，木香行气舒脾，使气补而不滞。炒酸枣仁、五味子有助于养心宁神，炒山药补脾气、益脾阴，白芍养心血。诸药合用，养血以宁心神，健脾以资化源，疗效显著。

严某，女，37 岁。2013 年 2 月 24 日初诊。

患者以经常失眠 3 年余，加重 1 个月为主诉就诊。患者 3 年多来经常失眠，每夜睡眠经常不足 1 个小时，月经前后加重，于外院被诊断为神经衰弱，先后间断住院 7 个多月，服用多种中西药，虽用之超过常规剂量，但也难以入睡。近 1 个月，经常服用过量的镇静剂而出现颜面浮肿，甚至两眼不能睁开，恶心呕吐，四肢软弱无力，腰酸腰痛，胸胁窜痛，烦躁不安，口苦咽干，纳食可，二便调，月经量少。查其舌红苔黄白，诊其脉沉弦数。诊为不寐，辨证属肝郁化火证，法当疏肝养血、解郁泻火，方用丹栀逍遥散加减。

处方：牡丹皮 15g，栀子 6g，柴胡 10g，当归 10g，白芍 10g，白术 10g，茯苓 10g，薄荷 3g（后下），丹参 15g，郁金 10g，炙甘草 10g，7 剂，水煎取 400ml，分早餐后 30 分钟和晚睡前温服。禁忌：外感发热、咳嗽停用此药，及时就诊。嘱其畅情志，慎起居，饮食有度，适度活动。

二诊（2011 年 3 月 5 日）：服药 7 剂之后，睡眠时间可增至 4 个小时，烦躁不安，口苦咽干减轻，此乃郁火渐消，故继服上方 10 剂，水煎服。

三诊（2011 年 3 月 24 日）：继服 10 剂之后，睡眠增至 6 个小时，颜面浮肿消失，偶感乏力，此乃肝气调达，脾土旺盛，运化有权，气血有源，故继续连服 1 个月后，诸症消失而愈。

按： 高老认为，若七情郁结，肝失条达，或阴血暗耗，或生化之源不足，肝体失养，皆可使肝气横逆，胁痛，寒热，头痛，目眩等症随之而起。"神者，水谷之精气也"（《灵枢·平人绝谷》）。神疲食少，是脾虚运化无力之故。脾虚气弱则统血无权，肝郁血虚则疏泄不利，所以月经不调，乳房胀痛。此时疏肝解郁，固然是当务之急，而养血柔肝，亦是不可偏废之法。治宜疏肝养血，解郁泻火，方用丹栀逍遥散加味。本方既有柴胡疏肝解郁，又有当归、白芍养血柔肝。尤其当归之芳香可以行气，味甘可以缓急，更是肝郁血虚之要药；白术、茯苓健脾去湿，使运化有权，气血有源；炙甘草益气补中，缓肝之急，虽为佐使之品，却有襄赞之功；薄荷少许，助柴胡疏解肝郁所生之热；因肝郁血虚日久，则生热化火，此时逍遥散已不足以平其火热，故加牡丹皮以清血中之伏火，栀子善清肝热，并导热下行。肝主疏泄，若疏泄失职者，但疏其肝而郁可解，若重用重镇之药抑其疏达之性则郁者更郁而病难解，故仅予疏肝解郁而不用龙骨、牡蛎、炒枣仁也。如此配伍，既补肝体，又助肝用，气血兼顾，肝脾并治，立法全面，用药周到。

案 8　不寐——胆胃不和、痰热内扰案

梁某，女，50 岁。2013 年 6 月 11 日初诊。

患者以失眠 1 年余为主诉就诊。患者自诉 1 年前出现眠差易醒、多梦，口苦口臭，心烦急躁，潮热汗出，时头晕，纳可，大便稍干，1~2 日一行，小便黄。月经史：停经半年。舌暗红苔黄厚腻，脉弦细，诊为不寐，辨证属胆胃不和、痰热内扰证，治当清化痰火，方用黄连温胆汤加味。

处方：黄连 6g，竹茹 6g，陈皮 10g，茯苓 15g，姜半夏 10g，枳实 15g，甘草 10g，10 剂。水煎服，每日 1 剂，早、晚餐后 30 分钟温服。

二诊（2013年6月25日）：睡眠好转，心烦急躁减轻，潮热汗出减少，口干苦减轻，纳可，二便调。舌暗红苔白腻，脉弦细，原方加菖蒲15g，远志6g。继服6剂。

按：高老认为，本病因痰湿中阻，脾胃困遏。脾胃燥湿相济，升降相因，为气机升降的枢纽。脾胃又为心肾上下交通，水火升降必经之地。痰湿中阻，郁久化火，困遏脾胃，清气不升，浊阴不降，中枢转输失常，水火不得升降，交通受阻，致心肾不交，痰热互结，触动心神，见心烦不寐。胆属木，为清净之府，失其常则木郁不达，胃气因之失和，继而气郁生痰化热。胆主决断，痰热内扰，则胆怯易惊，失眠多梦，甚或上扰清窍，发为头晕头沉，治宜清胆化痰。温胆汤中姜半夏、陈皮、枳实燥湿化痰，和胃降逆，竹茹清热除烦，茯苓健脾利湿以去生痰之源，恐其清热之力不足，加用黄连清心泻火之力更强，甘草调和诸药。清热化痰，解郁清心，调畅气机，通连上下，以协调阴阳。综合全方，使痰热消而胆胃和，诸症自解。

案9 不寐——肝郁脾虚案

纪某，女，32岁。2018年3月8日初诊。

患者以夜不能寐2周为主诉就诊。患者于2周前生气后出现夜不能寐，入睡困难，晨起头昏倦怠，胸胁满闷，情绪低落，纳呆腹胀，大便时溏，小便正常。舌淡胖，苔白腻，脉细弦。诊为不寐，辨证属肝郁脾虚证，法当疏肝解郁、健脾安神。方用逍遥散化裁。

处方：柴胡10g，当归12g，白芍15g，茯苓12g，白术12g，薄荷3g（后下），甘草6g，厚朴10g，枳壳12g，陈皮12g，远志6g，炒山药20g。6剂，每日1剂，水煎取400ml，分早餐后30分钟和晚睡前温服。禁忌：外感发热停用此药，及时就诊。嘱其慎起居，避风寒，畅情志，饮食有节，适度运动。

二诊（2018年3月15日）：上方服用6剂后，可入睡，夜间可睡5小时左右，醒后不能再睡，仍有困乏，情绪渐佳，食纳佳，头昏、胸胁满闷、腹胀消失，二便正常。舌淡胖，苔薄腻，脉细弦。上方炒山药加至30g，继服6剂以巩固疗效。

按：怒伤肝，肝失疏泄，肝气乘脾，致土壅木郁，肝郁脾虚，心神失养，故失眠。肝气郁结，气机不利，则胸胁满闷。肝脾不调，则倦怠乏力，食少便溏，肠鸣矢气。治以疏肝解郁，健脾安神。逍遥散为疏肝健脾之经典方，用之得当，其效自现。

案 10　不寐——肝郁脾虚、气滞血瘀案

万某，女，34岁，未婚。2019年7月8日初诊。

患者以"入睡困难5年余"为主诉来诊。患者5年前无明显诱因出现入睡困难，曾于当地治疗效果不明显，故慕名来诊。症见：入睡极其困难，眠浅易醒，全身乏困无力，情绪紧张，易惊恐，自觉胸中热、四肢凉，纳食可，二便调。舌暗红，苔白厚，脉弦。平素月经周期规律，末次月经：2019年7月3日，量可，色暗，伴痛经，行经3天。中医诊断：不寐（肝郁脾虚兼气滞血瘀证），治法为疏肝健脾、行气活血，方用逍遥散加减。

处方：醋北柴胡10g，当归15g，白芍15g，炒白术15g，茯苓15g，甘草6g，厚朴10g，醋郁金15g，知母15g，砂仁6g（后

下），川芎 10g，醋香附 15g，6 剂，水煎 400ml，分早、晚饭后半小时服用。

二诊（2019 年 7 月 15 日）：患者诉乏力较前好转，仍入睡困难，胸中热、四肢凉，纳食可，二便调，舌暗，苔白厚，脉弦。上方去川芎，加川牛膝 15g，继服 6 剂。

三诊（2019 年 7 月 22 日）：患者诉入睡时间较前有所缩短，胸中热、四肢凉较前有所减轻，时有心中惊恐，纳可，大便不畅。舌暗，苔白厚腻，脉弦滑。调整方剂为柴胡疏肝散加减，处方：醋北柴胡 10g，白芍 15g，醋香附 15g，陈皮 12g，枳壳 12g，炙甘草 6g，厚朴 10g，茯苓 15g，醋郁金 15g，川楝子 10g，广藿香 6g，川芎 10g，再服 6 剂。

四诊（2019 年 9 月 9 日）：患者诉入睡时间较 2 个月前刚来就诊时明显缩短，自觉睡眠质量明显提高，胸中热、四肢凉基本消失，情绪稳定，已无惊恐感，末次月经：2019 年 8 月 28 日，量可，色可，无痛经，周期规律，晚餐后易腹胀，口干，口苦，舌淡红，苔白，脉弦，纳食可，二便调。选方为小柴胡汤加减，处方：醋北柴胡 10g，姜半夏 10g，甘草 10g，砂仁 6g（后下），白芍 15g，厚朴 10g，知母 15g，郁金 15g，陈皮 12g，茯苓 15g，6 剂以巩固疗效。

按：本案中患者为青年女性，平素工作压力较大，情志不畅，致肝气郁结，肝木横克脾土，影响脾胃运化功能。脾胃为后天之本，气血化生之源，脾虚运化失常，则气血亏虚，无以濡养四肢及全身，则全身乏困无力。气血两虚不能上奉于心，以致心神失养，故而入睡困难。日久心虚胆怯，则易伴随惊恐感。患者病久肝郁化火，火热内炽胸中，故自觉胸中热，加之肝郁气滞，瘀血内生，反之影响气机运行。《素问·宝命全形论》中载"人生有形，不离阴阳"，就人体部位而言，上为阳，下为阴，阴阳之气依托气机循行机体上下，一旦气滞血瘀，经络阻滞，

阳气不能下达温煦下肢，故出现上热下寒的表现。肝经从下至上抵小腹，若经络气机不畅，容易导致胞宫经血瘀滞，不通则痛，则经血色暗、痛经，故而舌暗红，苔白厚，脉弦，故属不寐（肝郁脾虚兼气滞血瘀证）。临证以"和法"思想为指导，治疗总则为"调畅肝脾气机"，治法为疏肝健脾，行气活血为主，选方逍遥散加减。方中柴胡经醋炙可入肝经，具有疏肝退少量郁热之功，郁久恐已伤及肝之阴血，故用当归补肝血、白芍养肝阴，二者联用以顾护肝体、炒白术、茯苓二者联用以健脾。患者脾虚日久，舌苔白厚，肠胃积滞，故配合厚朴、砂仁用以行气化滞。醋郁金性苦寒，归肝、胆经，不仅善于活血止痛，行气解郁，还可清心凉血，因而具有改善睡眠的功效。醋香附性辛、微苦、微甘，归肝、脾、三焦经，擅长疏肝解郁、调经止痛、理气调中之效，故而香附具有"气病之总司，女科之主帅也"的美名。裴瑞霞主任用醋香附既可解肝郁，又可调经血，同时郁金、香附联用，一寒一热，以免寒温失调。《仁斋直指方·血营气卫论》中云："盖气者，血之帅也。气行则血行，气止则血止，气温则血滑，气寒则血凝，气有一息之不运，则血有一息之不行。"故而裴老师认为治血必治气，故加用川芎以行气活血。裴老师组方选药时，注重药物的四气五味之性，若有滋腻温燥之品，则会选用清泻之药配。本方中有白芍、当归、厚朴等温燥补益之品，故加用知母以防上药滋腻碍胃，最后用少量甘草调和诸药。全方重在疏肝健脾，行气活血。纵观全方，并无安神之药，印证了裴老师恩师高上林先生"见脏休治脏，见腑休治腑"的观点。

患者二诊时仍觉胸中热，故裴老师去掉川芎，加用川牛膝，不仅引热下行，还可活血调经、祛瘀止痛。三诊时，患者入睡时间较前缩短，但是大便不畅，气不能降，则腑不能通，因此裴老师认为行气力度稍欠，故而调整方剂为柴胡疏肝散。柴胡疏肝散为疏肝行气代表方，加用郁金以增疏肝解郁之功，川楝子、川芎用以行气活血止痛，厚朴、茯苓二药联合以取健脾化湿之效。裴老师临证时，强调"因时因地因人制宜"，恰逢炎炎夏日、暑湿之时，加用少许藿香以化湿解暑，以免暑湿之邪妨碍脾胃气机运行。此次就诊，全方重在疏肝行气，活血化瘀，兼健脾化湿。

直至 2019 年 9 月 9 日，患者入睡时间较 2 个月前刚来就诊时明显缩短，自觉睡眠质量明显提高，胸中热、四肢凉基本消失，情绪稳定，已无惊恐感，月经量色可，周期规律，已无痛经。但是患者晚餐后易腹胀，伴口干、口苦，裴老师认为患者病久，损伤脾胃之气，脾虚胃弱运化功能减退，故以"调和脾胃气机"为原则，归根到底，脾胃虚弱由肝郁所致，故治法以疏肝解郁、健脾和胃为主，方剂选用小柴胡汤合二陈汤加减。方中柴胡、郁金可疏肝解郁，姜半夏、甘草、陈皮、茯苓取"二陈汤"之义，用以健脾化湿和胃，厚朴、砂仁意在行气化湿，白芍、知母联用可以清余热、养胃阴，全方重在疏肝解郁，健脾和胃。

由上案可知，裴老师临证时有六大特色。一是注重辨证，尤以"气机紊乱"为病机核心。气机紊乱，会出现阴阳失调、脏腑失衡、气血津液运行失常等，导致人体不"和"，疾病则至。二是遵循恩师高上林先生的"和法"思想，整个治疗期间以"调和脏腑气机"为主。三是善用经方，譬如小柴胡汤、逍遥散、柴胡疏肝散等调和之剂。四是传承恩师"见脏休治脏，见腑休治腑"的学术思想，全方并无安神之药，却能明显改善患者睡眠质量以及临床症状。五是强调"因时因地因人制宜"的临床指导理念。本案中患者就诊时为炎炎夏日，暑湿正盛，故而在调畅气机的同时，少加芳香化湿解暑之剂，避免暑湿之邪影响中焦脾胃气机运行，进一步加重病情。六是处方轻灵，药简效准。

第六节　疑难杂病

案 1　紫斑——肝火旺盛、血热妄行案

吴某，女，84 岁。2019 年 10 月 29 日初诊。

患者以"双下肢皮肤紫斑1年，加重半年"为主诉就诊。患者1年前无明显诱因出现双下肢紫红色瘀斑、斑点，压之不褪色，抚之不碍手，于西安某院就诊，考虑为"过敏性紫癜"，给予口服抗过敏药及局部药物外敷（具体不详）治疗，症状无明显改善。半年前上述症状加重并伴有双下肢肿胀疼痛，皮肤点状和片状紫斑，为进一步明确诊断遂于某医院就诊，行皮肤组织病理切片活检提示（未见原报告）：白细胞碎裂性血管炎，予以对症治疗，患者症状仍未见好转。患者病情反复发作加重，就诊时症见：双下肢大片紫红色大小不等的瘀斑、瘀点，颜色鲜红，压之不褪色，局部皮肤肿胀，剧烈疼痛，伴头晕、心烦口渴，胃胀胃痛、反酸烧心，大便正常，小便色黄，食纳尚可，眠差，多梦易醒，舌红苔黄，脉弦数有力。诊为紫斑（肝火旺盛、血热妄行），治疗以清热泻火、凉血止血为主，选方为龙胆泻肝汤加减。

处方：龙胆10g，柴胡10g，生地黄15g，当归10g，黄芩10g，车前草15g，盐泽泻10g，甘草10g，牡丹皮15g，赤芍15g，厚朴10g，川牛膝15g，中药6剂，每日1剂，分早晚饭后30分钟温服。

二诊（2019年11月5日）：患者局部皮肤肿胀、疼痛有所缓解，双下肢仍可见片状分布紫红色瘀斑、瘀点，夜眠改善，仍胃胀、烧心，胃痛、反酸有所减轻，大便正常，小便色黄，舌红苔白，脉弦数。患者胃胀烧心，湿热阻滞中焦脾胃，故去黄芩、牛膝，加砂仁6g（后下），竹茹10g，以行气除湿化痰。继服6剂。嘱患者清淡饮食，情绪放松。

三诊（2019年11月12日）：双下肢紫斑较前减轻，未见新发出血点，皮肤干涩不荣，胃胀减轻，仍反酸、烧心，食纳可，夜眠可，二便调，舌红苔白，脉弦数。上方去砂仁，加生姜10g，盐知母15g，继服6剂。

四诊（2019 年 11 月 19 日）：双下肢紫斑进一步减少，颜色变暗，皮肤干涩不荣，乏力，偶有头晕，食纳可，夜眠可，舌暗红苔白，脉弦细。依据患者四诊合参，调方为四物汤加减，处方：生地黄 12g，白芍 15g，当归 15g，川芎 10g，党参 15g，砂仁 6g（后下），厚朴 10g，紫草 15g，茜草 15g，牡丹皮 15g，地骨皮 15g，龙胆 6g，继服 6 剂。

五诊（2019 年 11 月 26 日）：双下肢瘀斑、瘀点逐渐消退，疼痛消失，乏力减轻，纳眠可，二便调，舌暗红，苔白，脉弦细。患者热已消退大半，以气血两虚兼血瘀为主，故去牡丹皮、龙胆，加丹参 20g，生姜 10g，川牛膝 15g，继服 6 剂。

六诊（2019 年 12 月 3 日）：患者病情平稳，未见新发出血点，皮肤留有色素沉着斑，斑色淡暗，效不更方，继服上方 6 剂以巩固之。并嘱患者畅情志，清淡饮食，注意防护，避免受凉。

按： 中医学认为，本病是由感受外邪、情志过极、饮食不节、劳倦过度、久病或热病等多种原因所导致，将病机归结为火热熏灼、迫血妄行，气血亏虚、统血无权、血溢脉外两大类。裴老师认为治疗该病应注重分期论治，平调人体脏腑气血阴阳使之正常运行，以达彻底治疗疾病的目的。

本案患者急性发病，基本病机为肝火旺盛、血热妄行，故用龙胆泻肝汤加减以清肝泻火，凉血止血。热盛伤阴，导致阴血亏损，加之病久出血过多，营血虚滞所致，故当所处恢复期时，当调整治疗方向，以补血活血为主，选方为四物汤。裴老师指出，急性发作期多因感受风热毒邪，或先天脾胃虚弱，又嗜食肥甘厚味，致湿热内蕴，郁而化火，火热毒邪郁蒸肌肤，灼伤血络而发为紫癜。正如《诸病源候论》所言："斑毒之病，是热气入胃，而胃主肌肉，其热挟毒蕴积于胃，毒气熏发于肌肉，状如蚊蚤所啮，赤斑起，周匝遍体。"《金匮要略》有云"风伤皮毛，热伤血脉……热之所过，血为之凝滞"，表明热盛灼伤血络，血不循经而成瘀血，瘀血留滞，阻碍脉络，湿热瘀毒相互搏结，合而为患，发为本病。

此外，裴老师认为五志过极皆为热，情志不畅首犯于肝，肝郁化火，火热炽盛，火热之邪灼伤脉络，迫血妄行，渗于皮下，故可见皮下瘀斑、瘀点，故该病在急性发作期治疗以清热解毒、凉血止血为法，故选用龙胆泻肝汤以清肝泻火，牡丹皮、赤芍用以清热凉血，川牛膝引火下行，厚朴以顾护中焦脾胃。恢复期多见于疾病中后期，因病久耗气伤阴，脏腑失养，气血化生乏源，演变为气血两虚兼血瘀证，加之久病血热，故后期治疗多以补血养阴、凉血活血为主，故用四物汤以补血养阴，病久阴虚血热，故仍加龙胆、牡丹皮、地骨皮等清热养阴之品，加紫草、茜草以清热凉血止血，瘀血不祛新血不生，不能濡养四肢肌肤，故当用川芎、丹参等活血通络，气能行血，用少量党参补气以推动血脉流通，最后用厚朴、砂仁防止滋腻之品碍胃运化。全方补中有疏，一补一疏，内外兼顾，诸症悉除。

案2　梅核气——痰气郁结案

黄某，女，52岁。2011年12月14日初诊。

患者以咽部异物感3个月余为主诉就诊。症见：咽部异物感，偶有咽干咽痛，情志不舒时上述症状明显，胸胁胀满，乏力，纳差，夜眠可，二便调。查其舌红少苔，诊其脉弦数。诊为梅核气，辨证属痰气郁结证，治当行气散结、降逆化痰，方用半夏厚朴汤加减。

处方：姜半夏10g，厚朴10g，茯苓15g，紫苏梗10g，瓜蒌15g，连翘15g，菊花6g，桔梗12g，甘草10g，郁金10g，7剂，水煎取400ml，分早餐后30分钟和晚睡前温服。禁忌：外感发热、咳嗽停用此药，及时就诊。嘱其畅情志，慎起居，饮食有度，适度活动。

二诊（2011年12月24日）：服前方后咽干咽痛消失，食纳增加，乏力减轻，舌红苔薄，脉弦。此乃热象已除，故上方去连翘、菊花，7剂，水煎服。

按："梅核气"一名首见于宋代《南阳活人书》。该病多发于青壮年，以女性居多，自觉咽喉中有异物感，无疼痛，咯之不出，咽之不下，不碍饮食。因情志不畅，肝气郁结，循经上逆，结于咽喉或乘脾犯胃，运化失司，津液不得输布，凝结成痰，痰气结于咽喉而发本病。

高老认为，梅核气因七情之气郁结而成，或因饮食之时，触犯恼怒，遂成此症，以女子为多。故本案从行气散结、降逆化痰入手，方用半夏厚朴汤加减。姜半夏、瓜蒌化痰散结、降逆和胃；厚朴苦辛性温，下气除满，助半夏散结降逆；茯苓甘淡渗湿健脾，以助半夏化痰；苏梗芳香行气，理肺疏肝，助厚朴行气宽胸，宣通郁结之气。连翘、菊花、桔梗清热解毒，散结消肿利咽；郁金疏肝解郁。全方辛苦并用，辛以行气散结，苦以燥湿化痰降逆，使郁气得疏，痰涎得化，则痰气郁结之"梅核气"自除。

案3 内伤发热——湿郁发热案

张某，男，46岁。2010年8月12日初诊。

患者以午后低热1个月余为主诉就诊。患者午后低热1个月余，体温37.5～38.0℃，外院诊为不明原因发热，治疗2周未见改善。症见：身热，头胀昏沉，口中黏腻，阵发咳嗽，咳痰不爽，色黄白相间，胸脘痞闷，汗出乏力，身热不解，纳呆食少，夜眠可，大便不畅，一日一次，小便量少，尿道口灼热不适。查其舌淡红，苔黄腻，诊其脉细而滑。查体温37.8℃，实验室检查：血常规示白细胞$9.5×10^9$/L；尿常规、肿瘤四项（AFP、CEA、SF、β_2-MG）均属正常范围；类风湿因子、结核菌素试验均为阴性。诊为内伤发热，辨证属湿郁发热证，治当宣畅气机、清利湿热，方用三仁汤加减。

处方：炒杏仁10g，生薏苡仁15g，白蔻仁5g（后下），姜半夏10g，厚朴10g，通草6g，滑石10g，竹叶3g，桔梗10g，生甘草10g。6剂，水煎服，每日1剂，早、晚饭后30~60分钟温服。嘱患者忌食辛辣生冷油腻之物。

二诊（2010年8月19日）：药后体温降至37.3℃，咳痰已减，黄厚腻苔渐消，但仍脘腹胀闷，食欲缺乏，考虑湿热未尽，大便较前爽利，一日一次，小便灼热感减轻。上方加砂仁3g（后下），继服6剂，服法同前。化验血常规：白细胞 7.3×10^9/L。

三诊（2010年8月26日）：低热已退，咳嗽平且痰净，饮食如常，舌淡红苔白，脉象转缓和。一周后复查体温正常，血常规恢复正常。

按：高老认为，内伤发热是以内伤为主，脏腑功能失调，气血阴阳失衡，以发热为主要临床表现的一类病证。病程较长，热势轻重不一，但多以低热为主，或自觉发热而体温一般不超过38℃。

本例患者病于长夏，暑湿当令，脾胃受损，致使脾失健运，运化失职以致痰湿内生，郁而化热，进而引起湿郁发热。薛生白云："太阴内伤，湿饮停聚，客邪再至，内外相引，故病湿热。"湿遏热伏，故见长期低热不退，汗出而热不解；湿聚生痰，痰湿蕴郁于肺，肺失宣肃，因而咳痰不爽；湿热蕴结中焦，脾胃运化失常，故纳呆食少；湿性黏腻重着，气机受阻，故见头胀昏沉，口中黏腻，胸脘痞闷；苔黄厚腻，脉细而滑，大便不畅，为湿热郁阻之征象。故本案从宣畅气机，清利湿热入手，方以三仁汤加味。三仁汤原系吴鞠通专为湿温初起而设，该方由杏仁、白蔻仁、薏苡仁、滑石、通草、竹叶、半夏、厚朴组合而成，旨在宣畅气机，清利湿热。方中炒杏仁、桔梗轻开肺气，宣畅上焦以化湿；白蔻仁、姜半夏、厚朴行气宽中以祛湿，治在中焦；生薏苡仁甘淡渗湿于下，治在下焦。方中三仁意在宣上、畅中、渗下，使湿邪从三焦分消；所谓"辛开肺气宣达于上，芳香燥湿和降于中，甘淡渗湿利窍于下"，有三焦同治之妙。高老认为，方中酌加桔梗有助开宣肺气，生甘草清热解毒。诸药相伍，冀其湿开热透，低热自退。运用三焦同治之法则，使湿热之邪分消走泄，湿除热清，而病告痊愈。

案4 内伤发热——阴虚内热案

庞某，女，36岁。2019年12月2日初诊。

患者以反复低热10年为主诉就诊。患者10年前开始每因情绪不佳及劳累后出现低热，诉自服抗生素后体温降至正常，未予系统诊疗，严重影响日常生活。现症见：时有低热，每周2~3次，体温波动在37.0~37.4℃，全身乏困，纳可，夜眠差，多梦，大便不成形，1日2次，小便可。舌质红，苔黄，脉细弦。诊为内伤发热，辨证属阴虚内热证，治疗当以养阴清热为主，疏肝解郁为辅，选方为小柴胡汤加减。

处方：北沙参15g，醋北柴胡10g，姜半夏10g，甘草10g，酒黄芩10g，青蒿15g，牡丹皮15g，地骨皮15g，盐知母15g，醋郁金15g，厚朴10g，薄荷3g（后下）。6剂，水煎400ml，分早、晚饭后服用。嘱患者放松心情，忌食辛辣刺激食物。

二诊（2019年12月9日）：患者诉近一周未再发热，全身乏困及夜眠均较前改善，纳可，大便基本正常，1日1次，小便正常。舌红，苔黄，脉细弦。患者病久，恐虚热内灼伤阴，故在上方基础上去薄荷，加生地黄 12g 以增养阴清热之力，再服 6 剂，不适随诊。

三诊（2019 年 12 月 16 日）：诉服药期间仍无发热，精神明显好转，眠佳，纳可，二便调。察其舌淡红，苔薄白，脉弦。患者症状明显好转，继服上方 6 剂。

四诊（2019 年 12 月 23 日）：患者诉自服药以来未再发热，上症皆消，故中药 6 剂以巩固疗效。

按： 明代秦景明《症因脉治·内伤发热》最先明确提出"内伤发热"这一病证名称，但《内经》中早已有"阴虚则内热"的理论。清代李用粹《证治汇补·发热》将内伤发热分为郁火发热、阳郁发热、骨蒸发热、气虚发热、阴虚发热、阳虚发热、血虚发热等十一种证型。历代医家多认为本病由病后体虚、饮食劳倦、情志失调、外伤出血等引起，基本病机为脏腑功能失调，气血水湿郁遏或气血阴阳亏虚致发热，临证时往往需要分清标本虚实，辨清"郁"与"虚"，从而判断以疏通为主，还是以滋补为主。

裴老师熟读经典，反复领悟历代医家对内伤发热的认识，尤其是刘河间提出的"五志过极皆能化火"，认为情志过极则能化火生热，与朱丹溪的"气有余便是火"理论如出一辙。裴老师认为本案患者为青年女性，平素情志不畅，致肝郁化火，郁久伤阴劫液，致虚阳外越，营卫不调，故而出现阴虚发热。病性为虚实夹杂，本为气郁，郁久化火，耗伤阴津，致阴虚发热。病机为气机紊乱，脏腑阴阳失衡，故注重调和阴阳、调畅气机。本案患者"郁"与"虚"共存，病久阴虚为重，故以养阴清热为主，疏肝解郁为辅，使得人体气机调畅、阴平阳秘，病证自除。选方小柴胡汤加减。小柴胡汤乃和解剂之代表方，加入青蒿苦辛寒，入肝走血，能够清透虚热，共为君药；地骨皮甘寒，专清肝肾虚热，与牡丹皮配伍用以清透虚热，黄芩酒炙后入血分，可清阴虚血热，三者共为臣药，共奏清透血热、虚热之功。薄荷、醋郁金以增强柴胡疏肝退热之功，厚朴行气健脾和胃，以防寒凉药物伤胃致食积中焦而发热，共为佐药。方中甘草调和诸药，为使药。二诊时已无发热症状，但考虑患者病久耗伤营阴，故去薄荷，加生地黄以清虚热、养营阴，三诊时精神好转，气阴渐复，疾病渐愈，故守方继服。

裴老师在整个治疗中，准确把握核心病机，注重养阴清热、疏肝解郁，服用6剂之后发热症状再无出现，实为难得。18剂药后诸症皆消。裴老师临证时注重辨证，善于认准病机要点，病证结合，从而对证遣方派药，选方经典，用药简单，加减有度，故疗效凸显。

案5 虚劳——肝郁肾虚案

张某，男，56岁。2018年11月29日初诊。

患者以乏困无力、心烦失眠2年为主诉就诊。2年前患者因工作压力及其他原因出现心烦失眠，自汗盗汗，继而出现乏困无力、手足冰凉、饮食无味等症，严重影响日常工作和生活，于外院口服中药汤剂治疗近1年，症状未见明显缓解，察其方药，多为温阳益气之品。现症见：乏困无力、心烦急躁，夜眠差，入睡困难，自汗盗汗，不思饮食，手足冰凉，常感双下肢乏力，纳可，二便调。舌质红，苔白，脉沉细。诊为虚劳，辨证属肝郁肾虚证。临床在辨证施治时，应注意先后急缓。裴老师通过四诊合参认为，患者此时以肾阴虚为重，故治疗以滋阴降火为先，兼疏肝解郁，选方为知柏地黄汤加减。

处方：生地黄12g，牡丹皮15g，茯苓15g，盐泽泻10g，酒萸肉15g，炒山药30g，知母10g，盐黄柏6g，醋郁金10g，厚朴10g，砂仁6g（后下）。6剂，水煎400ml，分早、晚饭后服用。嘱患者放松心情，忌食辛辣刺激食物。

二诊（2018年12月6日）：患者心情十分激动，告诉我们只服药1剂就感觉自汗、盗汗明显减少，手足竟开始复温，继服5剂后，自觉浑身轻松，心烦失眠均较前改善，双下肢乏力较前有所减轻，纳食可，二便可。舌红，苔白，脉沉细。效不更方，原方中知母、郁金均调整至12g，以巩固疗效，继服6剂。

三诊（2018年12月13日）：患者诉服药后精神可，无心烦，睡眠明显改善，偶有自汗、盗汗，手足温度渐复，双下肢乏力进一步减轻，纳可，二便可。舌红，苔白，脉沉细。上方去厚朴，加川芎10g，郁金调整至15g，继服6剂。

四诊（2018年12月20日）：患者自觉手足温度如常，余症皆消，纳眠可，二便调。舌红，苔薄白，脉沉弦。病久气郁不舒，故调整方剂为逍遥散化裁。

处方：醋北柴胡10g，当归12g，茯苓15g，白芍15g，炒白术15g，甘草6g，生地黄12g，牡丹皮15g，醋郁金10g，知母10g，川芎10g，酒黄芩6g。服用12剂以巩固之。

1个月后电话随访，患者诉上症悉除。

按：虚劳首见于《金匮要略·血痹虚劳病脉证并治》中，实际早在《内经》中就有相关记载。《素问·调经论》中载"阳虚则外寒，阴虚则内热"，提到了阴虚、阳虚导致的虚劳。目前多认为虚劳病理性质为气血阴阳亏损，病位多为五脏，往往为某脏腑气血阴阳亏损，而五脏相生相克，阴阳互根，所以一脏受病，易累及他脏，导致气虚不能生血，血不能化气，气虚日久阳虚，阳虚日久损及阴血，终致气血阴阳俱损，病情复杂。脾胃为后天之本，肾为先天之本，故治疗本病时往往以脾、肾为中心，脾健肾充，气血津液得以正常化生、转输，脏腑阴阳平衡，人体则和，故脾肾的盛衰决定了疾病的预后。故治疗多以健脾补肾为主。

裴老师认为，五脏气血阴阳亏损是最终的病理状态。病因有多种，且有先后天之分，先天因素主要是禀赋薄弱，后天则包括烦劳过度、饮食不节、久病不愈、失治误治、情志失调等。前者因先天不足，脏腑相互制约、滋生功能减退，生命活动受到影响，出现一派虚劳之象；后者强调各种原因导致脾肾亏虚而致病。

裴老师结合多年临床经验，认为情志失调也是虚劳发生的主要原因。肝肾同源，若人情志不遂，肝气郁结，肝血不能化生肾精，致肾气亏虚。肾主骨，肾虚无以荣养骨节，故双下肢乏力；肝郁日久化火，郁火灼津，导致阴虚火旺，迫津外泄，故自汗、盗汗。《素问·上古天真论》中载："五八，肾气衰，发堕齿槁……七八，肝气衰，筋不能动。"从这段原文可知男子从五八（四十岁）至七八（五十六）岁时，肝肾已衰，易变化为肝肾阴虚之体质。患者五十有六，肾气已衰，加之肝郁化火，火热煎熬肾阴，二者共同导致肾阴亏虚。肾为水，心为火，肾水枯涸，不能制约心火，扰乱心神，心神不宁，则心烦、失眠；阳气内郁，不达四末，格阴于外，无以温煦四肢，故手足冰凉。

裴老师认为，该患者工作压力较大，情志不遂，导致肝气郁结，肾阴亏虚，发为虚劳。病位在肝、肾，涉及心、脾。一诊时患者阴虚火旺偏重，病位在肾，故治疗以滋阴降火为主，兼疏肝解郁，方剂选用知柏地黄汤化裁。本方功善滋肾阴降心火，郁金归肝、胆、心经，性苦寒，善于疏肝行气解郁，清心除烦安神，厚朴、砂仁行气化湿和胃，以防滋腻太过，影响中焦脾胃运化。二诊时患者诉服用 1 剂后手足冰凉明显改善，自汗、盗汗明显减轻，6 剂后症状均有所改善。裴老师认为辨证方向准确，故在原方基础上增加盐知母、醋郁金用量，郁解阳气方能透达内外，手足自然复温。三诊时心烦消失，偶有自汗、盗汗，夜眠欠安，故去掉厚朴，调整醋郁金 15g 以增强清心安神之功，双下肢仍乏力，故加川芎以行气，推动血液全身流通，加强濡润下肢骨节、筋脉作用，以缓解双下肢乏力。四诊时心烦、自汗、盗汗、失眠均消失，手足温度恢复正常，考虑阴虚已解，患者肝郁日久，当前应以疏肝解郁为主，故调整方剂为逍遥散，醋郁金、川芎配伍增强疏肝行气解郁之功，生地黄、盐知母用以滋阴清热润燥，牡丹皮、醋黄芩清肝胆经火。全方重在疏肝解郁，滋阴降火。整个治疗过程中突出体现了"调和阴阳、调畅气机、调整脏腑"，凸显了"和法"精髓。

裴老师诊疗本病时的独特之处：一是强调情志因素发病的重要性；二是注重气血阴阳的辨证；三是注重辨清病位（本病病位在肝、肾，涉及心、脾）；四是以"和"为法；五是不会"见寒即温阳"，当辨清核心病机（患者手足冰凉，经温阳益气之法治疗并无改善，当考虑阳气内郁，不达四末，故给予疏肝行气治疗后，自然手足复温）；六是善分轻重缓急，患者证型复杂，寒热错杂，虚实夹杂，涉及肝、肾、心、脾多脏，故应辨明轻重缓急。肾阴亏虚较重时当先滋补肾阴，肝气郁结偏重时当先疏肝解郁，有先有后，思路清晰。

案 6　虚劳——肝脾不调案

朱某，男，30 岁。2019 年 12 月 3 日初诊。

患者以全身乏困、不耐劳 10 年，加重半年为主诉就诊。患者 10 年前无明显诱因出现全身乏困，不耐劳，未予重视。现症见：全身乏困，不耐劳累，影响工作和生活，伴手足冰凉，足心汗多，胃脘胀满，腰困，纳可，夜眠尚可，二便调。察其舌质淡红，苔白，脉沉弦。诊为虚劳，辨证属肝脾不调证，治疗当以调和肝脾为主，选方为四逆散加减。

处方：醋北柴胡 10g，白芍 15g，麸炒枳实 15g，炙甘草 6g，桂枝 6g，煅瓦楞子 30g（先煎）。6 剂，水煎 400ml，分早、晚饭后服用。嘱患者放松心情，禁食辛辣刺激食物。

二诊（2019 年 12 月 10 日）：服药后乏困减轻，手足冰凉较前改善，足心汗出明显减少，胃胀较前减轻，腰困如前，纳眠可，二便调。患者症状有所缓解，故于上方加酒萸肉 15g，6 剂。

三诊（2019年12月17日）：服药后乏困明显减轻，手足不凉，足心无汗，胃胀有所改善，腰困有所减轻，纳眠可，二便调。故于上方加麸炒山药30g，12剂。

2个月后电话随访，患者诉上症悉除。

按：虚劳是气血津液病证中涉及脏腑及证候表现最多的一种病证。临床较为常见，中医药在调理阴阳、补益气血、促进脏腑功能的恢复等方面，有着很好的疗效。历代医籍对虚劳的论述甚多，《难经·十四难》中论述了"五损"的症状及转归。金元以后，许多先贤对虚劳的认识及治疗都有较大的拓展，如李东垣重视脾胃，长于甘温补中；朱丹溪重视肝肾，善用滋阴降火；明代张景岳提倡从肾阴虚、肾阳虚的方向辨治。古典医籍中有大量辨治虚劳的证据，为后世医家提供了不同的方向与思路。

第五代代表性传承人白小林主任医师继承高氏流派"和法"思想，通过调和气机法治疗虚劳疾病，认为气机调和乃脏腑功能正常的基础条件，能有效保证血液、津液散布如常，进行正常生命活动。

白小林主任认为，虚劳本质乃脏腑虚弱。《金匮要略》载："夫治未病者，见肝之病，知肝传脾，当先实脾，四季脾旺不受邪，即勿补之；中工不晓其传，见肝之病，不解实脾，惟治肝也。"可见肝病会影响脾、肾，从而引发一系列病证。肝为木，喜条达，恶抑郁，一旦情志不畅，肝郁气结，影响脾胃运化，气血化生乏源，故胃胀不适、全身乏困；肝肾同源，精血相互转化，肝郁疏泄失司，肾精亏虚，无以荣养腰府，故腰困；患者气机郁遏，上下不通，内外不畅，营卫不调，故出现手足冰凉、足心汗多等症状。故本案患者因郁致虚，当属肝脾不调兼肾虚证。治疗当调和肝脾，兼补肾。四逆散乃调和肝脾之代表方，方中醋北柴胡疏肝解郁，白芍养阴柔肝，麸炒枳实理气通滞，能助柴胡调畅气机，炙甘草调和诸药，健脾和中。方中煅瓦楞子意在和胃消痞。手足冰凉日久，故以少量桂枝以助阳通脉。二诊时乏困、胃胀等均改善，仍腰困不适，故加酒萸肉以补肾强腰。三诊时考虑郁久，影响脾、肾二脏，故加麸炒山药以健脾补肾，先天之本得以补充，后天之本得以健运，虚劳方能消解。

袁某，男，39岁。2010年5月2日初诊。

患者以盗汗2年为主诉就诊。症见：凌晨2点至4点，每每醒来身上汗如水，湿透衣衫，乏力，口干苦，牙龈出血，五心烦热，纳食可，夜眠差，大便干结，3~5日一次，小便调。舌红苔薄黄，脉弦数。诊为盗汗，辨证属阴虚火旺证，法当滋阴降火、固表止汗，方用当归六黄汤加减。

处方：生黄芪30g，生地黄30g，熟地黄15g，当归10g，白芍15g，黄柏6g，黄芩5g，黄连6g，煅龙骨、煅牡蛎各30g（先煎），牡丹皮15g，姜半夏10g，炒山药30g。6剂，水煎服，每日1剂，早、晚饭后30~60分钟温服，分2次服，夜服药汁多一半。嘱：禁辛辣刺激食物，忌饮酒，勿劳累。

二诊（2010年5月9日）：汗出减少，夜眠转佳，口干苦较前缓解，舌苔薄黄，脉弦数。于上方加石斛10g以加强清热滋阴之力。6剂，水煎服。

三诊（2010年5月16日）：患者自述汗出大减，口微干苦，余无不适，舌苔薄白，脉弦。效不更方，仍处以二诊处方12剂，巩固疗效。

按：盗汗是由于阴阳失调，腠理不固而致汗液外泄失常的病证，多由病后体虚、情志不调、嗜食辛辣等病因引起肺气不足或营卫不和，卫外失司而津液外泄，或阴虚火旺，邪热郁蒸而逼津外泄引起的一类病证。主要表现为不受外界环境温度的影响，在头面、颈胸，或四肢、全身于夜间睡眠中汗出溱溱，醒后汗止。阴虚火旺为盗汗的常见病因。阴虚火旺，迫津外泄引起盗汗。当归六黄汤是金元四大家之一的李东垣创

制的一首名方，载于其所著的《兰室秘藏》一书中，称为"治盗汗之圣药"。肾阴亏虚不能上济心火，则心火独亢，致虚火伏藏于阴分，寐则卫气行阴，助长阴分伏火，两阳相加，迫使阴液失守而盗汗；虚火上炎，故见面赤心烦；火耗阴津，乃见口干唇燥；舌红苔黄，脉数皆内热之象。治宜滋阴泻火，固表止汗。方中当归养血增液，血充则心火可制；生地黄、熟地黄入肝肾而滋肾阴。三药合用，使阴血充则水能制火，共为君药。盗汗因于水不济火，火热熏蒸，故臣以黄连清泻心火，合以黄芩、黄柏泻火以除烦，清热以坚阴。君臣相合，热清则火不内扰，阴坚则汗不外泄。汗出过多，导致卫虚不固，故倍用生黄芪为佐，一以益气实卫以固表，一以固未定之阴，且可合当归、熟地黄益气养血。牡丹皮合白芍凉血清热，伍煅龙骨、煅牡蛎达敛汗固涩阴精。全方共奏滋阴泻火，固表止汗之效。

高老认为，本方的配伍特点：一是养血育阴与泻火清热并进，标本兼顾，使阴固而水能制火，热清则耗阴无由；二是益气固表与育阴泻火相配，育阴泻火为本，益气固表为标，以使营阴内守，卫外固密，发热盗汗诸症相应而愈。

案 8　汗证——肝郁化火兼阴虚案

廉某，男，37 岁。2019 年 12 月 12 日初诊。

患者以多汗 7 个月加重 2 周为主诉就诊。患者 7 个月前出现多汗，夜间尤甚，于外院间断口服中药汤剂后症状稍缓解。2 周前劳累后症状加重，现症见：汗出明显增多，夜间尤甚，眠差易醒，纳可，胃胀，无胃痛反酸、恶心呕吐等，大便质稀，1 日 2 次，小便调。舌质红，苔白，脉弦细。诊为汗证，辨证属肝郁化火兼阴虚证，治以疏肝解郁、滋阴清火，方用加味逍遥散。

处方：醋北柴胡 6g，当归 12g，白芍 15g，麸炒白术 15g，茯苓 15g，炙甘草 6g，牡丹皮 15g，炒栀子 6g，醋郁金 15g，知母 15g，川芎 10g，厚朴 10g，12 剂，水煎 400ml，分早、晚饭后半小时服用。嘱患者畅情志，调饮食，勿劳累。

二诊（2019 年 12 月 19 日）：患者诉服药后汗出明显缓解，胃胀消失，纳可，夜眠可，二便调。舌淡红，苔白，脉弦细。效不更方，嘱患者继服 12 剂，不适随诊。

1 个月后随诊患者诉上述症状均消失。

按：清代叶天士《临证指南医案·汗》载"阳虚自汗，治宜补气以卫外；阴虚盗汗，治宜补阴以营内"，认为汗证为人体阴阳失衡，营卫不和，致汗液外泄。《素问·五脏生成》云"人卧血归于肝"。肝藏血，血汗同源，同时肝主疏泄，调和脏腑对津液的输布。肝失疏泄则导致营卫不和，汗液外泄，发为汗证。

本案中患者近期工作劳累，情志不畅，肝郁化火，加之患者病久，耗伤阴血，阴虚火旺，虚火内灼，逼津外泄，故出现夜间盗汗，心血暗耗，心神失养，阴虚不能纳阳，故出现夜眠差、入睡困难。患者肝郁日久，影响脾胃运化，故胃胀、大便不成形。总之病机核心为"肝脏气机紊乱"，故治以调和肝脏气机为主，选用加味逍遥散化裁，用以疏肝解郁、滋阴清火。方中郁金性寒，醋炙入肝经，增强主方疏肝解郁之功，兼能清心凉血；川芎入肝经，用以行肝气，以防肝郁气滞血瘀；厚朴乃取行气消导之功，以顾护中焦脾胃运化功能。二诊时患者病情明显好转，效不更方。裴老师辨证精准，药效显著，则诸症除。

案9 汗证——阴虚火旺案

闫某，男，29岁。2018年6月6日初诊。

患者以"盗汗1个月"为主诉前来就诊。患者目前处于备育状态，现症见：盗汗，手足心发热伴汗多，晨起背痛，休息后缓解，纳眠可，二便调，舌红，苔白，脉沉细。患者已婚2年，夫妻未避孕但一直未育，曾于10个月前于某医院查精子形态：精子畸形率98%。为求进一步治疗，前来就诊。中医诊断：汗证（阴虚火旺证），治疗以滋阴降火为主，方剂选用知柏地黄汤加减。

处方：生地黄15g，酒萸肉15g，炒山药30g，牡丹皮15g，茯苓15g，泽泻10g，知母15g，黄柏6g，川芎10g，白芍15g，盐杜仲15g，川牛膝15g。6剂，水煎400ml，分早、晚饭后半小时服用。

二诊（2018年6月13日）：服药后盗汗减轻，手足心仍有发热、汗出，背痛有所减轻，纳眠可，二便调，舌红，苔白稍厚，脉沉细。于上方去掉川牛膝，加砂仁以行气化湿和胃，防止滋腻之品碍胃运行。

三诊（2018年6月20日）：盗汗基本消失，手足心发热、汗出明显减轻，心烦易急，背痛消失，纳眠可，二便调，舌红，苔薄白，脉沉。仍手心汗出及发热，考虑为阴虚火旺，营卫不和所致，且心烦易急，故继用上方，去掉砂仁，加醋郁金以疏肝解郁。

四诊（2018年6月27日）：上症基本消失，纳眠可，二便调，舌淡红，苔薄白，脉沉。病久肾中阴精不足，故而久久不育，效不更方，故去掉川芎、盐杜仲，加桑寄生、菟丝子以补肝肾、强腰膝，再服12剂，水煎400ml，分早、晚饭后半小时服用。

半年后随访，上症悉除，且其妻已经妊娠有月余。

按： 汗证是由于阴阳失调，腠理不固，而至汗液外泄的病症。《景岳全书·汗证》中对汗证做了系统的整理，认为一般情况下，自汗属于阳虚，盗汗属阴虚。《临证指南医案·汗》谓："阳虚自汗，治宜补气以卫外；阴虚盗汗，治宜补阴以营内。"患者平素喜食辛辣肥甘厚味，损伤脾气，湿热内生。湿热长期郁结体内，故伤阴耗气，导致阴虚火旺，阳气不能内守，虚浮于外，故出现手足心发热、出汗。汗液本为阴液，但随虚热外泄，故出现盗汗的症状。阴虚日久气虚，致肾精化生不足，故不能有子，且不能荣养腰府，腰府失养，故出现腰痛不适。治疗当以滋阴降火为主，方选知柏地黄汤。盐杜仲长于补肝肾、强腰膝，川牛膝善于引火下行，川芎活血行气以调畅气机运行。肾水不足，无以涵养肝阴，故以白芍养肝阴。二诊时阴虚症状有所缓解，恐滋腻之品碍胃运行，故去掉川牛膝，加砂仁以行气和胃。三诊时盗汗基本消失，但出现心烦易急，手心仍发热，考虑病久肝郁气结，气机不畅所致，故去掉砂仁，加醋郁金以疏肝解郁。四诊时上症皆除，但患者久婚未育，乃肾中精气不足，故去川芎、盐杜仲，加桑寄生、菟丝子以补肝肾、强腰膝，肾中精气充足，方能有子。

案 10　水肿——脾肾两虚、络瘀水停案

冀某，女，55岁。2019年10月26日初诊。

患者以右下肢凹陷性水肿半年余为主诉就诊。患者4年前患者因宫颈癌行术后放疗，后因右下肢凹陷性水肿停止放疗。后于外院诊治，均无有效治疗方法。目前未使用任何药物。刻下：右侧大腿肿胀呈凹陷性，比左侧大腿根部周径粗13cm，患肢皮肤粗糙厚硬、皮色晦暗，皮肤弹性差，伴有患肢沉困无力、疼痛，动则加重，活动不灵、屈伸不利。左下肢未见肿胀、皮肤无异常。患者自述口干不欲饮，腰酸困，纳可，眠差，二便可。舌暗红苔白厚，脉沉细

弱。中医诊断：水肿，辨证属脾肾两虚、络瘀水停证，治以益肾健脾、活血利湿，方以六味地黄汤加减。

处方：生地黄 15g，牡丹皮 15g，茯苓 15g，盐泽泻 10g，酒萸肉 15g，生山药 30g，生黄芪 30g，白芍 15g，川牛膝 15g，知母 10g，砂仁 6g（后下），桑寄生 10g。6 剂，水煎服，每日 1 剂，早、晚温服。并嘱患者应保护患侧肢体，保持肌肤干燥，适度运动，以使气机畅达。

二诊（2019 年 11 月 2 日）：服药 1 周后患者自觉患肢轻松，右下肢紧绷感缓解，齿龈肿痛，纳食可，夜眠可，二便调，舌暗红苔白厚，脉沉细弱。得效守方，继予上方，去桑寄生，加姜半夏，加重知母用量以清胃火。继服 6 剂。

三诊（2019 年 11 月 10 日）：右下肢肿胀减轻，沉困感缓解，大腿根部周径较上周较少 2cm，紧绷感缓解，右足肿胀减轻，行动较前明显改善，牙龈肿痛减轻，纳食可，夜眠可，二便调，舌暗红苔白，脉沉细弱。继用上方，去生黄芪，加玄参 20g 以滋阴清热，泄肾经无根之火，继服 6 剂。

四诊（2019 年 12 月 17 日）：诉右下肢肿胀和右足肿胀减轻，活动如常，腰酸困，齿龈无肿痛，纳眠可，二便可，舌淡红苔薄，脉沉细弱。得效守方，去玄参，加桑寄生 10g，知母 10g 以增强补肾健脾、清热利湿之效，继服 6 剂。

五诊（2019 年 12 月 24 日）：自测大腿根部周径较治疗前较少 9cm，自觉肿胀明显缓解，右足稍肿胀，疼痛消失，行走如常，腰酸困亦见好转，纳眠可，二便可，舌淡红苔薄，脉沉细弱。上方去白芍，加盐杜仲 15g，炒薏苡仁 30g 以增强补肝肾、健脾燥湿之效。继服 6 剂以巩固疗效。

按：淋巴回流障碍是宫颈癌放疗后常见不良反应，是因盆腔淋巴结萎缩和纤维化、小淋巴管腔的闭塞和大淋巴管腔狭窄，管壁周围纤维化，进而造成临床所见的放疗后下肢水肿。其表现为一侧或双侧下肢肿胀伴疼痛，行走不便等，严重者呈象皮腿。

根据淋巴回流障碍的临床表现，当属中医"水肿""象皮肿"等范畴。裴瑞霞主任认为，本病形成有虚实两方面。虚者，多因脾肾两虚，《医心方·脚气所由》有云"夫脚气为病，本因肾虚，多中肥溢"，又结合现代"化疗伐生气，放疗伤真阴"之观点，放疗之虚热伤阴耗津，肾阴虚损，脾胃气虚，不能漉水，而至水液内壅腑脏，外泛肌肤，积水成肿。

本病属本虚标实之证，治以益肾健脾、活血利湿，标本兼顾。君药为生地黄、生黄芪。生地黄易熟地黄，性苦寒味甘，有养阴生津、清热山凉血之效；生黄芪以补诸虚、健脾益气以利水消肿。臣药为酒萸肉、生山药。酒萸肉有滋肝益肾之功；生山药性平味甘，具有养阴益气、补脾益肾之功。佐药为牡丹皮、盐泽泻、茯苓。牡丹皮有清热活血散瘀的疗效，盐泽泻有泄肾降浊之功效，茯苓性平味甘淡，具有淡渗利湿的功效。除原方之三补三泻外，加白芍，其性善滋阴柔肝缓急，又善利小便，去水气，助肾之疏泄；加川牛膝以引水、引热、引血下行，助热疏、水去、血行；加知母、玄参以滋阴清热，抑制黄芪等温燥之性；随症加减姜半夏、厚朴、砂仁、炒薏苡仁、桑寄生、盐杜仲等以增强健脾利湿、补益肝肾之效。诸药加减，补中有疏，疏中有渗，渗中有活。全方扶正祛邪、攻补兼施，共奏补、疏、渗、活之功。

第七节　肢体经络病

案 1　腰痛——肝肾阴虚案

黄某，女，34岁。2013年5月24日初诊。

患者以腰痛半年余为主诉就诊。症见：腰痛，心烦失眠，五心烦热，偶有头昏，双下肢沉困，纳可，夜眠可，大便调，小便频数，舌质红苔少，脉沉细数。诊为腰痛，辨证为肝肾阴虚证，法当滋阴补肾、清热除烦，方用六味地黄汤加减。

处方：生地黄15g，山萸肉15g，炒山药15g，牡丹皮15g，茯苓15g，泽泻10g，盐杜仲10g，菟丝子15g，当归10g，10剂，水煎取400ml，分早餐后30分钟和晚睡前温服。禁忌：外感发热、咳嗽停用此药，及时就诊。嘱其畅情志，慎起居，饮食有度，适度活动。

二诊（2013年6月6日）：上方服10剂诸症均减轻，继服10剂。坚持中药调理1个月余症轻，精神好转。

按：腰痛是指腰部感受外邪，或因劳伤，或由肾虚而引起气血运行失调，脉络绌急，腰府失养所致，以腰部一侧或两侧疼痛为主要症状的一类病证。腰为肾之府，故肾虚在腰痛的发病中是最重要的因素。患者素体禀赋不足，加之房劳伤肾，肾精亏虚，腰以下为肾所主，无以濡养腰府筋脉而发生腰痛，故有腰困痛、双下肢沉困。如《灵枢·五癃津液别》说："虚，故腰背痛而胫酸。"《景岳全书·腰痛》也认为："腰痛之虚证十居八九。"阴虚则津液不足，虚火上炎，故心烦失眠。五心烦热，舌脉均为阴虚有热之征。高老认为，临证必须抓住肾虚这个病机核心，以滋阴补肾、清热除烦为法，用六味地黄汤加味施治，其中六味滋阴补肾，盐杜仲强腰益精，菟丝子补益肝肾，当归补血养血活血。诸药合用，共奏补肾壮腰止痛之功。

案 2　痹证——卫阳不足案

刘某，女，53 岁。2010 年 11 月 15 日初诊。

患者以右肩关节疼痛活动受限 3 个月余为主诉就诊。患者 3 个月前出现右肩关节疼痛活动受限，被诊断为肩关节周围炎，先后予"伸筋丹、小活络丸、独一味、布洛芬缓释胶囊"等中西药物交替内服，以及针灸、按摩、热敷、膏药贴敷，收效不著。症见：右肩关节疼痛活动受限，遇风寒尤甚，偶有麻木不仁，纳食可，夜眠可，二便调，已绝经 4 年。患者平素体质瘦弱怕冷，得热则体舒。察其右上肢外展后伸上举均受限制，肩峰及肩前部压痛明显，舌质淡，苔薄白，诊其脉沉细涩。诊为痹证，辨证属外受风邪，血行不畅所致之卫阳不足证。法当益气温阳、活血通络，方用黄芪桂枝五物汤加减。

处方：黄芪 30g，白芍 30g，桂枝 15g，炙甘草 10g，羌活 10g，桑枝 30g，川牛膝 12g，炒山药 30g，生姜 3 片，大枣 5 枚。6 剂，水煎服，每日 1 剂，早、晚饭后 30~60 分钟温服。

二诊（2010 年 11 月 22 日）：服药 6 剂后肩关节疼痛大减，并有温热感，活动后较前轻松，余症俱轻。故原方黄芪、白芍减为 20g，桂枝 12g，继服 12 剂。

复服 12 剂后，诸症改善，右肩关节活动正常。

按：高老认为，此案患者七七天癸绝后气虚血滞，卫阳不足，外有感受风邪，风寒之邪痹着于肩关节，血行不畅所致。治以益气温阳、活血通络为法，用《金匮要略》治疗血痹的黄芪桂枝五物汤加味。方中黄芪甘性温益气；生姜助桂枝以通阳行痹，白芍味苦酸，功可和营理血，生姜大枣调和营卫，甘辛温，功可补血养血、活血止痛；羌活、桑枝辛

温，散寒通痹止痛；川牛膝引血下行，活血通经止痛，炒山药平补肺脾肾以顾正虚之本。诸药互用，共奏振奋阳气、温通血脉、调畅营卫之功，达关节痛除之效。

案3 痹证——湿热下注案

张某，男，53岁。2010年10月20日初诊。

患者以"左下肢灼痛3个月，加重半月"为主诉就诊。自述于3个月前无明显诱因出现左侧下肢外侧灼热疼痛难耐，略感憋胀，并逐渐扩展至踝关节。半月来上述症状加重。经住院治疗，先后口服"独一味、伸筋丹、布洛芬缓释胶囊、奥沙新、强的松"等，以及静脉输液（具体用药不详），无明显好转。症见：左侧下肢外侧灼热疼痛难耐，口干不欲饮，纳食差，偶感腰痛，夜眠差，大便黏滞不爽，小便色黄，尿有热感。查见左下肢中下段踝关节肌肤无红肿，触之稍灼手。实验室检查：血常规、红细胞沉降率、抗"0"、类风湿因子均在正常范围。舌质红，苔黄腻，脉濡数双尺浮大。诊为痹证，辨证属湿热下注证。法当滋肾健脾、清热利湿为主，佐以通络止痛，方用六味地黄汤合四妙散加味。

处方：生地黄15g，山药30g，山萸肉15g，牡丹皮15g，泽泻10g，茯苓15g，牛膝10g，苍术10g，黄柏10g，薏苡仁30g，白芍10g，金银花30g，甘草10g。6剂，水煎服，每日1剂，早、晚饭后30～60分钟温服。嘱患者忌饮酒。

二诊（2010年10月28日）：服药6剂后患处胀痛灼热症状明显减轻，行走有轻松感，纳食增加，晚间能安眠，二便调，舌质淡红，苔薄黄根腻，双尺部脉未现浮象。原方易苍术为 6g，黄柏 6g，续服 6 剂。

三诊（2010 年 11 月 15 日）：上述部位症状消失，舌质淡红，苔薄白，双尺部脉未现浮象。为巩固疗效，患者要求续服，恐苦寒太过败胃气，故上方去黄柏，金银花减为 15g，继进 12 剂。

3 个月后再访，诸症告愈。

按： 痹证是风、寒、湿、热等邪气闭阻经络，影响气血的运行，可以导致肢体筋骨、关节、肌肉等处发生疼痛、重着、酸楚、麻木，或关节屈伸不利、僵硬、肿大、变形等一系列症状。轻者病在四肢关节，重者可以内舍于脏。《医宗必读·痹》："治外者，散邪为急，治脏者，养正为先……治痛痹者，散寒为主，疏风燥湿仍不可缺。"本例患者年愈半百，肾气渐衰，复因饮酒频频，损伤脾胃，湿热内生，久蕴下注所发。滋肾健脾，清热利湿为治疗此病之根本。方中生地黄、山萸肉、山药滋补肾阴；茯苓、苍术芳香能化脾胃湿浊；泽泻、黄柏清肾经湿热之毒；薏苡仁清利湿热，通利关节；金银花清热解毒，治肌肉胀满热痛，达气行则血行之效；牛膝通经引血下行；牡丹皮、白芍凉血活血且通络止痛。药症相符，使肾津得复，湿清热解，脉络通畅而热痛速止。

高老认为，痹证治疗原则有祛风、散寒、除湿、清热和舒经通络等治则之不同，辨清邪正孰之轻重，决定驱邪为主，或扶正为先。邪痹经脉，络道阻滞，影响津液输布，血滞为瘀，津停为痰，痰瘀胶着影响病愈时间，在处方中应稍早使用祛瘀化痰药物，如牡丹皮、白芍对药和薏苡仁等；久病耗伤气血，应该注重调气养血，补益肝肾。

案 **4** 痹证——肝肾阴虚案

朱某，男，65 岁。2011 年 4 月 16 日初诊。

患者以右下肢放射性疼痛3个月为主诉就诊。患者自诉3个月前晨起锻炼时出现右下肢放射性疼痛，受凉或遇风加剧，晨轻暮重，曾在骨科拍腰椎X线片示未见明显异常，被诊断为"坐骨神经炎"。经过自主功能锻炼、卧硬板床、按摩、熏蒸等治疗收效甚微。症见：右下肢放射性疼痛，髋关节屈伸不利，腰膝酸软，双下肢畏寒，心烦易急，纳食可，夜眠多梦，大便调，夜间小便2~3次，舌淡红苔薄白，脉沉细数。诊为痹证，辨证为肝肾阴虚证，法当培补肝肾、舒筋止痛，方用独活寄生汤加减。

处方：独活10g，桑寄生15g，熟地黄15g，当归10g，白芍10g，川芎10g，炙甘草10g，秦艽10g，杜仲15g，川牛膝10g，党参15g，防风6g，细辛3g，炒山药30g。6剂，水煎服，每日1剂，早、晚饭后30~60分钟温服。嘱患者避风寒且局部保暖。

二诊（2011年4月23日）：患者平素很少口服中药汤剂，加之注意调养，服药后放射性疼痛明显减轻，下肢凉感几近消失，夜眠梦少，夜尿较前减少，查其舌淡红苔薄白，诊其脉沉细。于上方中去防风，加麦冬15g。6剂，继服。

按：坐骨神经痛属于中医"痹证"范畴。《素问·痹论》指出"风寒湿三气杂至，合而为痹。其风气胜者为行痹，寒气胜者为痛痹，湿气胜者为着痹也"。其发病与体质因素、气候条件、生活环境密切相关。一般来说，本病的发生以肝肾不足、气血两虚为内在因素，以风寒湿热之邪入侵为外在因素。初起以邪实为主，病位多在经络；久病则正虚邪恋，虚实夹杂，除气血不足外，亦可损及肝肾，正如《景岳全书》谓"腰痛之虚证十居八九"。故方用独活寄生汤加味，滋肾健脾，清热利湿而疼痛消除。

独活寄生汤历代出处较多，高老临床擅用《太平惠民和剂局方》所载之方。本案是老年男性，已过男子八八之期，气血亏虚在发病之前。用独活、桑寄生祛风除湿，养血和营，活络通痹为君药；川牛膝、杜仲、熟地黄补益肝肾，强壮筋骨为臣药；川芎、当归、芍药补血活血；党参、炒山药、炙甘草益气扶脾，均为佐药，使气血旺盛，有助于祛除风湿；又佐以细辛搜风治风痹，使以秦艽、防风祛周身风寒湿邪。各药合用，是为标本兼顾，扶正祛邪，使血气足而风寒湿除，肝肾强而痹痛愈。

高老认为，在运用该方时应注意：祛风药多为辛温香燥之品，易伤阴耗血，用药当中病即止，阴血不足者慎用；独活、细辛之入肾经，通血脉，能搜伏风，偕秦艽、防风疏经升阳以祛风，细辛、防风用量3~6g即可；当归、白芍、川芎、熟地黄宗四物汤补血养血之意，达"治风先治血、血行风自灭"之效。

案5 痹证——肝郁化火、肾阴亏虚案

郑某，女，56岁。2019年8月26日初诊。

患者以全身多关节不适1年为主诉就诊。现症见：全身多关节不适，表现为疼痛、僵硬、麻木，怕风、怕冷，以双膝关节、双手指关节明显，伴心烦，夜眠差，入睡困难，手足心发热，口干、多饮，双眼干涩，食欲减退，二便调。舌红，苔白，脉弦细。患者已绝经3年。辅助检查：空腹血糖4.9mmol/L。骨密度测定：T值-2.1，低骨量。西医诊断：骨量减少，更年期综合征。西医治疗以补充钙质、促进钙吸收、调节骨代谢等为主，予碳酸钙D_3片600mg，阿法骨化醇软胶囊0.5μg，每日1次，口服。中医诊断：痹证（肝郁化火、肾阴亏虚证），中医治疗以疏肝清热、滋阴补肾为主，方剂选用黑逍遥散加减。

处方：熟地黄 15g，醋北柴胡 10g，当归身 15g，白芍 15g，炒白术 15g，茯苓 15g，炙甘草 6g，醋郁金 15g，盐知母 15g，川芎 10g，炒酸枣仁 20g，川牛膝 15g。6 剂，水煎 400ml，分早、晚饭后半小时温服。嘱患者畅情志，调饮食。

二诊（2019 年 9 月 2 日）：患者前来复诊，自诉关节症状基本同前，心烦减轻，夜眠较前好转，口干、多饮减轻，其余症状同前，二便调，舌红，苔黄，脉弦滑。上方去酸枣仁，加用厚朴 10g。6 剂，水煎 400ml，分早、晚饭后半小时温服。

三诊（2019 年 9 月 9 日）：患者诉双膝关节疼痛较前减轻，手指关节僵硬、麻木，怕风、怕冷程度均较前减轻，心烦基本消失，夜眠较前逐渐好转，手足心发热减轻，口干、多饮症状较前缓解，双眼干涩稍改善，食欲较前明显好转，二便调，舌红，苔薄白，脉弦。上方去厚朴，加威灵仙 15g，12 剂，服法同上。

四诊（2019 年 9 月 30 日）：患者诉双膝关节疼痛明显减轻，手指关节僵硬、麻木也明显好转，怕风、怕冷不明显，夜眠尚可，偶有手足心发热，偶有口干、多饮，双眼干涩明显改善，纳食尚可，二便调，舌红，苔薄白，脉弦。故守方继服 12 剂。

五诊（2019 年 10 月 14 日）：患者诉上症均消，舌淡红，苔薄白，脉弦。嘱患者畅情志，调饮食，勿劳累，不适随诊。

按：患者年逾五十，已过妇人七七之年，肾气已衰，天癸已竭，冲任二脉空虚。在此生理转折时期，患者情志不佳，致肝郁失于疏泄，郁久化火，心为肝之子，火热上扰心包，加之肾水不足，不能上济心火，致心神不宁，故出现心烦、夜眠差的症状；肝开窍于目，肝火旺盛，则会出现双眼干涩；肝火煎熬肾水，致肾阴不足，肾主骨，一旦肾阴不足，骨骼失养，则会出现关节僵硬、麻木甚至痹痛；阴虚日久，阴不维阳，阳气虚浮于外，故而既有手足心发热的表现，又有怕风、怕冷的症

状；阴虚生内热，蒸腾津液，故口干、多饮；患者发病已久，肝郁久久未得疏解，影响脾胃运化功能，因此食欲减退，发为本病。

本病属虚实夹杂证，病位在肝、肾，与心脾（胃）有关，证属肝郁化火，肾阴亏虚证，治当疏肝清热、滋阴补肾，方选黑逍遥散加减。逍遥散出自《太平惠民和剂局方》，功善疏肝解郁，养血健脾。裴老师认为，逍遥散作为经典调和方剂，方剂轻灵，配伍精巧，加减灵活，为疏肝健脾之代表方，故善用此方。方中柴胡经醋炙后入肝经，擅长疏肝解郁，使肝气得以条达，熟地黄为滋补肾阴要药，二者共为君药；当归身性辛甘苦温，补血和血，白芍酸苦微寒，养血敛阴，一补一敛，相使而用，炒酸枣仁甘酸，用以养心益肝、安神生津，共为臣药，以滋养阴血；盐知母滋阴润燥，泻火除烦，醋郁金疏肝郁，行肝气，再配以"血中气药"川芎增强行气之力，联用以疏肝解郁，上药共为佐药，用以滋阴清热，疏肝解郁；方中炙甘草，用意有二，一是调和诸药，二与方中其他醋炙药物取"酸甘化阴"之义，加川牛膝助熟地黄补肾强筋通络。全方重在疏肝清热、滋阴补肾。

二诊时患者仍食欲缺乏，考虑肝郁日久，脾虚失运，故去掉炒酸枣仁，加厚朴以行气化滞。三诊时患者症状均有所好转，关节症状缓解较慢，故去掉厚朴，加威灵仙用以通络止痛。关于威灵仙，《本草汇言》中载："大抵此剂宣行五脏，通利经络，其性好走，亦可横行直往。追逐风湿邪气，荡除痰涎冷积，神功特奏"。至四诊时患者上述症状逐渐好转，守方继服，五诊时患者症状均消失。

裴老师认为，中老年妇女正值七七四九前后，天癸已竭，肾气渐衰，冲任二脉空虚，加之外界因素影响，情志不遂，影响肝脏疏泄功能。《临证指南医案》中云"女子以肝为先天"，肝调节气机运行，五脏各项生理功能皆由气机推动。若气机不畅，五脏功能减退，气血津液运行失常，化火生热，加之中老年妇女本就肝肾阴虚，二者共同作用，导致肝郁化火，肾阴亏虚。肾主骨，无以濡养筋脉骨节，病久不荣则痛，发为本病。裴老师临证时善于把握核心病机，认为辨证是基础、是方向；其次主张识病，疾病认识准确，有利于病证结合；最后重视治人，所谓治人是指要将疾病、证型、人体三者合而为一，整体考虑，全面兼顾，方能药到病除。

案6 痹证——脾虚湿热兼血瘀证

王某，男，43岁。2019年4月15日初诊。

患者以发作性双膝关节肿痛5年为主诉就诊。自述有痛风病史5年，曾发作于第一跖趾关节、踝关节、膝关节等，间断口服秋水仙碱片、别嘌醇片、碳酸氢钠片等药物，未系统治疗。5天前，患者饮酒后再次出现左膝关节红肿疼痛，活动受限，局部皮温升高，纳眠可，大便黏腻不爽，1日1次，小便黄，察其舌质暗红，边有齿痕，苔黄腻，脉弦滑。辅助检查：血清尿酸530μmol/L。西医诊断：痛风（急性发作期），西医治疗以消炎、镇痛及对症治疗为主，给予口服依托考昔片60mg，每日1次，碳酸氢钠片1g，每日3次，并嘱其大量饮水，卧床休息。中医诊断：痹证，辨证为湿热痹阻兼血瘀证，治疗以清热利湿、活血止痛为主，方剂选用四妙勇安汤加减。

处方：金银花30g，玄参30g，当归15g，甘草6g，生地黄15g，川芎10g，白芍15g，川牛膝15g，厚朴10g，麸炒苍术10g，炒薏苡仁30g。6剂，每日1剂，水煎400ml，分早、晚饭后温服，嘱患者低嘌呤饮食，多饮水。

二诊（2019年4月22日）：药后患者诉左膝关节疼痛不适明显减轻，皮温不高，纳眠可，大便溏，1日1~2次，小便正常，舌暗红，边有少量齿痕，苔黄，脉弦滑，复查血尿酸降至460μmol/L。守上方，金银花、玄参减量至 20g，加用炒山药 30g。12 剂，服法同上。

三诊（2019 年 5 月 6 日）：服药后患者诉左膝关节疼痛基本消失，纳眠可，大便 1 日 1 次，质可，小便可，舌红，苔薄白，脉弦。患者疼痛消失，但病久损及脾胃，故当务之急应为健脾祛湿，选方逍遥散加减。

处方：当归 15g，醋柴胡 15g，炒白术 15，白芍 15g，茯苓 15g，炙甘草 10g，生地黄 15g，川芎 10g，砂仁 6g（后下），厚朴 10g，炒薏苡仁 30g，炒山药 30g，12 剂，服法同上。嘱患者继续门诊巩固治疗，调整饮食。

1 个月后电话随访，诉复查血尿酸降至 326μmol/L，诸症消失，嘱患者继续基础治疗，不适随诊。

按：痛风属于中医"痹证"范畴。《素问·痹论》中载"风寒湿三气杂至，合而为痹"，描述了风、寒、湿外邪侵袭人体导致关节痹痛。外邪虽为直接发病条件，但正气虚损才是发病基础。本病虽以关节红肿热痛为主要特点，但实则由于气机升降失司，气血营卫失和，脏腑功能失调所致。患者平素喜饮酒、嗜食肥甘厚味之品，湿热中阻、湿热之邪，留注四肢关节，阻碍气血运行，痹阻关节，发为本病。

裴老师认为，急则当治标，初诊时湿热痹阻关节，治宜清热利湿、活血止痛为先。四妙勇安汤出自《验方新编》，乃清热解毒、活血止痛之验方，方中金银花性甘寒，可清热解毒，玄参性苦、微寒，与生地黄配伍，取清热凉血、泻火解毒之功；当归甘温，活血行瘀，与川芎相使为用，以奏行气活血止痛之效；甘草既能清热解毒，与白芍配伍共奏缓急止痛之效；厚朴、麸炒苍术、炒薏苡仁，取行气健脾利湿之意；方中川牛膝既可活血化瘀，又可引热下行。二诊时热毒明显减轻，然湿热之邪仍未解，继续以清热利湿、活血止痛为大法，原方金银花、玄参、当归减量，加用炒山药以增强健脾利湿之效。三诊时标实之邪大除，患者平素嗜食肥甘之品，伤及脾胃，此时当以治本为主，以健脾祛湿为法，选方逍遥散加减。厚朴、砂仁乃裴老师常用行气和中化湿之品；炒山药功善补益脾肾，增强逍遥散健脾之功，炒薏苡仁能健脾祛湿；患者久病，恐气血失和，故仍用川芎，意在行气活血化瘀，使关节经络通畅，病久必然阴虚内热，故继用生地黄以清余热、养阴血。裴老师辨证精准，治疗得法，药简效佳，故诸症悉除。

案7　痹证——湿热蕴结、瘀血阻络案

冯某，男，26岁。2018年4月12日初诊。

患者以"双足踝关节反复发作性疼痛3年，加重1周"为主诉前来就诊。患者3年前因左踝关节疼痛，遂至当地医院就诊，行相关检查后，诊断为痛风，并给予对症治疗，具体治疗方案不详，此后反复出现急性发作。1周前因饮食不当后出现痛风急性发作，右踝关节隐痛不适，纳眠可，大便干燥，1日1~2次，小便正常。舌暗红，苔白厚腻，脉弦滑。中医诊断：痹证（湿热蕴结、瘀血阻络证），治宜清热利湿、健脾活血，方剂选用四妙勇安汤加味。

处方：金银花30g，玄参30g，当归20g，甘草10g，川牛膝15g，白芍20g，厚朴10g，丹参20g，麸炒枳实15g，酒大黄6g（后下），砂仁6g（后下）。6剂，水煎400ml，早、晚饭后半小时服用。嘱患者低嘌呤饮食，注意休息，大量饮水。

二诊（2018年4月19日）：患者诉右踝关节疼痛基本消失，纳眠可，大便明显改善，1日1~2次，小便正常。舌暗红，苔白厚，脉弦滑。故效不更方，守方继服6剂。

1周后复诊，诉关节疼痛已无。

按： 痛风是常见的代谢性疾病，属中医"痹证"范畴。裴老师认为，本病多因长期饮食膏粱厚味，导致脾胃虚弱，运化失常，内生湿热，湿热之邪流注关节，日久导致局部关节气血运行不畅，生成瘀血，湿瘀互结，阻滞关节，不通则痛，发为本病，同时湿热日久，耗伤津液，无以濡养肠道，从而出现大便干燥。本病乃本虚标实，脾胃虚弱为本，湿热、瘀血阻络为标，再结合轻重缓急的原则，治疗当先清热利湿、健脾活血，选用四妙勇安汤清热解毒活血。麸炒枳实、酒大黄、厚朴取"小承气汤"之义，用以行气消滞、通腑泻热，川牛膝不仅可引热下行，与白芍、丹参配伍共奏养阴活血、缓急止痛之效，砂仁归脾胃经，长于行气化湿和胃。二诊患者诉疼痛基本消失，故继服上方以巩固疗效。

裴老师在辨治痛风时，以"脾胃气机紊乱"为核心，脾胃升降失常，导致内生痰浊、湿热、瘀血等病理产物，阻滞经络、关节，发为痹证，故而治疗以调整脾胃气机为主，兼治痰浊、湿热、瘀血，气血调畅，痹证自除。

案 8 痹证——湿热蕴结兼血瘀案

龚某，男，29岁。2018年6月9日初诊。

患者以"间断性双膝关节肿痛3年，加重1周"为主诉来诊。患者3年前无明显诱因出现双膝关节肿痛难耐，局部皮温高，于当地医院就诊，诊断为痛风性关节炎，给予抗炎止痛治疗，症状缓解后未系统就医诊治。1周前因进食海鲜后出现上述症状加重，自服布洛芬缓释胶囊未缓解。症见：双膝关节肿痛，疼痛难忍，局部皮温升高，口干不欲饮，纳可，疼痛时夜不能寐，小便色黄，有烧灼感，大便黏腻不爽，舌暗红，苔黄腻，脉滑数。查体：双膝关节压痛（+），局部皮肤色红，皮温升高。实验室检查：血常规示白细胞 $9.8×10^9$/L。尿常规示尿酸碱度6.3。肾功能检查示尿酸 523μmol/L，红细胞沉降率 50mm/h。西医诊断：痛风（急性发作期），中医诊断：痹证（湿热蕴结兼血瘀证），治宜清热利湿、活血止痛，方用四妙勇安汤加味。

处方：金银花 30g，玄参 30g，当归 20g，甘草 10g，麸炒苍术 10g，盐黄柏 6g，川牛膝 15g，炒薏苡仁 30g，砂仁 6g（后下），姜半夏 10g。共 6 剂，每日 1 剂，分早、晚饭后 30 分钟温服。并嘱患者禁烟酒，少食肥甘之品，以防加重体内湿热之弊。

西医治疗给予依托考昔片 60mg，每日 1 次，碳酸氢钠片 1g，每日 3 次，口服。注意卧床休息，每日饮水大于 2500ml。

二诊（2018 年 6 月 16 日）：诉服药后双膝关节肿痛较前明显好转，皮温明显降低，口干减轻，纳可，夜眠较前安稳，小便淡黄色，无明显烧灼感，大便较前成形，1 日 2 次，质稍黏腻，舌暗红，苔黄略腻，脉滑。效不更方，继服 6 剂。

三诊（2018 年 6 月 23 日）：诉服药后双膝关节肿痛基本消失，皮温正常，无口干，纳眠可，二便调，舌暗红，苔白，脉滑略沉。四诊合参，认为热痛已解，治病当求其本。本病多为脾虚导致湿热内生，治宜健脾化湿、清热凉血，选方为逍遥散加减。

处方：当归 15g，柴胡 6g，炒白术 15g，白芍 15g，茯苓 15g，甘草 10g，厚朴 10g，砂仁 6g（后下），生地黄 12g，牡丹皮 15g，牛膝 15g，炒薏苡仁 30g。共 12 剂，每日 1 剂，分早、晚饭后 30 分钟温服。

1 个月后复诊，诉未再出现急性发作，上症悉除。

按：《医宗必读·痹》："治外者，散邪为急，治脏者，养正为先……治痛痹者，散寒为主，疏风燥湿仍不可缺。"本例患者脾胃虚弱，湿热内生，久蕴下注所发，邪痹经脉，影响气血津液运行、输布，血滞为

瘀，湿热与瘀血胶着于关节，不通则痛，发为痹证。本病乃本虚标实之证，本为脾虚，标为湿热、瘀血，根据急则治其标，缓则治其本的原则，故先清热利湿、活血止痛，方用四妙勇安汤加味。本方主要用金银花以清热解毒，配以麸炒苍术、炒薏苡仁以健脾燥湿，砂仁、姜半夏增强燥湿之功，盐黄柏善清下焦湿热，与川牛膝共用引湿热下行，川牛膝还可活血通络止痛。二诊时，患者疼痛明显好转，故效不更方。三诊患者疼痛消失，则当治其本，本为脾虚，治宜疏肝健脾，兼清热凉血，方用逍遥散加减。1个月后复诊，患者未诉特殊不适。

裴老师认为，痛风乃长期饮食不节，损伤脾胃，脾胃虚弱，运化失司，气血津液运化失常，湿热与瘀血内生，阻滞关节、经络，不通则痛，发为本病。本为脏腑（脾胃）气机失和，标为湿热、瘀血阻络，根据中医轻重缓急的原则，先治标后治本，故先清利湿热、活血通络，后调和脏腑、健脾化湿，治疗上切勿本末倒置，方能取得良好的临床效果。

案9 痹证——阴虚内热兼血瘀案

阴某，男，29岁。2019年9月14日初诊。

患者以右足第一跖趾关节隐痛1个月为主诉来诊。患者1个月前进食油腻食物后出现右足第一跖趾关节隐痛，局部皮温较高，于当地医院就诊，诊断为痛风性关节炎，给予对症治疗后症状未见明显缓解。现症见：右足第一跖趾关节隐痛，局部皮温偏高，口干，胃脘部隐痛不适，乏力，纳眠可，二便调，舌暗红，苔薄黄，脉弦细。尿常规：尿酸碱值5.5。肾功能：尿酸508μmol/L（2019年9月14日，本院）。西医诊断：痛风，中医诊断：痹证（阴虚内热兼血瘀证），治宜滋阴清热、活血止痛，方用小柴胡汤加味。

处方：北沙参15g，醋北柴胡10g，姜半夏10g，甘草10g，金银花20g，川牛膝15g，白芍15g，厚朴10g，砂仁6g（后下），醋郁金15g，川芎10g，炒山药30g，共6剂，每日1剂，分早、晚饭后30分钟温服。

西医治疗给予双氯芬酸钠缓释胶囊50mg，每日2次，碳酸氢钠片1g，每日3次，口服。嘱患者低嘌呤饮食，大量饮水。

二诊（2019年9月21日）：诉服药后右足第一跖趾关节隐痛稍减轻，皮温稍降低，口干，胃脘隐痛不适，乏力，纳眠可，二便调，舌暗红，苔薄黄，脉弦细。四诊合参，于上方中去掉金银花、川牛膝、白芍、川芎，加知母10g，石斛15g养胃阴，陈皮15g健脾化痰。再服6剂，不适随诊。

三诊（2019年9月28日）：诉右足第一跖趾关节隐痛明显减轻，皮温正常，口干减轻，胃脘隐痛不适较前减轻，乏力稍减轻，纳眠可，二便调，舌暗红，苔薄黄，脉弦细。根据舌脉，于上方中去掉陈皮，加麦冬15g，五味子6g。共12剂，每日1剂，分早晚饭后30分钟温服。

1个月后复诊，诉上症悉除。

按：痛风当属中医的痹证。裴老师认为其主要原因是饮食不节，主要病机是气机升降失司，病位主要在脾胃，主要病理产物为湿热、痰浊、瘀血，但当这些病理产物久郁体内后，易耗气伤阴，阴虚则生内热，气虚则血滞，发为阴虚内热兼血瘀之痹证。裴老师认为，本病为脏腑气机失和，病久不愈，变化为阴阳失衡，故当调整阴阳、调和气血，治宜滋阴清热、活血止痛，方选小柴胡汤加减。方中北沙参性寒，主滋阴清热，金银花、甘草可清热解毒活血，白芍养阴缓急止痛，川牛膝活血止痛，与川芎、醋郁金共奏行气活血止痛之效。患者素体脾胃虚弱，气机失调，故当兼顾脾胃，加厚朴、砂仁以行中焦脾胃之气，起到化湿和中之功。二诊时考虑患者病久伤及胃阴，导致胃脘隐痛不适，故于原

方中去掉金银花、川牛膝、白芍、川芎，加知母、石斛养胃阴，加陈皮用以健脾和胃。三诊时患者仍有乏力，认为病久气阴两虚，故去掉陈皮，用麦冬、五味子与北沙参配伍，取生脉散之义以益气养阴。1个月后上症皆消。

案10　痹证——脾肾亏虚、痰瘀阻络案

刘某，男，47岁。2018年3月11日初诊。

患者以反复双足跖趾关节疼痛6年为主诉就诊。患者于6年前饮啤酒后出现右足跖趾关节疼痛剧烈，仅对症治疗，疼痛缓解后未再治疗。近3年来双侧跖趾关节交替疼痛、反复发作，近半年呈持续性隐痛，但未影响患者的正常工作生活。现症见：双足跖趾关节隐痛，头昏困乏，双目分泌物多，纳眠可，二便调，舌暗红，苔白厚腻，脉弦细。肾功能：尿酸451μmol/L。诊为痹证，辨证属脾肾亏虚、痰瘀阻络，治疗当健脾补肾、活血化痰为主，方选六味地黄汤加减。

处方：生地黄15g，山药30g，酒萸肉15g，茯苓15g，泽泻10g，牡丹皮15g，玄参20g，龙胆6g，砂仁6g（后下），知母15g，白芍15g，川牛膝15g，共6剂，每日1剂，水煎400ml，分早、晚饭后服用。

二诊（2018年3月18日）：诉双足跖趾关节隐痛较前减轻，头昏困乏减轻，双目分泌物较前减少，纳眠可，二便调，舌暗红，苔白厚，脉弦细。上方去龙胆、玄参，加麸炒苍术10g，盐黄柏6g，再服6剂。

三诊（2018年3月25日）：服药后诉双足跖趾关节未再疼痛，偶有头昏困乏，双目无分泌物，纳眠可，二便调，舌暗红，苔白，脉弦。上方去砂仁、麸炒苍术，加丹参20g，郁金15g以活血化瘀，通络止痛，用玄参20g以养阴清热。继服12剂。

1个月后复诊，诉上症皆消，尿酸362μmol/L。

按： 患者就诊时为痛风缓解期，以正虚邪实为主，属脾肾亏虚，痰瘀阻络证，方选六味地黄汤加减，以健脾补肾、活血化痰。方用生地黄、酒萸肉、山药以滋肾、养肝、益脾；泽泻利水渗湿，牡丹皮阴中伏火，制酒萸肉之温涩，茯苓渗湿健脾，既助山药补脾，又助泽泻利水。加玄参、知母以增滋阴清热之效，龙胆、川牛膝清泻肝火、引热下行，砂仁、白芍以助健脾。二诊仍脾虚湿盛，加麸炒苍术、盐黄柏以健脾燥湿。久病多瘀多虚，三诊加丹参、郁金以助活血化瘀，玄参以滋阴清热。在痛风的缓解期，裴老师注重健脾补肾，活血化痰，以扶正祛邪。

第八节　经带病

案 1　月经过多——冲任虚寒、瘀血阻滞案

刘某，女，30岁。2009年4月23日初诊。

患者以月经过多3个月为主诉就诊。患者4个月前曾做人工流产，术后一般情况尚好，再次月经来潮时，腹痛绵绵，腰酸膝软，经水量多，色暗有大血块，下血数日不止。西医诊断为子宫内膜异位症，予"维生素K3、安络血、丙酸睾丸酮"等药物治疗，出血已止，因惧怕再次月经来潮时出血不止遂求治于中医。末次月经2009年4月9日。症见：面色㿠白，形寒怕冷，切其手足发

凉，小腹、腰部不温，饮食如常，大便偏稀软，一日两次，夜尿1～2次，舌质淡暗，苔薄白，脉沉细涩。辨证属冲任虚寒、瘀血阻滞证，法当温经散寒、养血祛瘀，方用温经汤加味。

处方：当归10g，川芎10g，白芍10g，党参15g，牡丹皮15g，阿胶15g（烊化），桂枝6g，吴茱萸5g，炙甘草10g，麦冬15g，姜半夏10g，生姜10g，炒山药30g。6剂，水煎服，每日1剂。第一次煎煮20分钟左右，第二次煎煮25分钟左右，两煎混匀，早、晚饭后30～60分钟温服。滑石炒阿胶至淡黄发泡状，拣出擀为细末，分别兑入药汁搅匀同服。嘱患者避风寒，勿劳累，近期勿动凉水。

二诊（2009年4月30日）：小腹及腰部畏寒减轻，但未消除，喜温喜按，饮食如常，大便减为每日一次，夜尿1次。因未到行经期，痛经症状不得而知。前方加芡实30g以增强固肾之效，6剂煎服法同前。

三诊（2009年5月7日）：患者月经5月6日来潮，正值经期第2天，经量较前减少，有少许小血块，经色转鲜红，腹部发凉疼痛大为减轻，舌淡苔薄白，脉沉细。上方去生姜，加熟地黄15g，继服6剂。

四诊（2009年5月14日）：月经6天即干净，腹部及腰部不再畏寒，食如常，二便调，嘱非经期服六味地黄丸和保和丸，早晚各8粒，至经期前3～5日服汤药。如此3个月后如常人。

按：高老认为，本病多由脾虚、肾虚、血热和血瘀等病因引起冲任损伤，不能制约经血，使子宫藏泄失常为主的一类病证。主要表现为月经的周期、经期、经量异常。此患者素体阳虚，冲任不足，更遭人工流产之厄，克伐先天之本，肾阳虚弱，不能温煦肢体，故见面色㿠白，形寒肢冷；外力损伤胞脉，瘀血阻滞宫中，致冲任不固，经脉不通，故见腹痛绵绵，经行色暗有块，月经来潮量多，下血数日不止。舌淡暗苔薄

白，脉沉细涩，为虚寒兼瘀之象。故本案从温经散寒入手，兼养血祛瘀，方以温经汤加味。

高老认为，在运用此方临证时：①根据温经汤方药组成得知功效以温经散寒为主，兼以活血养血，滋阴益气。②分析温经汤中牡丹皮、麦冬得知方药因病变证机而发挥特有作用。③运用温经汤的灵活性关键在于审证求机。④熟悉温经汤方证辨证而得知，既能主治妇科疾病，又能主治内科疑难杂病。⑤剖析温经汤主治与"病下利数十日不止"，旨在突出用经方辨治疾病既有灵活性又有特殊性。⑥思辨温经汤主治与"曾经半产，瘀血在少腹不去"，强调审明既往病史对诊治疾病具有重要指导意义。

案 2　崩漏——气血两虚兼血热案

李某，女，47岁。2018年6月12日初诊。

患者因月经淋漓不净半月余为主诉来诊。患者诉近1年来月经不规律，时多时少且经期延长。此次行经10日未净，量少色红，伴头晕目眩，心烦口苦，精神萎靡，纳食可，大小便调，舌红少苔，脉细数。中医诊断：崩漏，辨证属气血两虚兼血热证，治疗当以养血益气、滋阴清热为主，方选四物汤加减。

处方：生地黄15g，白芍15g，当归10g，川芎10g，地骨皮15g，知母10g，山药30g，芡实30g。3剂，每日1剂，水煎服400ml，分早晚2次服用。

二诊（2018年6月19日）：患者诉服药3剂后月经干净。之后经四诊合参，予给丹栀逍遥散以疏肝清热、健脾益气，善后调理。

3个月后，月经正常而愈。

按： 妇女经期延长，或不在行经期间阴道大量出血，或持续下血，淋漓不断者，为"崩漏"，也称"崩中漏下"。对于来势急，出血量多者称为"崩"；出血量少或淋漓不净者称为"漏"。崩与漏的临床表现不同，但发病机制一致。女性在青春期、育龄期、更年期几个阶段均会出现。

崩中漏下可为同一病的不同阶段，临床表现或崩或漏。本病的发生由于冲任损伤，不能固摄所致。病因有三，《素问·阴阳别论》"阴虚阳搏谓之崩"。阳盛之体，邪热灼伤冲任，损及肝肾，迫血妄行，为原因之一；巢氏《诸病源候论》有"劳伤冲任"之说，素体不足或伤脾耗气，脾虚不摄，冲任不固，血不循经，为原因之二；瘀血阻滞，新血不守，经血离经，为原因之三。在长期的跟师及临床实践中总结观察血热、血瘀、血虚为崩漏的主要病理机制，因崩漏患者行经时间长，经量多故血虚为崩漏的基本病机。"血家百病此方宗"的四物汤应用于崩漏的治疗方证相合。裴老师善用经方，灵活化裁，四物汤加味具有养血活血、益气养血、清热凉血、养血温经等作用，可应用于气虚、血虚、血热、血瘀、血寒诸证，这是以求证为核心的辨证思维的灵活应用。

四物汤用于"血家百病"，尤多用于月经不调、胎前产后诸病属血虚者。四物汤由熟地黄、当归、芍药、川芎组成，其中熟地黄滋补阴血；当归养血活血；芍药敛阴养血；川芎行气活血；熟地守，当归走，芍药敛，川芎散；熟地、芍药得当归、川芎则补血而不滞血；当归、川芎得熟地、芍药助行血而不伤血。老师认为今人多血热，故常以生地黄替换熟地黄，四药合用刚柔相济，动静结合，养血补血，活血行滞。同时女子月经与肝脾肾密切相关，因此治疗时不忘兼顾调和脏腑。

案 3 经间期出血——冲任虚寒案

张某，女，36岁。2013年6月24日初诊。

患者以经间期出血2年为主诉就诊。患者2年前出现经间期出血1~2天，量少，色淡，无血块。患者平素神疲体倦，气短懒言，纳可，眠差，二便调，舌淡红，苔薄白，脉沉细。诊为经间期出血，辨证属气血亏虚、冲任虚寒证，治当益气养血、固冲摄血，方用四物汤加减。

处方：炙黄芪30g，熟地黄12g，当归10g，白芍10g，川芎10g，麦冬15g，姜半夏10g，厚朴10g，炒山药30g，炙甘草10g。水煎取400ml，分早、晚饭后30分钟温服，服6剂。禁忌：外感发热。嘱其规律饮食，适度运动。

二诊（2013年7月15日）：经间期仍有出血，量较前减少。舌淡红，苔薄白，脉沉细。加枳壳12g以疏利肝气，继服12剂。

三诊（2013年8月1日）：经间期未出现出血。再服上药6剂，以善其后。

按：高老认为，本病主要为脾气虚弱，冲任不固，阳气不足，不能统摄气血，因而出血；脾虚化源不足，故经量少，色淡质稀；脾气虚弱，中阳不振，故神疲体倦，气短懒言；舌淡，苔薄，脉沉细，也为脾气虚之征。气为血帅，气虚则统血失职，故见经间期出血。本方在四物汤基础上加减变化，四物汤被誉为"妇科第一药方"。方中熟地黄长于补肾填精，滋养阴血，为补血要药，故为君药。当归为养血调经要药，兼具活血作用，为臣药。佐以白芍养血益阴，川芎活血行气。四药配伍，共奏补血调血之功。以炙黄芪补脾益气以生血，使气旺而血生；麦冬滋阴养血，姜半夏、厚朴、枳壳疏肝理气，肝气调达，则血行通畅，炙甘草调和诸药。全方合用，功能益气养血，固冲调经，故出血可止。

案4 月经过少——气血亏虚案

李某，女，32岁。2013年8月6日初诊。

患者以月经过少半年为主诉就诊。患者平素月经规律，半年前情绪不佳后出现月经量少，行经3~5天，量少，色暗，有血块，无腹痛，纳可，眠佳，二便调，舌淡红，苔薄白，脉细滑。诊为月经过少，辨证属气血亏虚证，法当健脾养血，方以四物汤加减化裁。

处方：熟地黄12g，当归12g，白芍15g，川芎10，地骨皮15g，麦冬15g，姜半夏10g，砂仁6g（后下），炒白术15g，炒山药30g。水煎取400ml，分早、晚饭后30分钟温服，服6剂。禁忌：外感发热。嘱其规律饮食，适度运动，畅情志。

二诊（2013年9月2日）：患者诉此次月经来潮后行经6天，色鲜红，血块较前减少，舌淡红，苔薄白，脉细滑。仍有血虚之征。上方加阿胶15g（烊化）。

按：本病发病，高老认为"血是月经的物质基础""气是血脉运行的动力"。患者素体血虚，思虑过度，损伤脾气，气血化源不足，以致血虚不能充盈胞脉而致。脾虚则运化失常，血液运行不畅，停而成瘀，治则多以滋肾养血为法，方以四物汤加减。

四物汤被誉为"妇科第一药方""血证立法""调理一切血证是其所长"及"妇女之圣药"等。方中熟地黄长于补肾填精，滋养阴血，为补血要药，故为君药。当归为养血调经要药，兼具活血作用，为臣药。佐以白芍养血益阴，川芎活血行气。四药配伍，共奏补血调血之功。佐以地骨皮、麦冬以滋阴养血，炒白术、炒山药以补脾益气，气能生血，共达补气养血之义。

案5　月经先期——营血亏虚、血行不畅案

高某，女，41岁。2011年9月29日初诊。

患者以月经先期伴痛经3个月为主诉就诊。症见：月经每次提前10～15天，伴痛经，血块较多，末次月经2011年9月21日。平素乏力，腰酸困，晨起口苦，手足心热，食纳可，眠欠佳，大便不成形，2天1次，小便调，舌暗红，苔薄黄，脉弦细。诊为月经先期，辨证属营血亏虚、血行不畅证，法当养血调经、活血止痛，方用四物汤加减。

处方：生地黄15g，当归10g，白芍10g，川芎10g，甘草10g，麦冬15g，牡丹皮15g，陈皮15g，姜半夏10g，炒薏苡仁30g，炒山药30g。6剂，水煎取400ml，分早餐后30分钟和晚睡前温服。禁忌：外感发热、咳嗽停用此药，及时就诊。嘱其畅情志，慎起居，饮食有度，适度活动。

二诊（2011年10月8日）：服前方后乏力减轻，手足心热，口苦缓解，大便呈糊状，1～2日1行，食纳可，眠可，小便调，舌暗红，苔薄黄，脉弦细。此乃阴虚生内热，故上方去陈皮，加地骨皮15g清虚热，6剂，水煎服。

三诊（2011年10月15日）：月经昨日来潮，轻微腹痛，血量不多，少许血块，口苦口干，手足心热，大便成形等症明显减轻，舌暗红，苔薄白，脉弦细。故10月8日生地黄改为熟地黄，加红花6g继服5剂。嘱其日常尤应重视调节情志及饮食。

按：本病的病因病理主要是气虚和血热。因为气有摄血功能，气虚则不能摄血，冲任二脉失去调节和固摄功能；血得热则妄行，故血热可

使经血运行紊乱而妄行，均可致月经提前。患者年过四旬，太冲脉虚，素体阴虚，水亏火旺，热扰冲任，血海不宁，经血因而下行，故使月经提前而至。《傅青主女科》说："先期而来少者，火热而水不足也。"正是对阴虚血热致月经先期而言。冲任、胞宫失于濡养，而"不荣则痛"，则见经期腹痛。故本案从养血调经，活血止痛入手，方以四物汤加味，活血化瘀，排出血块，减轻腹胀腹痛，使经血排出顺畅。姜半夏辛开散结以行气解郁，牡丹皮活血养血，陈皮行气和胃，炒薏苡仁、炒山药健脾利湿，涩肠止泻，甘草调和诸药。诸药合用，养血以调经，活血以止痛，疗效显著。

案6　月经后期——肝郁气滞、脾肾两虚案

王某，女，46岁。2018年9月8日初诊。

患者以经期推后连续2年为主诉就诊。患者近两年来经期推后，40天左右一行，行经3~5日，量少，伴腰酸腹痛、经前乳房胀痛等。来诊时停经45天，饮食睡眠尚可，二便调，舌质红，苔薄少，脉沉弦。尿妊娠试验（-）。妇科超声检查：子宫及附件区未见明显异常。性激素六项（-）。诊为月经后期，辨证属肝郁气滞兼脾肾两虚证，治宜疏肝行气、养血调经为主，方用逍遥散合四物汤化裁。

处方：熟地黄12g，柴胡6g，当归15g，白芍15g，川芎12g，山药30g，茯苓15g，郁金10g，牡丹皮15g，香附10g，地骨皮15g，炙甘草6g。6剂，水煎服。

此后坚持服药1个月，患者经量、经期基本恢复正常，余症皆消。

按： 月经后期的发病，大多有虚实之分。实者多因情志不遂、气机阻滞或感受寒邪等导致血行不畅，冲任受阻，终致气郁血瘀，血海不能按时满溢，致使月经后期而来；虚者营血亏损，或阳虚生化失调，以致经血来源不足，血海不能按时满溢。月经后期大多数与肝、脾、肾三脏关系密切，基于中医理论"肾藏精，经水出诸肾"，如果肾精亏损，冲任受阻，女子则有生殖器官发育不全，月经初潮迟来，月经后期、经闭等。"肝藏血，主疏泄""女子以肝为先天"，肝的疏泄功能直接影响着气机的调畅。气是血液运行的动力，气行则血行，气滞则血瘀，肝失疏泄，气滞血瘀，则可见经行不畅，甚至经闭等；肝不藏血，则会引起血虚或出血的病变，甚至造成月经后期。此外，肝肾为子母关系，肝主藏血，肾主藏精，精血相互为用，共同生成经血，二者的疏泄和封藏作用，共同维系着月经的正常运行。"脾胃为气血生化之源"，为后天之本，妇人一生的生理活动中，均以血为本，耗伤精血，故其发病常以虚证为主，尤以脾肾气血不足，肝肾阴血亏虚多见。故月经后期的发病多与肝、脾、肾密切相关，临床上裴老师选方常以"逍遥散、四物汤"等。

肝脾不调则气血不畅或气血亏虚，导致冲任失调而月经紊乱，而逍遥散乃调和肝脾之代表方，故恩师善用逍遥散作为调经基础方。同时四物汤是传统的补血调经方，是妇女一切经产血病的通用方剂。四物汤中虽然只有四味药，但各有所擅。一般认为，熟地黄质地柔润，甘温以滋阴养血为君药；当归补血和血、养肝调经，为臣药；佐以白芍养血柔肝和营；川芎活血行气，调畅气血，配于熟地黄、白芍、当归之滋补药中，可使补而不滞，四药合用，共成活血调经之功。

妇女以月经为其生理特点。月经周期正常与否，可以反映出其他脏腑功能的情况，女子一生伤血耗血的因素非常多，常处于阴血不足的状态，故历代医家推崇以四物汤作为基础方而加减变化。裴老师在四物汤基础上，配伍逍遥散，意在标本同治，值得我们仔细揣摩学习。

刘某,女,31岁。2019年7月15日初诊。

患者以月经推迟2个月为主诉就诊。患者末次月经2019年3月15日,4月30日因"意外妊娠"于外院行"人工流产术",月经至今未至。现易乏困,纳眠可,大便干燥,小便可,舌暗红,苔白厚,脉弦。妇科B超示:子宫大小正常,内回声未见明显异常;双侧附件区回声未见明显异常。子宫直肠陷窝积液(少量)(外院,2019年6月4日)。本病诊为月经后期,辨证属肝郁脾虚证,治疗当以疏肝健脾、补气养血调经为主,方以黑逍遥散加减。

处方:熟地黄12g,醋柴胡6g,白芍15g,当归12g,炒白术15g,茯苓15g,炙甘草6g,党参15g,连翘10g,厚朴10g,醋香附6g。6剂,每日1剂,水煎400ml,分早、晚饭后半小时温服。嘱患者畅情志,勿劳累。

二诊(2019年7月22日):药后月经仍未至,乏困减轻,精神好转,大便仍干燥,纳眠可,小便调,舌暗红,苔白,脉弦。患者精神好转,考虑病久血虚血瘀,方剂不变,上方去柴胡、党参、连翘,加桃仁15g,红花6g,川芎10g,6剂,服法同上,随诊。

三诊(2019年7月29日):药后2天,即7月24日月经来潮,无腹痛,乏困较前有所减轻,纳眠可,大便较前好转,小便正常,舌暗红,苔白,脉弦。根据目前情况,上方去桃仁、红花、熟地黄、香附,加柴胡6g,姜半夏10g,郁金15g。6剂,每日1剂,水煎400ml,分早、晚饭后半小时温服。不适随诊。

1个月后电话随访,月经如期而至。

按： 月经后期始见于《金匮要略方论》，书中云："温经汤方……主妇人少腹寒，久不受胎，兼取崩中去血，或月水来过多及至期不来。"本病发病多肾虚、气虚、血虚、血寒、气滞、血瘀和痰湿等，主要病机为精血不足或邪气阻滞，血海不能按时满溢，故月经后期。

裴老师认为，此患者"人工流产"后情志不畅，致肝郁脾虚，气血化生乏源，故全身乏困，术后伤及精血，营血衰少，冲任不足，血海不能按时满溢，无以濡润肠道，故大便干结，加之患者肝郁日久，气滞生瘀血，瘀血阻滞胞宫经络，经血不能按时排泄，月经不能如期而至。治疗当以疏肝健脾、补气养血调经，方剂选用黑逍遥散合四君子汤加减，逍遥散作为疏肝健脾的代表方，常用于肝郁脾虚证。方中加熟地黄滋补肾精，组成黑逍遥散，功善疏肝健脾、养血调经；《本草纲目》中这样描述香附"乃气病之总司，女科之主帅也"，善于疏肝解郁，调经止痛，理气调中；病久脾虚失运，恐脾虚湿盛，故加党参与炒白术、茯苓、炙甘草，取四君子汤补中益气之义，厚朴行气燥湿，防止脾胃气机被遏。二诊精神好转，乏困减轻，月经仍未至，考虑病久瘀血内生，阻滞胞宫，瘀血不去，新血不生，血虚不能满溢血海而月经不至，故在上方基础上加桃仁、红花、川芎而成桃红四物汤，专攻血虚血瘀之证。服2剂后经血顺势而下，精神进一步改善，大便好转，考虑患者瘀血已去，胞宫经脉通畅，故此时重点在于调和肝脾，故选用逍遥散加减，解肝郁，清余邪，使得肝脾协调，气机通畅，诸症自除。

案 8　月经后期——气血亏虚兼血瘀案

王某，女，33岁。2018年2月25日初诊。

患者以月经推迟2周未至就诊。现症见：末次月经2018年1月10日，量少，色淡，至今未至，无痛经。平素性情沉默少言，言语低微，颜面少量痤疮，食纳一般，二便调，舌质暗红有瘀斑，苔白，脉沉细涩。经辅助检查后，排除妊娠可能。诊为月经后期，辨证属气血亏虚兼血瘀证，治疗当以益气养血、活血调经为主，选方为桃红四物汤。

处方：桃仁 10g，红花 6g，熟地黄 15g，当归 15g，赤芍 15g，川芎 10g，香附 12g，郁金 15g，炙黄芪 30g，益母草 30g，女贞子 15g，连翘 10g。6 剂，水煎 400ml，分早、晚饭后服用。嘱患者放松心情，适当进行娱乐活动。

二诊（2018 年 3 月 4 日）：服药后第 5 天（3 月 2 日）月经来潮。上方去桃仁、红花、益母草，加麦冬 15g，地骨皮 15g，砂仁 5g 继服 6 剂。嘱其月经周期结束后继续复诊治疗。

按：裴老师认为，月经后期的主要发病机制是精血不足或邪气阻滞，血海不能按时满溢导致月经不能如期而至，常因肾虚、气虚、血虚、血寒、气滞、血瘀、痰湿所致。本案患者因长期心情郁郁寡欢，忧思伤脾，致脾胃运化功能失常，气血生化乏源，不能按时充溢冲任二脉；气虚血少，无以推动血液运行，则致瘀血阻滞胞宫，二因联合，致月经后期。方剂选用桃红四物汤加减，同时加炙黄芪以补气健脾，脾气健旺，促进血液生成，推动血液运行，再辅以香附、郁金等调和气血，联合桃仁、红花、益母草等活血调经，气血同治，瘀血方能消。患者气血亏虚日久，恐肾阴不足，故加女贞子以滋补肾阴，补益之药太盛，恐会滋腻碍胃，故加用连翘用以清解滋腻。全方重在益气养血，活血调经，同时补益不忘清解，以免滋腻碍胃。

案 9　月经先后不定期——肝郁肾虚案

王某，女，23 岁。2018 年 2 月 23 日初诊。

患者以月经周期紊乱 10 年为主诉就诊。曾经口服中药调经治疗未好转。现症见：末次月经 2018 年 2 月 15 日，量不多，色暗，行经 7 日，月经周期不规律，时有提前，时有推后，伴腰困不适，乏力，纳眠可，二便调，舌淡暗，苔白，脉弦细。性激素未见明显异常。妇科 B 超示未见明显异常。诊为月经先后无定期，辨证属肝郁肾虚证，治法疏肝补肾、养血调经，方选用黑逍遥散加减。

处方：熟地黄 12g，当归 15g，醋柴胡 10g，炒白术 15g，白芍 15g，茯苓 15g，炙甘草 10g，醋郁金 10g，砂仁 6g（后下），醋香附 12g，炒山药 30g。6 剂，每日 1 剂，水煎 400ml，分早、晚饭后服用。

二诊（2018 年 3 月 1 日）：患者服药后，自觉精神体力较前明显好转，偶有腰困，纳眠可，二便调，舌淡，苔白，脉弦细。效佳，故守方继服 12 剂。

三诊（2018 年 6 月 2 日）：诉近 2 个月月经周期规律，27～28 天一至，未诉特殊不适。嘱患者畅情志，避风寒。不适随诊。

按：本病为月经先后无定期之肝郁肾虚型。《景岳全书·妇人规》中载："凡欲念不遂，沉思积郁，心脾气结，致伤冲任之源，而肾气日消，轻则或早或迟，重则渐成枯闭。"符合本案因肝郁导致肾虚发病的过程。因此，治疗当以疏肝补肾、养血调经为主。《临证指南医案》中载"女子以肝为先天"，故选黑逍遥散加减。逍遥散具有疏肝解郁、养血健脾之功，黑逍遥散在其基础上加熟地黄，具有滋水涵木之义，与炒山药配伍取补肾之功，郁金、香附经醋炙入肝经，可加强疏肝解郁之效，当归配香附以养血调经，为防滋腻之品碍胃运行，加砂仁以行脾胃之气。纵观全方，紧密与肝、肾二脏结合，顾护脾胃，疏肝补肾，养血调经，标本兼顾。

韦某，女，30 岁。2014 年 5 月 14 日初诊。

患者以带下量多、色黄 2 个月为主诉就诊。症见：带下量多、色黄，有异味，口苦，眼干，纳可，眠安，大便干，小便调，舌红苔黄腻，脉弦滑。本病当属带下病，辨证为肾阴亏虚、湿热下注证，治当固肾止带、清热利湿，方用易黄汤加减。

处方：炒山药 30g，炒芡实 30g，白果 15g，车前子 10g（包煎），黄柏 6g，姜半夏 10g，陈皮 15g，茯苓 15g，生甘草 10g，白芍 10g，厚朴 10g，连翘 10g。水煎取 400ml，分早、晚饭后 30 分钟温服，服 6 剂。禁忌：外感发热。嘱其规律饮食，适度运动。

二诊（2014 年 5 月 21 日）：患者带下量明显减少，色淡黄，舌红苔薄黄，脉弦滑。患者仍有湿热之象，故加炒薏苡仁 30g 以加强清热利湿之力。再服上药 6 剂，以善其后。

按：高老认为，本证多以肾阴亏虚兼有湿热为主，肾与任脉相通，肾虚有热，损及任脉，气不化津，津液反化成湿，循经下注于前阴，故带下色黄、黏稠量多，其气腥秽。治以固肾止带，清热利湿。方用易黄汤加减。方中重用炒山药、炒芡实补脾益肾，固涩止带。《本草求真》曰："山药之补，本有过芡实，而芡实之涩，更有胜于山药。"故为君药。白果收涩止带，兼除湿热，为臣药。用少量黄柏苦寒入肾，清热燥湿；车前子甘寒，清热利湿，均为佐药。诸药合用，重在补涩，辅以清利，使肾虚得复，热清湿祛，则带下自愈。佐以二陈汤以燥湿，连翘以清热。二诊中加用炒薏苡仁 30g 以达清热利湿之功。

案 11 带下病——脾虚肝郁、湿浊下注案

刘某，女，38岁。2015年7月7日初诊。

患者以带下量多色白1年为主诉就诊。症见：带下量多色白、质稀如唾，时轻时重，反反复复，伴身困乏力，纳可，食后腹胀，夜眠可，大便稀溏，小便正常。自述平素工作压力较大，性格急躁。月经初潮14岁，5～7/28天，末次月经6月26日，已干净。已婚，顺产1女，现已13岁。舌淡胖，有齿痕，苔白腻，脉濡弱。诊为带下病，辨证属脾虚肝郁、湿浊下注证，法当健脾疏肝、化湿止带。方用完带汤治之。

处方：党参15g，炒白术15g，炒山药30g，白芍12g，车前子12g（包煎），苍术15g，陈皮12g，柴胡6g，甘草6g，姜半夏10g，厚朴10g。6剂，每日1剂，水煎取400ml，分早餐后30分钟和晚睡前温服。禁忌：外感发热、咳嗽停用此药，及时就诊。嘱其慎起居，避风寒，畅情志，饮食有节，适度运动。

二诊（2015年7月14日）：诉服用前方后白带量明显减少，腹胀消失，困乏减轻，纳可，夜眠可，二便正常，舌淡胖苔薄白，脉濡。此乃脾气渐健、湿气渐消之征，继续使用上方，3剂，以善其后。4周后电话随访，患者白带痊愈。

按：裴老师认为，白带多为湿盛火衰，肝郁气弱，则脾土受伤，湿土之气下陷，是以脾精不守，不能化荣血为经水，带脉失约，湿浊下注而成白滑之物。临床上以脾虚肝郁多见，治宜补脾疏肝、化湿止带。此方脾、胃、肝三经同治，使风木不闭塞于地中，则地气自升腾于天上，脾气健而湿气消，从而使绵绵之白带完全中止。方中量大者补养，量小

者消散，寓补于散中，寄消于升内，全方简明扼要而药力专注，故而效佳。

案12 带下病——肝郁脾虚、湿热下注案

李某，女，43岁。2018年7月12日初诊。

患者以带下量多8年余为主诉就诊。患者带下量多8年，色白，偶有颜色发红，伴腹痛，全身疲乏无力，颜面色斑，晦暗，食纳可，睡眠一般，舌暗红，苔黄厚，脉沉细。既往史：8年前行"子宫肌瘤切除术、胆囊切除术"。末次月经2018年6月25日，行经10日，色暗，夹血块，小腹疼痛。诊为带下病，辨证属肝郁脾虚、湿热下注所致，治疗当疏肝健脾、祛湿止带，选方逍遥散加减。

处方：柴胡10g，当归12g，炒白术15g，白芍12g，薄荷3g（后下），甘草6g，党参15g，姜半夏10g，厚朴10g，香附15g，郁金15g，黄柏6g。6剂，每日1剂，水煎分早、晚饭后服。

二诊（2018年7月19日）：患者带下量明显减少，近2日为褐色分泌物，小腹坠胀，困乏无力较前改善，纳眠可，二便调，舌暗红，苔黄，脉沉细。上方去薄荷，加牡丹皮凉血清热。6剂，每日1剂，水煎分早、晚饭后服。

三诊（2018年7月26日）：患者诉带下较前明显减少，无褐色分泌物。继续上方加减调理。

按：《傅青主女科》："妇人有带下而色黄者，宛如黄茶浓汁，其气腥秽，所谓黄带是也。夫黄带乃任脉之湿热也……唯有热邪存于下

焦之间，则津液不能化精而反化湿也……法宜补任脉之虚而清肾火之炎，则庶几矣……"此患者带下色白，湿重于热，故治疗上偏于化湿，加之患者皮肤色暗，月经夹血块等症状，一派肝经瘀滞、湿阻不化之表现，湿困于脾，脾土受伤，湿土之气下陷，是以脾精不守，不能化荣为经水，反变成白滑之物，由阴门下之。治宜疏肝健脾，祛湿止带，方用逍遥散疏肝健脾，郁金、香附相使为用，共奏行气解郁之功，党参长于补气健脾，厚朴行气兼燥湿，黄柏善清下焦之火，善燥下焦之湿，此方脾、胃、肝三经同治，使风木不闭塞于地中，则地气自升腾于天上。肝气舒、脾气健而湿气消，从而使绵绵之白带完全中止。

<h2>案 13　经行发热——肝郁化火案</h2>

田某，女，37岁。2016年9月6日初诊。

患者以经期发热半年为主诉就诊。症见：每遇经期自觉发热，体温38.1～38.9℃，无鼻塞流涕，无咽痛咳嗽等外感症状，经净热退，发热期间曾自服退热药，效果欠佳。平素月经周期规律，5～7天干净，色暗，伴有血块，量可，末次月经8月11日。平素急躁易怒，纳可，夜眠差，二便正常，舌暗红苔薄黄，脉弦细数。诊为经行发热，辨证属肝郁化火证，治当疏肝解郁、养阴清热，方用丹栀逍遥散加减。

处方：牡丹皮15g，焦栀子6g，柴胡10g，当归15g，白芍15g，炒白术12g，甘草6g，茯苓12g，生地黄12g，知母10g，郁金10g，姜半夏10g。6剂，每日1剂，水煎取400ml，分早餐后30分钟和晚睡前温服。嘱其慎起居，避风寒，畅情志，饮食有节，适度运动。

二诊（2016年9月13日）：诉服药期间月经来潮，经期体温虽有升高，但最高37.8℃，血块明显减少，情绪较前稳定，偶有腹胀，夜眠可，舌红苔薄白，脉弦细。此乃热象减轻，仍有肝郁之象，故在上方基础上加厚朴10g，6剂。

后未再求诊。半年后因其他疾病就诊时，诉上次治疗后月经来潮再无发热症状，体温正常，情绪稳定，纳可，眠安，二便正常。

按： 本病属于肝郁化火，久而伤阴之证。根据《内经》"木郁达之"的原则，首先顺其调达之性，开其郁遏之气，同时养营血而健脾土，以达养阴补脾之需。本病发病，裴老师认为此与妇人情志不畅，肝气郁滞，久而气郁化火，不得发散，每至经期，由于阴血下行，阳气偏旺，体内郁热蒸动，故见发热。治宜疏肝解郁、养阴清热为法，以丹栀逍遥散佐以生地黄、知母等养阴清热之品，增强退热之功，又不至有碍脾胃运化。纵观全方既有凉血清热又有养血滋阴，治疗本病可谓标本兼顾。

案 14 痛经——气阴两虚案

孙某，女，19岁。2018年4月8日初诊。

患者以痛经6年为主诉来诊。6年前患者初潮即出现行经腹痛，痛不可忍，冷汗淋漓，夜不能寐。平素月经规律，量少，色淡，质稠，白带量多，色白。口渴多饮，夜间盗汗，睡眠差，双下肢自感冰凉，乏力，纳食一般，二便调。舌红，苔薄，脉沉细。诊为痛经，辨证属气阴两虚证，治疗当益气养阴、调和冲任为主，方选逍遥散合生脉散加减。

处方：炒白术15g，茯苓15g，醋柴胡6g，白芍15g，当归10g，炙甘草6g，香附15g，砂仁6g（后下），厚朴10g，地骨皮15g，麦冬 15g，五味子 10g。6 剂，每日 1 剂，水煎服 400ml，分早、晚 2 次服用。

二诊（2018 年 4 月 15 日）：患者来诊时述，服上药后睡眠较前改善，口干、口渴症状有所减轻，乏困减轻。近日时有隐隐腹痛，月经将至，裴老师嘱患者调畅情志，不要过于忧虑。上方去砂仁、麦冬、五味子，加红花 6g，吴茱萸 6g，炒山药 30g。予服 6 剂，经期可不停药。

三诊（2018 年 4 月 22 日）：患者来诊，诉服用上药后，末次月经来行，疼痛较前减轻许多，可以忍受。平素白带较前减少，症状大为缓解。患者情绪振奋，继服药。

再诊时症状已减轻大半，坚持服药半年而愈。

按： 痛经属中医"痛经"或"经行腹痛"范畴，是妇科常见病之一。《诸病源候论》即谓"妇人月水来腹痛者，由劳伤气血以致体虚，受风冷之气，客于胞络……风冷与气血相击，故令痛也。"《妇人大全良方》云："妇人经来腹痛，由风冷客于胞络冲任。"

中医学很早就主张在适当时期内用药。如《素问·刺疟》云："凡治疟先发，如食顷，乃可以治，过之则失时也。"治疟如此，治痛经亦不例外。虚寒气滞型痛经，在临经初期，小腹冷痛，经来不畅时用药，最为妥当。与寒证治疗时机相同，则为血瘀型，两者都有气滞血阻现象，也应在行经初期，经水涩滞，腹痛剧烈，夹有瘀块时服药，使引起经行不畅而腹痛之瘀滞得散，经水恢复通畅，腹痛也就可以自然消失。至于虚性痛经，无论为气虚或血虚，甚至冲任虚弱，都由身体虚弱引起，以致经来腹痛。所以体虚是本，经痛是标。《素问·阴阳应象大论》即有"治病必求其本"的原则。因此宜于平时服药，使身体强壮，到经行期间不一定服药，痛经也会一次比一次减轻，达到痊愈之目的。总之，病在冲任、子宫，变化在气血。痛经诊断主要根据疼痛的时间、部位、性质及月经的情况，把握舌、脉的变化是辨证的关键，其治疗以调理冲任气血为其原则，还需根据标、本、缓、急之不同，分别采用急则缓急止痛治其标，平时辨证求因以治本。生活上应注意调摄情志，适宜寒温，防止过劳等。

裴老师常根据月经的周期、颜色、经量、质地及相关的全身症状辨证分型，分清寒热虚实，以逍遥散平和之剂，补泻调和，每获良效。《格致余论》："将行而痛者，气之滞也，来后作痛者，气血俱虚也。"实者多痛于经前或经期，且多刺痛或胀痛，痛时拒按，经通而痛自减；虚者多痛于经后或经期将净时，腰酸隐痛，大都喜按，得热痛减属寒，得热痛剧为热。

本案患者根据月经特征及临床表现，辨为气阴两虚证，选方为逍遥散合生脉散。逍遥散其性平和，不偏寒热，疏中有敛，泻中有补，有疏肝健脾、和血调经之功，气行则血行，血行则经自调，经调而痛自止，正合痛经的基本病理。临床可根据痛经的偏寒、偏热、偏虚、偏实之不同，随症化裁。方中醋柴胡疏肝解郁，并配当归、白芍养血柔肝为君药；炒白术、茯苓为臣药，以健脾祛湿，使消化有权，气血有源；炙甘草为使药，益气补中；配白芍缓急止痛。此方既疏肝解郁，养血活血，又兼理冲任，与麦冬、五味子合用，共奏益气养阴、调理冲任之功。

第九节　绝经前后诸证

案 1　绝经前后诸证——肝郁化火案

强某，女，54岁。2019年10月14日初诊。

患者以"潮热、出汗、烦躁、失眠4年余"为主诉来诊。现病史：患者近4年来反复出现潮热，出汗，烦躁易怒，失眠，口苦，偶有心慌、胸闷、气短，胃脘部嘈杂，纳可，大小便正常，舌红，苔黄厚,脉弦滑。诊为绝经前后诸证,辨证属肝郁化火证,治疗当以疏肝理气、清热泻火为主,方选丹栀逍遥散加减。

处方:柴胡10g,当归15g,白芍15g,白术15g,甘草6g,牡丹皮15g,焦栀子6g,郁金15g,知母15g,黄芩6g,川芎10g,12剂,每日1剂,水煎400ml,早、晚饭后温服。嘱患者畅情志,调饮食,勿劳累。

二诊(2019年10月28日):患者诉服药后潮热、出汗明显减少,睡眠可,烦躁易怒减轻,胃脘部嘈杂稍减轻,纳可,大便不成形,每天2次,小便正常,舌红,苔白厚,脉弦滑。守方去牡丹皮、焦栀子、知母、黄芩,加姜半夏、厚朴、玄参、黄连,继服6剂,不适随诊。

1个月后随访患者,上述症状均消失。

按: 绝经前后诸证是指妇女在绝经前后,出现烘然而热,面赤汗出,烦躁易怒,失眠健忘,精神倦怠,头晕目眩,耳鸣心悸,腰背酸痛,手足心热,或伴有月经紊乱等与绝经有关的症状。本病证候参差出现,发作次数和时间无规律性,病程长短不一,短者数月,长者可迁延数年以至于十余年不等。相当于现代医学的"围绝经期综合征"。本病的主要病机为肝肾阴阳失调。本案患者年逾七七,正是冲任二脉虚衰,脏腑功能衰退,气血阴阳失调之际。正如《素问·上古天真论》云:"女子七岁,肾气盛,齿更发长;二七而天癸至,任脉通,太冲脉盛,月事以时下,故有子……七七任脉虚,太冲脉衰少,天癸竭,地道不通,故形坏而无子也。"由于肾阴渐衰,阴血不足,难以涵养肝木,致肝阳偏亢,虚热内扰,阴虚生内热,则出现潮热、出汗;肝阴不足,导致肝失疏泄,情志失调,则烦躁易怒;火热上扰心神,则失眠。本案患者辨证为肝郁化火之证,治疗当以疏肝理气、清热泻火为

主，方选丹栀逍遥散加减。方中牡丹皮、焦栀子、黄芩以清热凉血以养阴；知母入肾经，清虚热，退潮热；川芎、郁金透达木郁，加之柴胡善能调达肝胆，升发火郁，相合成方，符合木郁达之之法。服药后患者症状均较前明显减轻，仍有胃脘部嘈杂不适，故二诊时于方中加入健脾理气之药以顾护胃气，加入黄连以清心安神，正如《本草分经》中所言："一味黄连，入心则泻火，镇肝凉血"。诸药合用，共奏疏肝理气、清热泻火之功。

案2　绝经前后诸证——肝郁肾虚案

张某，女，53岁。2018年7月2日初诊。

患者以"潮热、出汗、烦躁、失眠4个月余"为主诉就诊。4个月前因"子宫肌瘤"于外院行"子宫、双侧卵巢全切术"，术后出现潮热、出汗、烦躁、失眠，严重影响日常生活，曾服中药汤剂治疗，未见明显缓解。现症见：潮热，汗出尤甚、烦躁易怒，夜眠差，入睡极其困难，伴胃脘不适，全身乏力，食欲缺乏，二便调，舌红，苔白厚，脉弦。本病诊为绝经前后诸证，辨证属肝郁肾虚证，治疗当以疏肝解郁、滋肝补肾为法，方选黑逍遥散加减。

处方：熟地黄12g，柴胡10g，当归15g，白芍15g，炒白术15g，茯苓15g，甘草10g，厚朴10g，郁金15g，知母15g，生姜6g，醋香附15g。6剂，每日1剂，水煎400ml。早、晚饭后温服。嘱患者畅情志，调饮食，勿劳累。

二诊（2018年7月9日）：患者诉服药后潮热、出汗有所减轻，情绪稍好转，仍心烦易怒，睡眠较前有所改善，胃脘不适明显减轻，食欲较前好转，乏困稍减轻，二便调，舌红，苔白厚，脉弦。考虑肝郁日久，火热旺盛，故去掉香附、生姜，加牡丹皮、焦栀子以清肝泻火，川芎以行气活血，再服6剂。

三诊（2018年7月19日）：患者诉服药后潮热、出汗明显减轻，情绪逐渐好转，烦躁减轻，睡眠明显改善，无明显胃脘不适，食欲进一步好转，乏困减轻，精神好转，二便调，舌红，苔白厚，脉弦。上方去甘草，加醋香附15g，继服6剂。

四诊（2018年7月26日）：患者诉偶有潮热、出汗，烦躁易怒较前缓解，睡眠可，精神佳，纳食可，二便调，舌红，苔白，脉弦。守方继服6剂以巩固疗效。

2个月后电话随访，患者诉上症皆消。

按： 绝经前后诸证，即现代医学的围绝经期综合征，又称更年期综合征。本病多与肾虚关系密切。《素问·阴阳应象大论》曰："年四十，而阴气自半也，起居衰矣。"即人过四十，肾中精气开始衰减。《素问·上古天真论》中载："女子七岁，肾气盛，齿更发长……七七，任脉虚，太冲脉衰少，天癸竭，地道不通，故形坏而无子也。"女子七七四十九之时，冲任二脉亏虚，天癸竭，肾水不足，而出现潮热、盗汗等，不能制约上焦心火，故心烦而失眠，无以滋养中焦肝木，而致肝阴不足，虚火内生，则易发为本病。

裴老师认为，情志因素与本病的发生密切相关。肝为木，肾为水，肝藏血，肾藏精，肝肾同源，肝血化生肾精，肝之疏泄功能可影响肾之封藏功能，因此临证时不仅以"肾"为辨证核心，同时也以"肝"为辨证切入点进行辨证施治。裴老师认为，肾为先天之本，与本病息息相关。她注重"三因制宜"，重视由于生活、工作、社会等多种因素导致的情志失调问题，故辨证时善从肝论，肝疏泄如常，肾中阴精按时充溢，否则肾中阴阳失衡，继而影响心脾。加之该患者年过五十，以肾虚为本，复因手术切除子宫及双侧卵巢。卵巢居于子宫两侧，古人已认识到胞宫不仅指子宫，还包括输卵管、卵巢等结构。胞宫行经、蓄经、藏泻分明，《素问·奇病论》中载"胞络者，系于肾"。肾与胞宫相连，一旦缺失胞宫，妇人经断，肾中阴阳失衡，累及他脏，则更易发为本病。故治疗以疏肝解郁、滋肝补肾，选方为黑逍遥散加减。方中熟地黄滋阴补肾，盐知母入肾经，滋肾阴，清虚热，二药相使为用，共奏滋阴清热之功；方中郁金、醋香附皆可疏肝解郁，一寒一温，旨在寒热平调，肝郁日久，影响脾胃升降失常，故以厚朴、生姜行气宽中和胃。二诊症状有所改善，考虑患者病久，郁火内生，故去掉香附、生姜，加牡丹皮、焦栀子以清肝泻火，辅川芎以行气活血。三诊去甘草，换醋香附，意在加强疏肝解郁行气之功。郁解气行，脏腑功能方能得以如常。四诊时偶有潮热、汗出，情绪稳定，眠佳，生活顺心，故守方继服。2个月后随访，上症悉除。

案3 绝经前后诸证——肝郁化火案

高某，女，49岁。2018年3月6日初诊。

患者以潮热、汗出3个月为主诉就诊。3个月前患者出现潮热、汗出，未予重视。现症见：潮热、汗出，手足心热，心烦、心慌，口苦，夜眠差，困乏，纳可，小便频，大便调，舌红，苔白，脉弦细。近1年来月经不规律，末次月经：2017年12月，量可，色红，夹有血块，行经4日。本病诊为绝经前后诸证，证属肝郁化火，治疗当疏肝解郁、清肝泻火为主，方选加味逍遥散化裁。

处方：牡丹皮15g，当归15g，醋北柴胡10g，白芍15g，炒白术15g，茯苓15g，甘草10g，焦栀子6g，醋郁金15g，盐知母15g，川芎10g，酒黄芩10g。共6剂，水煎服，每日1剂，每次400ml，早、晚饭后温服。

二诊（2018年3月13日）：患者潮热、汗出，手足心热、心烦、心慌较前减轻，无口苦，夜眠一般，困乏减轻，纳可，二便调，舌红，苔白稍厚，脉弦细。继以上方加减，去牡丹皮、栀子、黄芩，加薄荷3g（后下），姜半夏10g，厚朴10g。继服12剂。

三诊（2018年4月5日）：患者潮热、汗出、心烦进一步减轻，手足心热，夜眠改善，纳可，二便可，舌红，苔薄白，脉弦细。患者症状好转，上方减薄荷、姜半夏，加牡丹皮10g，栀子6g，再服6剂。

四诊（2018年4月12日）：服上药后，患者症状明显好转。偶有潮热，无汗出，夜眠可，纳可，二便可，舌红，苔薄白，脉弦细。在上方基础上减牡丹皮、厚朴，加香附12g，薄荷3g（后下），继服6剂，不适随诊。

1个月后随访，上症皆消。

按： 本案乃肝郁化火之绝经前后诸证。此患者系情志不遂，肝失条达而郁结，肝气横逆乘脾，导致脾失健运，营血生化不足则不能濡养肝体，形成木不疏土、土不荣木的病理变化，故出现潮热、汗出，手足心热、心烦、心慌、口苦、困乏。方选丹栀逍遥散加减，方中丹皮以清血中之伏火、焦栀子以清肝热，并导热下行，醋北柴胡、醋郁金、川芎以疏肝行气，白芍、当归以养血敛阴，柔肝缓急。炒白术、茯苓、甘草益气健脾。酒黄芩以增清热之力。全方共行疏肝解郁，滋阴清热之效。复诊时患者郁热之征较前改善，故在原方基础上减牡丹皮、栀子、黄芩，加薄荷以透邪解郁，加姜半夏、厚朴健脾以顾护胃气，有利于疾病向愈。老师根据患者临床症状、舌苔脉象灵活加减用药，取得满意的临床效果，值得反复学习。

案4 绝经前后诸证——肝郁兼阴虚血热案

唐某，女，47岁。2018年5月7日初诊。

患者以潮热、汗出半月为主诉就诊。患者于半月前出现潮热、汗出。末次月经：2018年2月1日，行经13天，量可，色红，无血块，无痛经。症见：潮热汗出，口干，鼻腔干燥，齿痛，纳可，眠可，大便稍干，1日1次，小便可，舌红赤，苔白厚，脉弦细。诊为绝经前后诸证，辨证属肝郁兼阴虚血热证，治疗当疏肝解郁、清热养阴为主，选方为加味逍遥散化裁。

处方：牡丹皮15g，当归15g，醋北柴胡10g，白芍15g，炒白术15g，茯苓15g，麸炒苍术10g，焦栀子6g，醋郁金15g，知母15g，川牛膝15g，薄荷5g（后下）。6剂，水煎服，每日1剂，每剂400ml，早、晚饭后温服。

二诊（2018年5月14日）：患者诉潮热汗出较前明显减轻，口干、鼻腔干燥、齿痛均较前减轻，纳可，眠可，大便质可，1日1行，小便调，舌红，苔白，脉弦细。守方继服6剂。

三诊（2018年5月21日）：患者偶有潮热、汗出，仍口干、鼻腔干燥，无明显齿痛，纳眠可，二便调，舌红，苔白，脉弦。上方去牛膝，加生地黄12g，继服6剂。

1个月后随诊，诉上症皆除。

按： 绝经前后，机体多处于"阴常不足，阳常有余"的状态。此患者情志不畅，引起肝郁，肝郁气滞，郁久化火，故出现口干，鼻腔干燥，齿痛，大便稍干，舌红赤，苔白厚，脉弦细。再加之患者"七七任脉虚"，肝肾阴虚，故出现潮热、汗出的症状。方选丹栀逍遥散加减。方中焦栀子苦寒，清宣郁热，解郁除烦，导热下行；牡丹皮清热凉血，两者均为清肝泻火之要药；醋北柴胡疏肝解郁，白芍酸甘，敛阴养血，柔肝缓急。当归辛温，养血活血，归、芍与柴胡相伍，使血气和而肝气柔，养肝体而助肝用；"见肝之病，知肝传脾，当先实脾"，实土以防木

乘，麸炒苍术、炒白术、茯苓和中而补土。醋郁金、知母、薄荷以清郁热，川牛膝引热下行。三诊考虑患者病久阴虚血热，故去牛膝，加生地黄以清热养阴。全方共奏疏肝健脾、清热养阴之功。

案5　绝经前后诸证——肝郁脾虚案

马某，女，52岁。2018年6月1日初诊。

患者以潮热汗出1个月余为主诉就诊。现症见：潮热汗出，口干，口苦，纳可，夜眠差，入睡困难，大便质稀，1日2次，小便可。已停经1年。舌红，苔白厚，脉弦细。本病诊为绝经前后诸证，辨证属肝郁脾虚证，治疗当疏肝解郁，方选逍遥散加减。

处方：炒白术15g，茯苓15g，醋柴胡6g，白芍15g，当归12g，炙甘草6g，郁金10g，知母15g，厚朴10g，牡丹皮15g，炒栀子6g，金钱草30g。共6剂，每日1剂，水煎400ml，分早、晚饭后服用。

二诊（2018年6月8日）：服药后潮热汗出明显减轻，口干、口苦有所减轻，纳可，夜眠较前改善，入睡困难，大便质稀，1日2次，小便可。舌红，苔白厚，脉弦细。继以上方加减，去厚朴加龙胆6g，继服6剂。

三诊（2018年6月15日）：潮热汗出基本消失，口干、口苦明显减轻，纳可，夜眠渐佳，大便较前成形，1日1次，小便可，舌红，苔薄白，脉沉细。上方去龙胆，加川芎10g，6剂。

四诊（2018年6月22日）：服药后口干、口苦基本消失，未诉其他不适，纳眠可，二便调，舌红，苔薄白，脉沉。效不更方，继服

6剂，不适随诊。

按： 裴老师认为，绝经前后诸证与肝、肾有关，涉及心、脾。患者情志不畅，肝郁脾虚，故见潮热汗出，大便质稀。郁久化火，可见口干口苦，热扰心神则入睡困难。病性为虚实夹杂，证属肝郁脾虚证，治疗以疏肝清热、健脾养血为主，方剂选用逍遥散加减。方中加郁金、知母以滋阴润燥，牡丹皮、炒栀子、金钱草以清肝泻火，加厚朴以增行气之效，且可顾护脾胃。二诊时考虑患者郁火未解，肝胆火旺，加龙胆以清泻肝胆之火。三诊时患者郁热已减，去龙胆，加川芎以行气活血。方药对证，故获良效。

案 6　绝经前后诸证——肝火旺盛案

董某，女，50岁。2018年1月9日初诊。

患者以间断潮热汗出3年为主诉就诊。3年前患者出现潮热、出汗，未在意，时轻时重，间断口服"更年安片"等，仍反复出现上述症状。现症见：潮热出汗，口干口苦，偶有头晕，耳鸣，心慌，小腹发凉，食纳可，眠差，入睡困难，二便调，舌暗红，苔黄，脉弦滑。已绝经2年。本病为绝经前后诸证，由肝火旺盛所致，治疗当以清肝泻火为主，方用加味逍遥散化裁。

处方：牡丹皮15g，焦山栀6g，炒白芍12g，炒白术15g，柴胡10g，当归12g，茯苓15g，甘草6g，知母15g，郁金15g，龙胆草6g，川芎10g。6剂，水煎400ml，分早、晚饭后服用。嘱患者心情放松。

二诊（2018年1月16日）：患者诉潮热明显减轻，仍有出汗，口干口苦较前减轻，无头晕，仍有耳鸣，心慌减轻，自觉小腹复温，食纳可，入睡时间较前缩短，二便调，舌暗红，苔白，脉弦滑。继服上方，去龙胆草，加地骨皮15g以清透虚热，12剂。

三诊（2018年1月30日）：患者诉偶有潮热，汗出明显减少，口干口苦较前减轻，无头晕、心慌，偶有耳鸣，未觉小腹发凉，食纳可，睡眠较前明显改善，可较快入睡，二便调，舌暗红，苔白，脉弦细。效不更方，继服12剂。

2个月后随访，患者诉偶有耳鸣，余症皆除。

按： 裴老师认为，女子易情绪波动，一旦情志不畅，引动肝火，火热循肝经而上，故口干、口苦，耳鸣；肝火上扰脑窍故而头晕；上扰心神，心神不宁而心慌、失眠；火热上行，上下不通而致下焦发凉，肝火旺盛，煎熬肾水，致肾阴亏虚，阴阳失衡，故潮热、汗出从而发为本病。病位在肝，涉及心、肾，虚实夹杂，肝火旺为实，肾阴虚为虚，治疗当虚实兼顾，治疗大法为清肝泻火，兼滋阴清热，方剂选用加味逍遥散化裁。牡丹皮以清肝经伏火，栀子善清三焦之火热，龙胆草长于清肝胆实火，共奏清肝泻火之功；郁金善疏肝解郁，凉血安神助眠，川芎长于行气活血，二药配伍，气血兼顾，使气机调和而脏腑安；肝火久久不散，必然伤阴耗液致阴虚内热，用知母以滋阴清热，以调和阴阳。二诊汗出明显，认为病久脏腑阴阳失衡，以阴虚为重，故去龙胆草，而地骨皮专入肝、肾经，故加地骨皮以清透虚热。三诊病情明显好转，故效不更方。全方共奏清肝泻火，滋阴清热之功。

第十节 五官科病

案1 耳聋病——肝郁化火案

魏某，男，57 岁。2013 年 7 月 25 日初诊。

患者以突发性右耳听力下降半年为主诉就诊。患者平素性情急躁，半年前出现突发性右耳听力下降，伴眩晕，耳鸣，恶心，曾于外院口服"强的松"1 个月，无效。症见：右耳听力下降，伴眩晕，耳鸣，恶心，纳差，夜眠可，二便调。查其舌红，苔白厚腻，诊其脉弦。辨为肝气郁结、肝火上扰所致耳聋病，法当清肝泻火，方用丹栀逍遥散加味。

处方：牡丹皮 15g，焦栀子 6g，当归 10g，白芍 10g，柴胡 10g，白术 15g，茯苓 15g，炙甘草 10g，姜半夏 10g，炒山药 40g。7 剂，水煎取 400ml，分早餐后 30 分钟和晚睡前温服。禁忌：外感发热、咳嗽停用此药，及时就诊。嘱其畅情志，慎起居，饮食有度，适度活动。

二诊（2013 年 8 月 1 日）：诉药后大便偏稀，口苦，余症明显缓解，于上方去牡丹皮、栀子，加金钱草 30g，炒山药 50g。

三诊（2013 年 8 月 7 日）：继服 7 剂，诸症消失。

按：患者平素性情急躁，郁怒不畅，使肝失调达，气失疏泄，而致肝气郁结，气郁日久可以化火，火性炎上，循肝脉上行，则眩晕、耳鸣，肝火上扰清窍，致耳窍功能失司，听力障碍。《素问·脏气法时论》说："肝病者……气逆则头痛，耳聋不聪。"耳属少阳，少阳经气阻滞，则耳

聋。肝郁及脾，脾失健运，运湿生痰，则纳差、咯痰。本方既有柴胡疏肝解郁，又有当归、白芍养血柔肝。尤其当归之芳香可以行气，味甘可以缓急，更是肝郁血虚之要药。白术、茯苓健脾去湿，使运化有权，气血有源。炙甘草益气补中，缓肝之急，虽为佐使之品，却有襄赞之功。牡丹皮能入肝胆血分，以清泻其火邪。焦栀子亦入营分，能引上焦心肺之热，屈曲下行，合于前方中自能解郁散火，火退则诸病皆愈耳。姜半夏温中化痰，降逆止呕。炒山药健脾补气。服药后肝火减轻，故去牡丹皮、栀子，加金钱草以清肝火余热，炒山药加量以增健脾止泻之效。

案 2 唇燥病——燥热伤阴、气阴两虚案

王某，男，45岁。2013年3月2日初诊。

患者以"口唇干燥2年，加重2个月"为主诉就诊。症见：上唇干燥较轻，下唇皮肤干裂翘起，色白，冬春季节更甚。查其舌质红而微暗，苔薄白少润，诊其脉象平和。辨证为燥热伤阴，气阴两伤。法当益气养阴、生津润燥，方用生脉散加减。

处方：北沙参15g，麦冬15g，五味子10g，天花粉20g，葛根15g，炙甘草5g。5剂，水煎取400ml，分早餐后30分钟和晚睡前温服。忌烟、酒、浓茶、咖啡及辛辣刺激之品以及鱼、虾、蟹、牛肉及火锅等。嘱其畅情志，慎起居，饮食有度，适度活动。

二诊（2013年3月8日）：口唇燥裂减轻，已有润色。因公事繁忙，无暇煎药，改用生脉口服液常服。

三诊（2013年4月7日）：复诊，上症皆除。

按：高老认为，本病症状在唇，可知其因在脾。主要是由于脾胃湿热内蕴，郁久化火，复感外邪，风火相搏，上熏于唇；或火热炽盛，日久伤阴，阴虚血燥风盛，唇肤失养而成。脾"开窍于口""其华在唇"，为津液输布之枢。《素问·经脉别论》曰："饮入于胃，游溢精气，上输于脾，脾气散精，上归于肺，通调水道，下输膀胱，水精四布，五经并行。"脾虚不运，气不布津，津不上承于口，以荣于唇，故见本证。故本案从益气养阴入手以生津润燥，方以生脉散加味。方中北沙参益气养阴；麦冬养阴润燥，清热生津；五味子酸收敛阴；天花粉清热生津；葛根升胃中阳气，生津布津；炙甘草补中益气，与五味子相配，具有酸甘化阴之功。诸药合用，共奏益气生津、生津润燥之功，使脾气充足，阳升津布，药至效彰。

案3 唇风案——阴虚火旺、肝胃不和案

赵某，女，70岁。2013年12月3日初诊。

患者以口唇反复皲裂脱皮3年为主诉就诊。患者自诉3年来口唇反复皲裂脱皮，常伴口疮反复发作，先后于外院诊治，自购多种中西药内服、外用，均未见明显减轻。症见：口唇皲裂蜕皮，致张口异常艰难，伴发口疮难愈，心烦易急，食少纳差，全身困乏，胃脘胀，食后甚，夜眠差，难入睡、多梦、易醒，大便干燥难解，2~3天1行，小便黄，舌质红，苔厚腻，脉沉细弦。患者既往有习惯性便秘病史18年，高血压病史13年。辨证为阴虚火旺，肝胃不和所致的唇风。治当养阴清热、疏肝和胃，方用小柴胡汤加减。

处方：北沙参15g，北柴胡10g，姜半夏10g，白芍15g，厚朴10g，郁金10g，盐知母15g，川芎10g，麸炒枳实15g，石斛15g，砂仁6g（后下），甘草10g。6剂，水煎服，每日1剂，早、

晚温服。并嘱患者宜清淡食物，注意口腔清洁，保持良好心情，适
度运动，以使气机条达。

二诊（2013 年 12 月 10 日）：口唇干裂较服药前明显减轻，张口
言语或饮食无任何不适，旧发之口疮已敛，疼痛明显减轻，未有新起口
疮，困乏缓解，胃胀之感大减，纳食可，夜眠转佳，入睡如常，大便虽
偏干但较药前顺畅，小便可，舌质红，苔腻，脉沉细弦。继用上方，去
陈皮，加地骨皮 15g 合郁金以增强清热透热之功，继服 6 剂。

三诊（2013 年 12 月 17 日）：患者自觉口唇湿润，口周皮肤如
常，心烦易急，困乏缓解，多食胃胀，平时如常人，纳食可，夜眠转
佳、多梦，大便稍干，1 日 1 行，小便调，舌质红，苔腻，脉沉细弦。
得效守方，去地骨皮、郁金、知母，加香附 15g，当归 15g 以行气调
气、养血活血，加竹茹 6g 合柴胡、半夏、陈皮、茯苓等取竹茹温胆汤
之义以清热利湿、宁神除烦，继服 6 剂。

四诊（2013 年 12 月 24 日）：患者自觉口唇润泽如常，偶有心
烦，口疮未发，困乏已解，胃脘无不适，纳食可，夜眠转佳，二便调，
舌质红，苔薄，脉沉细弦。又胃为肺金之母，子病则母虚，故上方添麦
冬 10g 以加强滋肺生津、清心除烦之力，加薏苡仁 30g 以加强健脾渗湿
之功，继服 12 剂以巩固疗效。

按： 结合剥脱性唇炎患者的临床特点，可知其符合中医"唇
风""紧唇"等范畴。早在《诸病源候论·紧唇候》中记载："脾胃有
热，气发于唇，则唇生疮，而重被风邪，寒湿之气搏于唇，则微肿湿
烂，或冷或热，乍瘥乍发，积月累年，谓之紧唇。"该患者病久，反复
发作，曾用抗生素及多种苦寒药，日久伤脾害胃。一则胃气失和，湿热
积滞耗气伤阴，虚火上炎；二则涎液不充，口唇黏膜失润，络脉受损
而致。《丹溪心法·口齿》所言："服凉药不愈者，因中焦土虚，且不能
食，相火冲上无制。"脾胃气机失和，延及三焦气机不利，又少阳为全

身脏腑气机之枢机，上可通调肺卫，中可畅达肝、胆、脾、胃，下可转输肾、膀胱。使少阳气机通调，脏腑气化功能正常，方能驱邪外出。故治以调畅枢机，养阴清热，疏肝和胃为法。

本案用小柴胡汤为基础方，加用北沙参以养阴清热、益胃生津，方中柴胡寓"火郁发之"之义，佐以盐知母、石斛、竹茹性寒质润，清胃火，养胃阴；以玄参、麦冬、白芍润胃养肺、滋阴柔肝的同时，尚可发挥清心火之功；麸炒枳实、砂仁、厚朴、陈皮以健脾燥湿，防滋阴清火之品损伤胃气；以郁金、川芎、香附、当归以疏肝和胃，行气养血。诸药相伍，主旨在于畅少阳之气机，益津液，养气阴，使脾胃后天之气通而不滞，命门先天之火盛而有制，水能济火，水火既济，升降和调，阴阳平和，唇风乃愈。

案4 唇炎——胃热炽盛案

谈某，女，45岁。2010年8月13日初诊。

患者以"口唇干裂难忍，剧痒半年余"为主诉就诊。口唇周围皮肤潮红，自觉唇部干裂难忍，剧痒，于外院诊为唇炎，予"派瑞松、二苯环庚啶乳膏"交替外搽，当时症状稍轻，如2～3日后不涂上药，皮疹便呈现前状。症见：口唇周围皮肤潮红，自觉唇部干裂难忍，剧痒，口干苦，纳食可，夜眠可，小便色黄，尿有热感，大便秘结3～4日1行。月经已过一周，经行量多，色深有血块，舌质红，苔黄燥，脉滑数。辨证为胃热炽盛，循经上扰，法当清胃凉血、通腑泻热，方用清胃散加减。

处方：黄连10g，生地黄30g，当归10g，牡丹皮15g，升麻6g，白芍10g，知母10g，连翘20g，生甘草10g，川牛膝10g，炒山药40g。6剂，水煎服，每日1剂，第一次煎煮20分钟左右，第二次煎煮 25 分钟左右，两煎混匀，早、晚饭后 30~60 分钟温服。外用：金银花 30g，玄参 30g，当归 20g，生甘草 10g，水煎两次混和适量待凉，每日 1 剂。嘱其：纱布蘸药液敷于患处，每日数次，忌食腥辣之物。

二诊（2010 年 8 月 20 日）：服药 6 剂后，口唇及周围皮损已明显由潮红转淡，触之稍有灼热感，痒症大减，口苦口渴症状明显减轻，二便正常，舌边尖红，苔薄黄根燥，脉滑。症轻药减，原方生地黄改为 20g，连翘减为 15g，续服 12 剂。外用药原方继续外敷。

三诊（2010 年 9 月 12 日）：患者自觉效果较好，再连服 12 剂，皮疹全消，诸症告愈。

4 个月后电话随访无复发，经行血块未见。

按：唇炎属中医"唇风"范畴，现代医学认为口周皮炎的发病与寒冷、干燥、日光照射、烟酒刺激以及舔唇、咬唇、乐器吹奏等因素有关。经用激素抗过敏止痒、西药霜膏外搽，皮损可暂时消退，但过后仍会反弹。患者口唇周围皮肤潮红，自觉唇部干裂难忍，剧痒，兼有口苦口渴、小便黄热、大便干结等症状，舌质红苔黄燥、脉滑数，辨证属胃有积热，循经上攻所致。足阳明胃经"入下齿中，还出挟口环唇，交人中"。患者病位在口唇部，故以清胃散加减清胃凉血、通腑泻热而获效。方中用苦寒泻火之黄连为君，直折胃腑之热。臣以甘辛微寒之升麻，一取其清热解毒；二取其轻清升散透发，可宣达郁遏之伏火，有"火郁发之"之意。"火郁发之"首见于《素问·六元正纪大论》："五运之气……郁极乃发，待时而作"。"火郁"是指热邪伏于体内，"发"是因势利导、发泄之意。"火郁发之"即是对火郁之病因，因势利导，通过宣发郁热，疏散郁结，透邪外出，以达到气机调畅，开合、升降、出入协调，使机体恢复到阴平阳秘，从而保持一种动态的平衡状态。黄连得升麻，降中寓升，泻火而无凉遏之弊；升麻得黄连，散火而无升焰之

虞；伍连翘以助直达病所；胃热盛已侵及血分，进而耗伤阴血，故以生地黄、知母凉血滋阴；牡丹皮、白芍凉血清热；川牛膝引邪热下行，皆为臣药；当归养血活血，以助消肿止痛，为佐药；升麻兼以引经为使。诸药合用，共奏清胃凉血之效，以使上炎之火得降，血分之热得除，于是循经外发诸症，皆可因热毒内彻而解。

高老认为，此法不仅运用于外感热病，亦适用于内伤杂病。尤其对治疗"邪毒"等一些疑难病、重病治疗开辟思路，"热毒内伏"及时运用"发之"之法，效如桴鼓。

案5 口疮——湿热蕴结、郁热化火案

杨某，女，70岁。2013年8月31日初诊。

患者以复反性口腔溃疡3个月余为主诉就诊。患者近3个多月以来反复出现口腔溃疡，口苦，心烦急躁，胃胀，嗳气，反酸，纳差，夜眠可，大便时干时稀，小便调，舌红苔薄白，脉弦细。既往有冠心病史、高脂血症病史。两天前查胃镜：胆汁反流性胃炎。辨证为湿热蕴结，郁热化火所致的口疮，治当滋阴清热、理气燥湿，方用四逆散加减。

处方：柴胡10g，白芍15g，枳实15g，麦冬15g，石斛15g，竹茹10g，姜半夏10g，厚朴10g，砂仁3g（后下），黄柏6g，炒山药30g，甘草10g。7剂，水煎服，每日1剂，分2次服，每服200ml。

二诊（2013年9月7日）：口腔溃疡疼痛减轻，胃脘不适缓解，纳食转佳，口干苦减轻，心烦急躁，大便稍稀，舌红苔薄白，脉弦细。

上方去黄柏，加知母 10g。

三诊（2013 年 9 月 14 日）：口腔溃疡明显好转，未有新发口疮，胃脘无不适，口干口苦较前明显缓解，情绪可，纳食转佳，大便成形，舌红苔薄白，脉弦细。上方加炒白术 15g 以增强健脾利湿之功。

1 个月后口疮痊愈，随诊 3 个月口疮无复发。

按： 脾为后天之本，气血生化之源，是人体水谷精微运化的枢纽。脾阴乃脾之阴液，是水谷精微化生之营血、津液、脂膏之类。其灌溉五脏六腑，营养四肢百骸，是脾土职司之物质基础。脾在人体生命活动中生理功能的发挥，全赖脾阴和脾阳的相互协调和依存。脾阴主濡润，濡润则津液充盛，脏腑经络得濡养。脾阳主温运，温运则元气充盛，生机洋溢活泼。在运化功能中，脾之阴阳共同协调，完成对饮食物的消化吸收。

中医学认为，脾开窍于口，舌为心之苗，而脾胃以膜相连，口唇舌体溃烂应责之于脾胃。现代医学认为，其与维生素缺乏、免疫功能失调、胃肠道功能紊乱、变态反应、病毒感染、精神神经营养障碍以及局部创伤等有关。高老指出，本病本为阴虚，标有湿热，脾失健运，湿浊内生，滞于中焦，清气不升，浊气不降，浸淫唇舌则口腔溃烂；湿浊黏腻，不易速除，脾失健运，湿浊难化，故反复发作，难以根治。再加之该类患者长期服用清热解毒等类药物，导致阴液受损。治宜滋阴清热、理气燥湿，方用四逆散加味，以麦冬、石斛、甘草润以补之，姜半夏、厚朴、砂仁以燥湿健脾，黄柏以清热行气化湿。全方清不伤阴，滋不恋邪，共奏养阴清热利湿之功，收到满意疗效。

案 6 口疮——心胃之火上炎案

李某，女，42 岁。2012 年 4 月 8 日初诊。

患者以口腔溃疡反复发作 1 年为主诉就诊。症见：口腔溃疡反复发作，多发于齿龈黏膜或舌尖部位，有时数个疮面，灼热疼痛，口干，口中腥气味重，食纳可，夜眠可，大便干燥，2~3 日一行，尿色黄赤。平素喜凉饮及辛辣之品。舌质红，苔黄腻，脉滑数。辨证为心胃之火上炎，法当清心养阴、清胃凉血，方用清胃散合导赤散加减。

处方：黄连 3g，当归 10g，牡丹皮 12g，升麻 6g，生地黄 15g，石膏 15g（先煎），淡竹叶 5g，麦冬 12g，玄参 15g，草石斛 15g，甘草 3g。7 剂，水煎取 400ml，分早餐后 30 分钟，晚睡前温服。禁忌：外感发热、咳嗽停用此药，及时就诊。嘱其畅情志，慎起居，饮食有度，适度活动。

二诊（2012 年 4 月 16 日）：口腔溃疡逐渐愈合，口干、大便干燥亦缓解，舌质红，苔薄黄，脉滑。上方去石膏，加知母 10g，继服 10 剂，水煎服。

按：《素问·气交变大论篇》言："岁金不及，炎火乃行……民病口疮。"《石室秘录》言："口舌生疮，乃心火郁热而然。"《丹溪心法》言："凡口舌生疮，皆上焦热壅所致。"本案患者长期喜食辛辣之品，火热内蕴，循经上蒸，热瘀交结，腐蚀肌膜，发为口疮。视其口疮部位多在齿龈与舌，齿龈为足阳明胃经循行所过，舌为心之苗，故辨证为心胃火热炽盛，上炎熏蒸于口，故从清心养阴、清胃凉血入手，治以清泻心胃之火。清胃散长于清泻胃火，又能凉血散瘀；导赤散长于清泻心火，还可通利小便，使邪热从尿液排出体外；又加入性味辛寒之石膏，泻火而不凝滞；玄参、麦冬、草石斛助生地黄滋阴清热，顾护阴液。全方有泻有散，有清有养，导邪外出。

案 7 口疮——肝郁化火案

刘某，男，34 岁。2019 年 8 月 26 日初诊。

患者以"反复口腔溃疡 1 年余加重 2 个月"为主诉来诊。患者于 1 年前无明显诱因反复出现口腔溃疡，疼痛剧烈，难以消退，曾于外院口服中药汤剂治疗，效果不佳，严重影响生活质量。现症见：口腔溃疡，疼痛剧烈，伴口干，烦躁，夜梦多易惊醒，舌红，苔黄厚，脉弦数。本案由肝郁化火所致，治疗当以疏肝解郁、健脾和营、清郁热为主，方用丹栀逍遥散加减。

处方：牡丹皮 15g，焦栀子 6g，醋柴胡 10g，当归 12g，白芍 15g，炒白术 15g，茯苓 15g，甘草 6g，厚朴 10g，连翘 10g，知母 15g，郁金 15g。6 剂，水煎服，早晚饭后半小时温服。嘱患者放松情绪，忌食辛辣刺激之品。

二诊（2019 年 9 月 2 日）：患者诉服药 6 剂后，口疮明显减少，未有新发，口干、烦躁症状好转，夜梦多易惊醒，舌偏红，苔薄黄，脉弦数。效不更方，上方去厚朴、牡丹皮，加姜半夏、川芎，继服 6 剂。

三诊（2019 年 9 月 9 日）：患者诉口腔溃疡已消退，上述症状基本消失，稍觉腹胀，舌偏红，苔薄白，脉弦细。效不更方，上方去焦栀子、川芎，加厚朴、玄参，继服 6 剂以巩固治疗。

药后随访 1 个月，口腔溃疡未再复发。

按：口疮即现代医学的复发性口腔溃疡。复发性口腔溃疡，是一种常见的发生于口腔黏膜的溃疡性损伤疾病，具有周期性、反复发作的特点，可发生在口腔黏膜中任何部位，多为口角、舌尖、舌体两侧、牙龈及颊黏膜处，发作时局部灼痛明显，甚者可影响食欲、说话和情绪。流

行病学调查显示，本病发病率在 20% 左右，多见于青壮年。现代医学研究认为，复发性口腔溃疡的发生可能与免疫、遗传、内分泌、感染、维生素缺乏等多种因素有关。由于具体病因及发病机制尚未明了，缺乏针对性的治疗，导致临床治疗效果较差，难以根治，反复发作，迁延难愈，对患者情绪、饮食、语言和营养都存在较大的影响。

裴老师认为，口疮多与压力过大、情志不调、饮食不节、熬夜、过度劳累等有关，病机以气郁及阴虚为本，火热上炎为标，病变脏腑主要在于肝、脾（胃）、心、肾。治疗上，常以疏肝解郁，清热泻火，滋养阴液为主。

本案患者为青壮年，长期工作压力大、熬夜，口腔溃疡反复发作，缠绵难愈。情绪不畅，则肝郁气滞，气机不畅，郁而化火，一方面暗耗阴血，阴虚火旺烧灼口舌而致口疮；另一方面"肝足厥阴之脉……其支者，从目系下颊里，环唇内"（《灵枢·经脉》），肝经经舌体绕颊环唇，肝火循经上炎，灼膜生疮。且患者病情反复、长期情志不遂，导致肝胆气滞，郁而化热，口舌生疮。如《医方考·口病方论》言："盖肝主谋虑，胆主决断。劳于谋虑决断……故令舌疮。"肝郁化火，火热上扰心神，则烦躁；火热伤津，则口干；肝胆互为表里，肝胆不疏，则梦多易惊醒。故本案患者辨证为肝郁化火证，治疗当以疏肝解郁、健脾和营、兼清郁热为主，方用丹栀逍遥散加减。方中醋柴胡作为君药，具有疏肝理气解郁、清热的作用；当归、白芍作为臣药，具有补血、活血、敛阴柔肝的功效；炒白术、茯苓作为佐药，具有健脾益气、和营化气生血的功效；牡丹皮、焦栀子作为佐药，可以清热凉血，其中栀子能够泻心火、除心烦，牡丹皮能够入肝胆的血分、清血中之浮火；甘草作为使药，具有调药和中的作用。方中加入厚朴理气健脾化湿；连翘素有"疮家圣药"之称，具有清热解毒、散结消肿的作用；郁金、知母清热解郁，清心凉血除烦。诸药合用，共奏疏肝解郁，健脾和营，兼清郁热之功。

马某，女，25岁。2012年4月23日初诊。

患者以反复口舌溃疡1年为主诉就诊。患者自诉因口腔溃疡先后于多家医院就诊，曾服用中药汤剂，组方中多为苦寒清热泻火之品，服药后效果均不甚理想。现症见：口舌溃疡，痛甚，影响进食，头昏，口干不欲饮，夜眠可，大便稀溏，小便调，察其舌红绛苔白，口腔黏膜及舌尖多处溃疡，诊其脉沉细。辨证为上热下寒所致的口糜，法当补虚和中、泻热消疮，方用甘草泻心汤加减。

处方：甘草15g，姜半夏10g，党参10g，酒黄芩9g，黄连6g，干姜3g，生石膏30g（先煎），知母10g，陈皮15g，生山药30g。6剂，每日1剂，水煎取400ml，分早餐后30分钟和晚睡前温服。禁忌：外感发热停用此药，及时就诊。嘱其慎起居，避风寒，畅情志，饮食有节，适度运动。

上方服用1剂后痛减明显，5剂后溃疡痊愈。此后随访3个月，未再复发。

按： 该患者就诊前曾使用苦寒药物，效果欠佳，同时伴有头昏、痞满症，为饮留邪聚，提示胃气不振，故辨为上热下寒证，且中气虚弱，治宜补虚和中、泻热消疮，方用甘草泻心汤加减。方中重用甘草缓急安中；党参、生山药以健胃消疮；姜半夏、陈皮、干姜祛饮和胃；黄连、酒黄芩以清上热；生石膏、知母以清热养阴生津。整体辨证用药，方药对证，获效甚佳。

案9 喉痹——外感风热案

程某，男，30岁。2012年1月9日初诊。

患者以"咽痛1周，往来寒热2天"为主诉就诊。1周前出现咽喉肿痛，2天前出现往来寒热，头痛，自服"阿莫西林胶囊、抗病毒颗粒"等药后症状未见明显减轻。症见：咽喉肿痛，往来寒热，头痛，纳可，夜眠可，大便干，小便黄。察其咽部色红，咽后壁可见数个点状溃疡，舌红苔黄腻，诊其脉浮数。体温38.5℃。辨证为外感风热所致喉痹，法当和解少阳、清热利咽，方用小柴胡汤加减。

处方：柴胡10g，甘草10g，姜半夏10g，酒黄芩10g，金银花20g，连翘15g，板蓝根10g，山药15g，3剂，每日1剂，水煎取400ml，分早餐后30分钟和晚睡前温服。禁忌：禁食辛辣刺激之品。嘱其慎起居，避风寒，畅情志，清淡饮食，适度运动。

二诊（2012年1月11日）：诉服用前方当日汗出热退身凉，次日体温37.5℃，3剂后往来寒热、头痛消失，二便正常，咽痛明显减轻。舌红苔薄白，脉细。此乃表热已清，可适当加用养阴利咽之品，故前方去金银花、连翘、板蓝根，加用生地黄15g，玄参15g，天花粉15g，3剂，以善其后。

按：本病发病，高老认为头面部为少阳经循行会聚之处，为肝胆诸症之外候，为邪气滞于少阳，肝胆气机不畅，郁而化火，胆火上灼咽部，咽部为厥阴经脉循行部位，与少阳经互为表里，治宜和解少阳、疏肝利胆、清火利咽。以小柴胡汤化裁，加用生地黄、玄参、天花粉养阴利咽之品，其症俱消。

第十一节　皮肤病

案 1 斑秃——肝肾亏虚、精血不足、瘀血阻滞案

李某，女，41岁。2011年11月2日初诊。

患者以头发片状缺失1个月余为主诉就诊。1个月前无明显诱因在头左侧和左侧近顶部相继出现约1cm×1cm和4cm×4cm大小的片状脱发，形如钱币，露出头皮，在院外治疗月余效果欠佳。症见：头晕，咽部异物感，神疲乏力，右上肢偶有麻木，腰膝酸软，失眠多梦，大便干，1~2日1行，小便调。月经提前5~7天，末次月经10月25日来潮，经量渐减少，血色暗红。舌红质暗少苔，脉沉细涩。辨证为肝肾亏虚、精血不足、瘀血阻滞，治当补益肝肾、养血活血，方用神应养真丹加减。

处方：当归10g，川芎10g，白芍10g，熟地黄15g，天麻10g，羌活3g，女贞子15g，墨旱莲15g，麦冬15g，菟丝子15g，姜半夏10g，炙甘草10g。6剂，水煎服，每日1剂，第一次煎煮20分钟左右，第二次煎煮25分钟左右，两煎混匀，早、晚饭后30~60分钟温服。嘱：取新鲜生姜，切成薄片，在斑秃患处搓擦，每日2~3次，每次5~10分钟，用力均匀，使头皮自觉发热，连续使用至新发长出为止。调畅情志，勿食辛辣油腻之物。

二诊（2011年11月9日）：乏力、腰痛较前减轻，夜眠改善，月经未潮；脱发部位面积较小之处已有细绒毛长出，头晕和上肢麻木症状偶发，大便一日一次且顺畅。因用嗓过度致咽喉不适，查咽腔红，舌淡暗，苔薄白，诊其脉细略涩。在原方基础上去菟丝子，加连翘12g，

继服 12 剂。嘱做颈椎 X 线检查。

三诊（2011 年 12 月 6 日）：末次月经 11 月 30 来潮，量增多颜色较红，神疲乏力，腰膝酸软明显减轻，患处新发渐生，睡眠明显好转，查其舌淡红，苔薄白，诊其脉细。颈椎 X 线片示：颈椎 4、5、6 骨质增生，颈椎 5、6 椎间盘膨出。原方继续服 12 剂，同时配合生姜搓擦患处皮肤；配合骨科手法颈椎治疗。

四诊（2012 年 1 月 25 日）：因工作繁忙，一直用该方口服，诸症均好转，患处新发已生，发黑稠密润泽。

一年后随访未复发。

按：斑秃，俗称"鬼剃头"，是一种骤然发生的局限性斑片状的脱发性疾病。其病变处毛发脱落，头皮正常，无炎症及其他自觉症状。由于七情不遂，思虑过度，暗耗心血所致，或与肝肾亏虚，精血不足，瘀血阻滞相关。中医学认为"肾藏精，其华在发""肝藏血，发为血之余"，精血不足，发无所养，发为血之余，瘀血阻滞，新血不生，生发无源，故毛发脱落；肝肾亏虚，筋骨失养，故腰膝酸软，神疲乏力；精血不足，心神失养，故失眠多梦；精血不能上荣于面和肢体，故头晕而肢体麻木；舌淡暗少苔，脉细涩，均为精血不足，瘀血阻滞之象。

神应养真丹，原载于《三因极一病证方论》，由当归、川芎、白芍、熟地黄、天麻、羌活、菟丝子、木瓜组成，具有补益肝肾、养血活血的功效，为治疗脱发的经典方剂。高老认为，在本方基础上加减化裁的思路为"发为血之余"，方中当归、川芎、白芍、熟地黄补血活血，具有促进发长之效；"肾藏精，其华在发"，故以女贞子、墨旱莲、菟丝子补肾益精，肾精充足，则发得其所养；天麻、羌活祛风通络，引药上行，直达病所，以助生发；生姜，味辛性温，气味俱厚，浮而升阳，利用其升阳调达气血的作用，促使毛发再生。全方滋肾柔肝、补血填精、疏风俱齐，恰合病机。

案2 痤疮——肝郁化火、气血瘀滞案

徐某，女。2012年2月5日初诊。

患者以面部痤疮反复发作5年为主诉就诊。症见：面部痤疮，面部潮热，手足心热，经常有汗，纳差，小便黄。月经周期提前3~7天，量少色暗。查其舌暗红，苔黄腻，诊其脉弦有力。辨为肝郁化火、气血瘀滞证，法当清肝泻热、调和气血，方用丹栀逍遥散加减。

处方：牡丹皮15g，焦栀子6g，当归10g，白芍10g，茯苓15g，白术12g，柴胡10g，生甘草10g，连翘12g，姜半夏10g，黄芩6g。7剂，水煎取400ml，分早餐后30分钟和晚睡前温服。禁忌：外感发热、咳嗽停用此药，及时就诊。嘱其畅情志，慎起居，饮食有度，适度活动。

二诊（2012年2月13日）：服药后诸症皆有改善，面部痤疮减少，面部潮热、手足心热出汗等症都有减轻。舌暗红，苔黄腻，脉弦有力。守上方再服7剂，水煎服。

三诊（2012年2月21日）：诸症皆有明显改善，其他症状也基本消除。为清除余邪而善后，故守原方，再进7剂。

按： 中医认为，痤疮常有血热存在，血中之毒是由五脏蕴热，注入血脉。本案患者属青春期后发病的患者。冲任隶属于肝肾，月事来潮前，经血充盈，易为肝气所激惹，气有余便是火，火性炎上，炼津为痰，气血瘀滞再加湿热蒸腾共凝面部而成痤疮。手足心热经常有汗，乃是阳明胃热和心肾有火。故患者皮损常经前加重。方用柴胡、焦栀子、黄芩清肝泻火，清热燥湿，导热下行；白芍酸苦微寒，柔肝缓急；牡丹

皮凉血活血，去血中伏热，调和气血；当归甘苦温，养血和血；木郁不达致脾虚不运，故以白术、甘草、茯苓健脾益气，既能实土以御木侮，又能使营血生化有源；连翘清热解毒透邪，善清心火而散上焦风热，又能消痈散结，以助上药消散面部瘀结；半夏辛开散结。诸药合用，共奏清肝泻热、调和气血之功。

案 3　湿疮——湿热蕴脾案

张某，男，32岁。2018年3月12日初诊。

患者以全身多处丘疹瘙痒半年为主诉就诊。症见：颜面部及胸背部丘疹，色红伴有瘙痒，晨起痰多色白，食纳佳，夜眠可，二便调。察其舌红苔白厚，诊其脉沉濡。患者形体肥胖，平素喜食肥甘厚味、醇酒辛辣之品。此为湿热蕴脾所致，法当和解少阳、健脾燥湿，方用小柴胡汤合二陈汤加减。

处方：柴胡6g，姜半夏10g，黄芩6g，甘草10g，陈皮15g，茯苓15g，麸炒苍术15g，厚朴10g，薏苡仁30g，山药30g。6剂，每日1剂，水煎取400ml，分早餐后30分钟和晚睡前温服。嘱其控制饮食，加强运动。

　　二诊（2018年3月19日）：自诉服药后无新发丘疹，原丘疹颜色变淡，瘙痒稍有减轻，仍有痰，夜眠可，二便正常，已遵医嘱控制饮食。舌红苔薄白，脉沉细。故前方加连翘10g，白芷15g，12剂。
　　三诊（2018年4月9日）：诉服用前方后瘙痒消失，丘疹及痰量均明显减少。舌淡红苔薄白，脉沉。继续服用上方，6剂，以善其后。

　　按："有诸内者，必形诸外"，人体外部的异常表现则提示人体内部

相应的脏腑功能失调。本病发病，裴老师认为素体虚弱，脾为湿困，蕴久化热，或嗜酒伤及脾胃，脾失健运，湿热内生所致。该病病位主要在脾胃，脾胃为仓廪之官，主化主升，主纳主降。脾主太阴湿土，得阳始运，胃属阳明燥土，得阴则安。脾胃为人体生化之源，脾胃升降适宜，则阴阳冲和，否则诸恙丛生。本例属湿热蕴脾，故以小柴胡汤和解少阳，合二陈汤加薏苡仁、麸炒苍术、山药、厚朴增强健脾和中、行气化湿之功，佐以连翘、白芷以清热止痒。全方简明扼要而药力专注，故而效佳。

案4　湿疹——心肝热盛案

张某，女，38岁。2010年4月11日初诊。

患者以左侧耳后枕部皮肤湿疹1个月为主诉就诊。患者近1月左侧耳后枕部皮肤瘙痒疼痛，每天必洗头以达暂时止痒，先后口服"阿司咪唑片、氯雷他定、特非那定、二苯环庚啶"，外用"炉甘石洗剂、皮炎平"等，皮疹有时消退，但过后仍如前状，痒感不减。症见：左侧耳后枕部皮肤瘙痒疼痛，伴心烦急躁易怒，头痛头胀，耳鸣目赤，口苦口渴，纳食可，夜眠可，大便调，小便色黄不利。察见：左侧耳后枕部皮肤有5cm×4cm大小红色团块，起皮屑，抓后痒甚。舌质边尖红赤，苔黄，诊其脉弦滑数。辨证为心肝热盛，蕴于肌肤，兼感湿侵所发湿疹。法当清心泻肝，佐以疏风止痒，方用龙胆泻肝汤合导赤散加减。

处方：龙胆草10g，炒栀子6g，黄芩10g，柴胡6g，当归10g，生地黄30g，泽泻10g，通草6g，姜半夏10g，甘草10g，竹叶3g，白茅根30g。6剂，水煎服，每日1剂，第一次煎煮20分钟左右，第二次煎煮25分钟左右，两煎混匀，早、晚饭后30~60分钟温服。嘱患者忌辛辣刺激性食物，畅情志。

二诊（2010年4月18日）：服药6剂后，患者觉急躁易怒、头痛头胀、口苦口渴、耳鸣目赤症状减轻大半，小便正常，痒感大减，皮损发生次数明显减少，即使搔抓皮损颜色由原来潮红转淡红。耳后团块减小至3cm×3cm大小。原方生地黄减为15g，白茅根减为20g，续服12剂。

药后痒感消失，自己再按原方进服12剂，半年后因感冒就诊而述皮疹未再反复。

按： 近年来湿疹的发病呈上升趋势，这与气候环境变化，大量化学制品在生活中的应用，精神紧张，生活节奏加快，饮食结构改变均有关系。《素问·至真要大论》病机十九条曰："诸痛痒疮，皆属于心"，即凡由热邪引起的皮肤疮疡、红肿发痒之证，都与心有关。因心主火，火亢则血热，热邪与血相搏而致皮肤疮疡。热甚则疮痛，热微则疮痒；实热则局部痛重且胀，虚热则局部痒而不痛。

脾为湿困，蕴久化热，或肝火犯肺，肺主皮毛功能失常，或肝经郁火下传子脏，母病及子所致。临床以病程持续时间较长，局部皮损红白相间，局部流淡黄色液体，质黏，痒痛起皮屑，反复发作等症突出。患者已使用多种西药内服外用，皮损仍时起时消，反复再现，痒感剧烈。所属病证是由肝胆实火，肝经湿热循经上扰所致。肝经湿热上扰则耳后及目作痛，或听力失聪；旁及两胁则痛且口苦。故方用龙胆草大苦大寒，上泻肝胆实火，下清下焦湿热，为本方泻火除湿两擅其功的君药；黄芩、炒栀子具有苦寒泻火之功，为臣药。泽泻、通草、竹叶、白茅根清热导湿，使湿热从水道排出；肝主藏血，肝经有热，本易耗伤阴血，加用上药，再耗其阴，故用生地黄、当归滋阴养血，以使标本兼顾；方用柴胡引诸药入肝胆；姜半夏伍柴胡顾护中焦，黄芩清少阳肝经之热；甘草达调和诸药之效。综观全方，是泻中有补，利中有滋，以使火降热清，湿浊分清，循经所发诸症而愈。高老认为，本方药多苦寒，易伤脾胃，时时固护脾胃。柴胡在本方为佐使药，量宜轻，达引药入病所之效。

案5 白驳风——脾胃虚弱案

马某，男，4岁5个月。2019年7月31日初诊。

患者以发现后背部白斑1年为主诉就诊。1年前发现后背部出现散在白斑，范围约2cm×3cm，于某皮肤病专科医院就诊，无明显效果。现症见：后背部散在白斑，范围约2cm×3cm，食欲缺乏，纳食一般，二便可，察其舌淡红，苔白，脉沉细。诊为白驳风，辨证属脾胃虚弱证，治疗当以健脾和胃为主，方以白术厚朴汤加减。

处方：炒白术10g，厚朴8g，麸炒枳壳6g，山药30g，僵蚕6g。6剂，每日1剂，水煎200ml，分早、晚饭后半小时温服。嘱患者服药期间忌食生冷食物。

二诊（2019年8月6日）：6剂药后，无特殊不适，纳食较前好转，二便可，舌淡红，苔白，脉沉细。患者症状较前明显减轻，故守法继用，根据目前情况，上方山药减量至20g，加麦冬8g，竹茹6g，6剂，服法同上。

三诊（2019年8月13日）：患者后背部白斑范围缩小，纳食尚可，精神可，二便调，舌质红，苔白，脉沉细。病情进一步好转，上方去僵蚕，加地骨皮8g，继服12剂。

四诊（2019年8月27日）：后背部白斑已不明显，大便3日未解，故上方枳壳换为枳实6g，加玄参15g，继服6剂。

五诊（2019年9月8日）：后背部白斑已完全消退，纳眠可，二便调，舌淡红，苔薄白，脉沉。根据目前情况，去上方玄参，加石斛10g，继服6剂，不适随诊。

半年后电话随访，诉全身皮肤未再出现白斑。

按： 白驳风也称白癜，首见《诸病源候论·白癜候》中，"白癜者，面及颈项身体皮肤肉色变白，与肉色不同，亦不痛痒，谓之白癜"。发病多由先天不足、情志不畅、外伤所致，以气血失和，脉络瘀阻为基本病机。白小林主任医师认为，本病发病是以情志不畅、肝肾不足、脾胃虚弱为基础。本案患者为幼儿，根据四诊合参资料，以脾胃虚弱为主，食欲缺乏，气血化生乏源，故气机不畅，血脉运行不利，肌肤腠理失养，故出现局部皮肤白斑。故治疗当以调和脾胃气机为主，治法以健脾和胃为主，选用白术厚朴汤。该方出自《黄帝素问宣明论方》，具有利胸膈、除寒热、美饮食之效，在此只取白术、厚朴以求"美饮食"之效。炒白术甘温，入肺、胃经，为补气健脾第一要药，为全方君药；炒山药不仅补脾益气，又能滋养脾阴，为臣药；厚朴功善下气除满，枳壳行气宽中除胀，二药联合以行中焦脾胃气机，使得脾胃健运，为佐药；方中僵蚕可祛风通络，意在通络和血，使得血脉流通，白斑消退，为全方使药。故药后患者白斑明显消退，考虑患者病程较长，伤及脾胃之阴，故后期治疗阶段均在健脾和胃的基础上，配合养阴合营之法后显见疗效。

白小林主任医师认为，临证时一定要学会见微知著，司外揣内。《素问·阴阳应象大论》中："以我知彼，以表知里，以观过不及之理，见微得过，用之不殆。"即通过表面的现象挖掘内在核心病机，对症下药才能疗效凸显。白驳风乃皮肤科常见疾病及难治性疾病，实际是因脏腑功能紊乱，气血失和引起，故而外病内调才能解决根本问题。这也彰显了秦晋高氏内科学术流派在诊疗疾病时的特色，把握核心病机，从病机入手，选方经典，用药精准，方达良效。

案 6 粉刺——肝脾不调案

张某，女，30 岁。2018 年 11 月 1 日初诊。

患者以面部反复痤疮 4 年为主诉来诊。现症见：皮疹满布颜面，皮疹凸起，痘疹呈白色，毛孔粗大，纳眠可，大、小便调。末次月经 2018 年 10 月 31 日。舌淡，苔薄白，脉弦细。辨证属肝脾不调证，治疗当以调和肝脾为主，方选逍遥散化裁。

处方：柴胡 10g，当归 15g，白芍 15g，白术 15g，茯苓 15g，姜半夏 10g，炙甘草 6g，牡丹皮 15g，郁金 10g，连翘 10g，厚朴 10g，薏苡仁 30g。12 剂，每日 1 剂，水煎 400ml，早、晚饭后温服。嘱患者服药期间禁辛辣刺激食物，生活规律，避免熬夜及长时间日晒。

二诊（2018 年 11 月 15 日）：患者诉服药后症状较前好转，额部及面颊部痘疹较前好转，左侧面颊皮肤较前光滑，毛孔缩小，口唇周围痘疹仍存在，皮疹凸起不显，无新出痘疹，纳眠可，二便调，舌淡，苔薄白，脉弦细。守方去牡丹皮，加黄连 6g，继服 6 剂。

三诊（2018 年 11 月 22 日）：患者诉服药后症状均较前明显好转，纳可，眠安，二便调，舌淡，苔白厚，脉弦细。守方去姜半夏、黄连，加黄芩、苍术，继服 6 剂，不适随诊。

3 个月后随诊患者颜面皮肤光洁、无痘疹。

按： 粉刺是一种以颜面、胸、背等处见丘疹顶端如刺状，可挤出白色碎米粒样粉汁为主的毛囊、皮脂腺的慢性炎症，为临床常见皮肤病证之一。相当于现代医学的"痤疮"。该病虽表现多样，但主要病机在于肝气郁结，气郁化火，湿、热、痰、瘀阻滞于面部、颈、胸、背等部位经络而成。对于本病的治疗，裴老师认为遵循内、外治结合为原则，同时应注意不同的年龄阶段其辨证有所侧重。青春期痤疮，多从肺、胃论治；女性青春期后痤疮患者，多从肝、肾论治；久治不愈者，多存在本虚标实，应注意补泻兼施。本按患者为青春期后女性，平时生活、工作压力大，致情志不舒，继而肝脏失养，肝为风木之脏，脾为湿土之脏，

五行生克制化，肝与脾相辅相成，肝之疏泄不及，致脾失运化，湿气内生，湿易阻滞气机，加重脾失健运，导致气血生化不足，则肌肤失养，故而出现皮疹布满颜面、毛孔粗大、皮疹凸起、痘疹呈白色。故裴老师认为本例患者当属肝脾失调之证候，治疗当以调和肝脾为主，方选逍遥散化裁。方中柴胡、郁金疏肝解郁，以顺肝木之性；白芍、当归养血柔肝，助柴胡恢复肝顺达之性，兼制柴胡疏泄太过；白术、茯苓、姜半夏、厚朴、薏苡仁以理气健脾，促进气血生化，使肝有所藏，可实土以抑木；牡丹皮性苦辛微寒，入心、肝、肾经，主要用于清热凉血，活血散瘀；连翘性苦寒，主入心经，既能清心火，解疮毒，又能消散痈肿结聚，素有"疮家圣药"之称；炙甘草调和诸药，且能益气健脾。全方共奏调和肝脾之功，收效甚佳。

案7 粉刺——肝郁脾虚案

刘某，女，29岁。2019年6月10日初诊。

患者以"反复颜面部出现红色丘疹3年，加重2周"为主诉就诊。患者3年前因工作压力大，出现颜面部红色丘疹，未予重视。2周前症状加重，稍觉痛痒不适，经前加重，微感灼痛，手足心热，伴汗出，受凉或进食寒冷食物后大便不成形，纳食一般，夜眠可，小便调。舌质红，苔薄白，脉弦细。本病由肝郁脾虚、阴虚内热而致，治宜疏肝健脾、滋阴清热，方用逍遥散化裁。

处方：醋柴胡10g，白芍15g，炒白术15g，茯苓15g，当归15g，甘草10g，醋郁金15g，盐知母15g，厚朴10g，砂仁6g（后下），地骨皮15g，连翘10g。6剂，每日1剂，水煎400ml，分早、晚饭后30分钟温服。嘱患者服药期间禁食辛辣刺激油腻之品，保持心情舒畅。

二诊（2019 年 6 月 17 日）：药后颜面红色丘疹明显减轻，偶有新发痘疹，手足心热、汗出明显好转，大便仍不成形，故去盐知母，加炒薏苡仁以增强健脾祛湿之力，继服 6 剂。

三诊（2019 年 6 月 24 日）：颜面无新发痘疹，皮疹颜色渐淡，手足心热、汗出消失，大便较前成形，舌质淡红，苔薄白，脉弦细。上方去地骨皮，加枳壳 12g。效不更方，嘱其继服上方 12 剂以巩固之。

半年后电话随访，患者诉无新发痘疹，嘱患者畅情志、调饮食，不适随诊。

按：《临证指南医案》中载："女子以肝为先天。"肝藏血，主疏泄，调节气机，调畅情志。裴老师认为，现代人因工作、生活等压力巨大，易致情志不畅，首犯肝气，肝为木，喜条达，恶抑郁，肝郁气滞，则影响脾胃运化，水谷精微物质以及水液运化失调，形成内湿，故大便不成形，郁久化火上蒸头面，若热入血分，蕴结肌肤，则发为粉刺；或食辛辣刺激油腻之品，则助长热邪；或为阳热体质，阳盛则热，更诱发、加重粉刺。本案患者因长期工作压力大，气机不畅，肝郁气滞，肝木横克脾土，故出现大便不成形；脾虚生痰湿，湿热内蕴上蒸颜面而表现出颜面痘疹显著；湿浊内生，郁久化热，邪热伤阴，阴虚日久，阳气不能内守，虚浮于外，故而出现手足心热，伴汗出。方中逍遥散为基础方，奏调畅气机、调和肝脾之功；醋郁金辅助增强疏肝解郁之力；厚朴、砂仁行气健脾除湿；盐知母、地骨皮相合以增强滋阴清热；连翘为疮家圣药，不仅能清热解毒，又可散结消肿，为裴老师治疗痘疹要药。二诊时，热邪渐退，湿热留恋，仍有新发痘疹，去盐知母以减轻寒凉药物的用量，加炒薏苡仁健脾除湿兼清热。三诊时，诸症显减，大便较前成形，阴虚之象已然不显，此时当加强行气健脾之力，故去地骨皮，加枳壳宽胸理气。全方重在透解肝经郁热，调整脏腑，调和阴阳，辨证精确，用药灵活。

罗某，男，25 岁。2019 年 9 月 2 日初诊。

患者以"脱发 2 年余"为主诉就诊。患者 2 年前因工作压力大而出现脱发，曾于外院口服中药汤剂治疗，效果一般。现症见：脱发，前额明显，头发油腻，脾气急躁，食欲一般，夜眠可，二便调，舌暗红，苔白厚略腻，脉弦细。中医辨为发蛀脱发（肝郁肾虚兼血瘀证），治疗以疏肝补肾健脾、清热活血为原则，选方以逍遥散加减。

处方：醋柴胡 10g，当归 15g，炒白术 15g，白芍 15g，茯苓 15g，炙甘草 6g，郁金 15g，姜半夏 10g，厚朴 10g，连翘 15g，薄荷 6g（后下），墨旱莲 15g，取颗粒剂 6 剂，每日 1 剂，开水冲服，分早、晚饭后温服。

二诊（2019 年 9 月 9 日）：服药后脱发量减少，头发油腻减轻，轻度胃胀，纳眠可，二便正常。舌红，苔白厚，脉弦。上方去姜半夏，加玄参 20g，继服 6 剂。

三诊（2019 年 9 月 16 日）：患者诉脱发较前明显改善，头发轻度油腻，胃胀基本消失，纳眠可，大便偏稀，小便调，舌淡红，苔白，脉弦。方剂不变，于上方去薄荷，加姜半夏 10g，嘱其继服 12 剂。

2 周后复诊，诸症消失，嘱患者坚持门诊中药汤剂治疗。

3 个月后新发生长接近正常，无明显脱发表现。

按：《灵枢·经脉》载"肝足厥阴之脉……上出额，与督脉会于巅"，肝气循经直达颠顶，荣养头发。肝失疏泄，肝气郁结，或肝的升发太过，气火上逆，导致情志异常活动，可影响毛发的生长。患者为青年男性，随着工作、生活压力增加，致使精神疲惫，情志怫郁，肝失

疏泄，气机失调，无以正常调节气血的运行，气滞则生瘀血，瘀血阻络，毛发失养而发为本病。根据《内经》"木郁达之"的原则，在治法上应该首先顺其条达之性，开其郁遏之气，佐以养血而健脾土，滋肾以达到治疗脱发之目的。四诊合参，将其辨证为肝郁肾虚兼血瘀证，选用逍遥散加减以疏肝行气健脾。方中醋柴胡疏肝解郁，使肝气得以条达，当归补血和营以养肝；炒白术苦甘扶脾，白芍酸寒泻肝，取"土中泻木""健脾抑肝"之意；茯苓健脾除湿，水行则气血顺畅，有助于新血生成，且无生痰之虞。王清任《医林改错》曰："皮里内外血瘀阻塞血络，新血不能养发，故发脱落。"久病必瘀，故加郁金，以行气活血化瘀；"四季脾旺不受邪"，用姜半夏、厚朴理气健脾化湿以扶脾制木；肝郁则心易生热，加连翘以解郁热；薄荷，质轻走上，不仅可疏达肝气，而且能清利头目，载药上行；墨旱莲甘酸性寒，归肝、肾二经，具有补肝益肾、乌须黑发、滋养精血之功效，精足血充则毛发生长；炙甘草调和诸药。二诊脱发减少，油脂减轻，偶感胃胀，结合舌脉，裴老师认为当去姜半夏以减轻温燥之性，加玄参以滋肾清热凉血。三诊症状明显好转，去掉薄荷，加姜半夏健脾除湿以顾护中焦脾土。上药合用，共奏疏肝补肾健脾、清热活血之功，以达治疗脱发之目的。

案9 黧黑斑——肝郁肾虚兼血瘀案

张某，女，47岁。2018年10月23日初诊。

患者以面部出现黄褐色色斑1年为主诉来院就诊。1年前无明显诱因面部开始出现黄褐色色斑，散在分布两颊。平素急躁易怒，善太息，口干，纳眠可，大便偏干，2～3日行1次，月经量少，经前易腹痛，夹血块，舌暗红，苔薄白，脉弦细。末次月经2018年10月6日。本病为中医黧黑斑，证属肝郁肾虚兼血瘀证，治疗当疏肝解郁、补肾活血为主，方选逍遥散加减。

处方：炒白术 15g，茯苓 15g，醋柴胡 6g，白芍 15g，当归 12g，甘草 6g，郁金 15g，牡丹皮 15g，炒栀子 6g，地骨皮 15g，白芷 15g，连翘 10g。6 剂，每日 1 剂，水煎服 400ml，分早、晚 2 次服用。嘱患者保持情绪愉悦。

二诊（2018 年 10 月 30 日）：患者诉服药后情绪好转，口干减轻，大便较前改善，2 日 1 次，余症状同前。舌暗红，苔薄白，脉弦细。去掉牡丹皮、栀子，加益母草 15g 以活血调经，砂仁 6g 以行气和中。共 15 剂，每日 1 剂，水煎服 400ml，分早、晚 2 次服用。

三诊（2018 年 11 月 13 日）：患者诉服药后自觉黄褐斑有减轻，面颊部出现皮损颜色变淡，范围缩小，经前腹痛明显减轻，情绪较稳定，无明显口干，大便正常，1～2 日 1 次，纳眠可。舌暗红，苔薄白，脉弦细。效不更方，守方继服 15 剂。

2 个月后随诊，患者自诉黄褐斑范围较前明显缩小，颜色变浅，余症皆除。

按：黄褐斑是一种临床常见的，多发于中青年女性颜面部的，局限性黄褐色或淡黑色斑片状皮肤病。黄褐斑为现代名词，中医古代文献中并无确切名称，常把此病归为"鼾黑斑、妊娠斑、面尘"等范畴，最早的相关记载为《内经》中"面尘"，《灵枢》曰："肝足厥阴之脉……是动则病腰痛不可以俯仰，丈夫㿉疝，妇人少腹肿，甚则嗌干，面尘脱色。"

黄褐斑病机虽复杂难定，但中医认为，究其根本乃气血失和、不能濡泽面部。《外科正宗·女人面生鼾黑斑》云："鼾黑斑者，水亏不能制火，血弱不能华肉，以致火燥结成黑斑，色枯不泽"，"五七"女子，冲任渐虚，全身气血虚弱，肌肤失养。因此本病与肝、脾、肾功能失调，情志失调，阴阳失衡及其他各种原因有很大关系。

裴老师辨证鼾黑斑时，多从肝郁、脾虚、肾虚入手。本案患者平素情志不佳，致肝郁气滞，肝失疏泄，肝肾同源，影响肾精藏泻，阴阳失衡，加之年近五十，天癸渐竭，肾阴亏虚，不能化为经血，故经量偏少，阴虚津液不足，故口干、便干，加之肝郁日久，气滞血瘀，瘀血阻于面部，则发为肝郁肾虚兼血瘀之鼾黑斑。治宜疏肝解郁，补肾活血为主，方选逍遥散加减。方中牡丹皮、炒栀子清肝经郁火，地骨皮清透虚火，三药联用虚实兼顾，清散体内火热，郁金增强全方疏肝解郁之功，连翘、白芷乃裴老师治疗鼾黑斑常用药对，连翘长于疏散风热，白芷辛温，善于辛散，能行能散，作为引经药，与连翘配伍增强引药上行之功。二诊结合四诊合参，认为热象不显，故当去掉牡丹皮、炒栀子，用益母草以活血调经，砂仁以行气和中。三诊色斑有所缩小，经前腹痛减轻，辨证方向准确，故效不更方，守方继服。2个月后随诊，色斑明显减小，余症皆除。

　　裴老师认为，面部变化与内脏疾病密切相关，当内脏发生病变，面部也会有所反映，因此，"看五官，观气色，辨脏腑之病"为黄褐斑辨证内容的高度概括。裴老师治疗黄褐斑常从肝入手，肝气不舒、肾虚血瘀为黄褐斑常见病因，临床应用时每多效验。当然临证时，面对不同患者，证治亦会有所调整，故在临床遣方用药过程中，更应注意患者个体的差异性，灵活掌握。

附 秦晋高氏内科学术流派传承脉络图

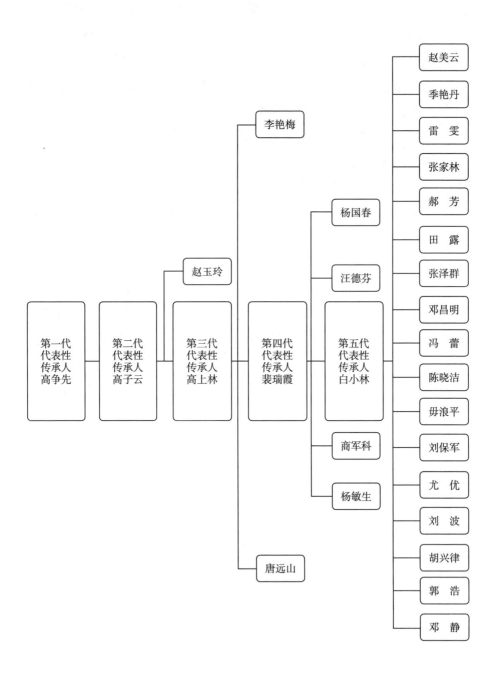